Osteopathische Übungen mit dem Pilates-Roller

Hinweis: Diese Veröffentlichung ist aus Gründen der besseren Lesbarkeit in der männlichen Sprachform abgefasst. Selbstverständlich sind immer sowohl Übungsleiter und Übungsleiterinnen oder Teilnehmer und Teilnehmerinnen gemeint.

Marcel Merkel | Stefan Kosik

Osteopathische Übungen mit dem Pilates-Roller

Ein Trainingsprogramm für zu Hause und das Büro

Meyer & Meyer Verlag

Produkthaftung

Die genannten Übungen wurden mit sehr großer Sorgfalt ausgewählt und sind schon lange erfolgreich in der Anwendung. Wir sind verpflichtet, darauf hinzuweisen, dass sie keinen Besuch bei Medizinern oder Heilpraktikern ersetzen und dass die Übungsanwendung auf eigene Gefahr erfolgt.

Ein Großteil der im Buch aufgeführten Trainingsgeräte kann unter www.ortho-mobile.de bestellt werden.

Osteopathische Übungen mit dem Pilates-Roller
Ein Trainingsprogramm für zu Hause und das Büro

Bibliografische Information der Deutschen Nationalbibliothek
Die Deutsche Nationalbibliothek verzeichnet diese Publikation in der Deutschen Nationalbibliografie; detaillierte bibliografische Details sind im Internet über <http://dnb.d-nb.de> abrufbar.

3. Auflage 2015
Auckland, Beirut, Dubai, Hägendorf, Hongkong, Indianapolis, Kairo, Kapstadt, Manila, Maidenhead, Neu-Delhi, Singapur, Sydney, Teheran, Wien

 Member of the World Sport Publishers' Association (WSPA)

Gesamtherstellung: Print Consult GmbH, München

ISBN 978-3-89899-863-5
E-Mail: verlag@m-m-sports.com
www.dersportverlag.de

Inhalt

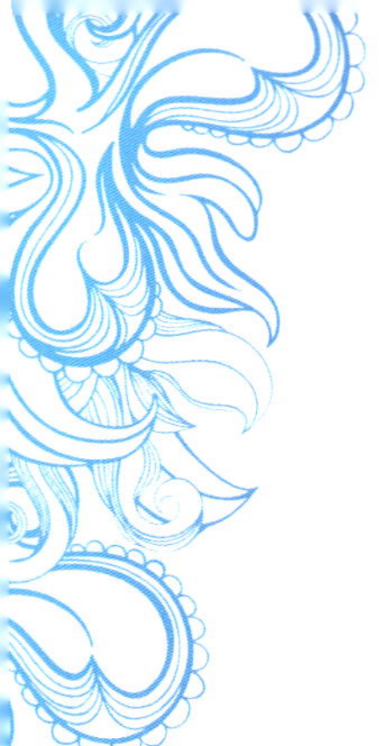
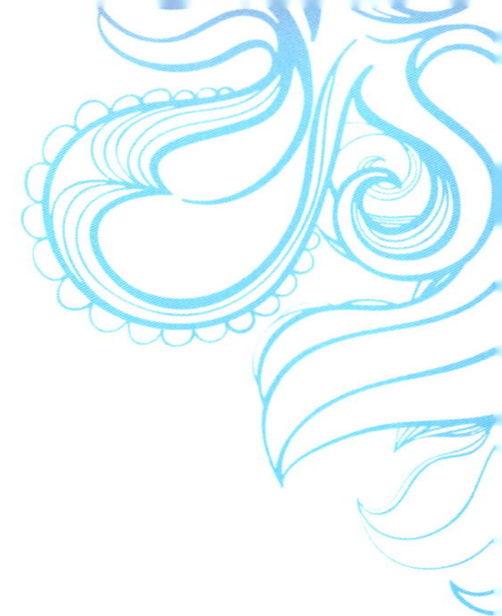

Kapitel 1

EINLEITUNG

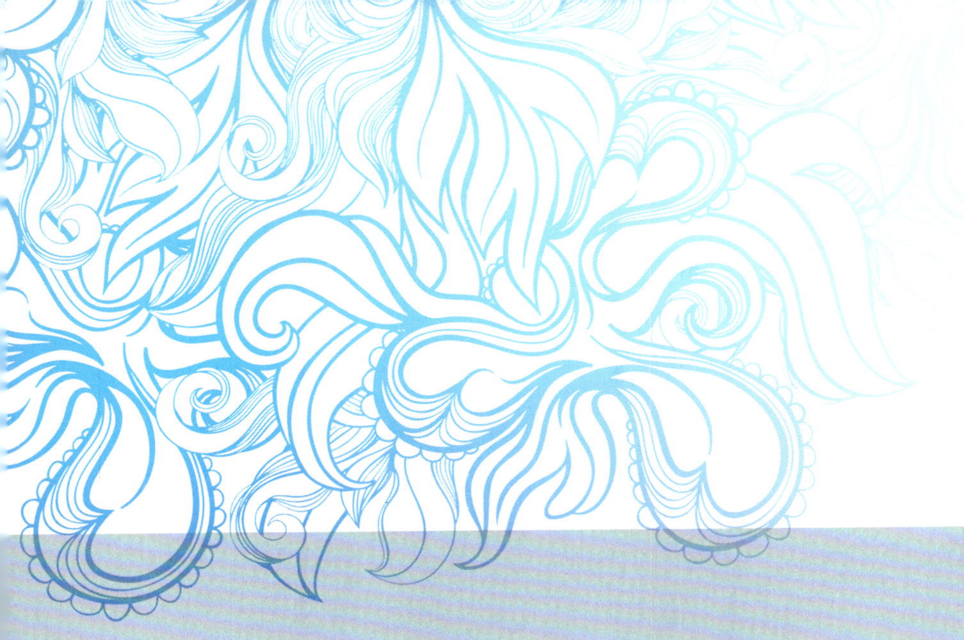

KAPITEL 1

1 Einleitung

Heinz lässt sich regelmäßig in unserer Abteilung für Osteopathie behandeln. Er ist 65 Jahre alt und berentet, vorher war er als Ingenieur tätig. Er leidet an Übergewicht, sein Bauch steht stark hervor. Die Leber- und Cholesterinwerte sind erhöht. Ihn plagen Bluthochdruck, Verdauungsprobleme und eine vergrößerte Prostata mit Blasenschwäche. Wegen seiner depressiven Zustände wird er regelmäßig psychologisch behandelt. Die Lendenwirbelsäule und die Knie schmerzen. Die Wirbelsäule weist eine Versteifung auf, insbesondere in der stark abgerundeten Brustwirbelsäule. Meistens kribbeln die Hände. Er wagt es nicht, sich auf die rechte Seite zu legen, weil dann ein heftiger Schwindel einsetzt. Heinz sucht regelmäßig Internisten, Orthopäden und Kardiologen auf. Er kennt sich auf allen medizinischen Gebieten gut aus und nimmt mindestens 10 Tabletten am Tag, u. a. gegen den hohen Blutdruck, Schwindel, die Verdauungsprobleme, die erhöhten Cholesterinwerte und die depressiven Zustände. Sein Hobby ist sein Oldtimer und sein Engagement in dem dazugehörigen Verein. Er liebt Ausfahrten aller Art. Heinz raucht nicht, trinkt wenig Alkohol, isst gerne, geht ab und zu mit seiner Frau oder einem Freund spazieren. Früher, in der Jugend, war er sehr sportlich.

Karl ist ein Tenniskollege einer der Autoren. Er ist ebenfalls 65 Jahre alt und berentet. Er war CNC-Schlosser. Er spielt mindestens 3 x in der Woche Tennis. Er joggt gerne und fährt Rad. Karl ist schlank und läuft 10 Jahre Jüngeren noch beim Tennis davon. Vor dem Spielen trinkt er gerne eine Tasse Kaffee, er ist kein Kostverächter und trinkt auch gerne Alkohol. Seine Blutwerte sind alle normal, er fühlt sich gesund.

Die Beispiele sind sicherlich nicht repräsentativ, aber wir stellen bei vielen unserer Patienten fest, dass diejenigen, die sich bewegen, eine deutlich bessere Lebensqualität aufweisen und wenn sie sich nicht gerade beim Sport verletzen oder es übertreiben, sind sie psychisch und physisch stabiler und fühlen sich körperlich sehr wohl.

Die Lebenserwartung der Menschen nimmt deutlich zu, leider aber auch die sogenannten *Zivilisationserkrankungen*. Hierunter fallen Krankheiten, die auf Bewegungsmangel, falsche Ernährung, soziale Faktoren (z. B. Arbeitslosigkeit, Vereinsamung) und Umweltfaktoren (z. B. Reizüberflutung) zurückzuführen sind. Zu den Zivilisationskrankheiten zählen u. a. Rückenschmerzen, Herz- und Kreislauferkrankungen, Übergewicht, Diabetes, Allergien und psychische Erkrankungen, wie das Burn-out-Syndrom (vgl. http://de.wikipedia.org/wiki/ Zivilisationskrankheit). Viele der klassischen Therapieformen geraten immer mehr in die Kritik und immer mehr Menschen suchen Alternativen zu Spritzen, Medikamenten oder gar der Operation. Aktive, gesunde Bewegung, gute Ernährung, Entspannungstechniken bewirken oft mehr als pharmakologische Präparate, die immer auch mit Nebenwirkungen verbunden sind und sich in der Kombination eingenommen, häufig noch potenzieren und eine hohe Sterblichkeitsrate verursachen. Pro Jahr wird die komplette Besucheranzahl eines Fußballstadions (20.000 - 85.000 Menschen, je nach Studie) durch die Einnahme unterschiedlicher Medikamente dahingerafft. Schauen Sie doch mal im Internet unter den Suchbegriffen „Medikamententote Deutschland" nach.

Unser Gesundheitswesen wird leider immer noch von der schnell verschriebenen Pille, der gegebenen Spritze oder dem Rat zur Operation dominiert. In keinem Land Europas wird so viel operiert wie in Deutschland.

Es liegen zahlreiche Studien vor, die belegen, dass sich Bewegung heilend auf zahlreiche Erkrankungen auswirkt, wie Adipositas, Angstzustände, Arthrose, Asthma, Brustkrebs, Depression, Diabetes, Herzinsuffizienz, hormonelle Störungen, Osteoporose und Rückenschmerzen (vgl. Baumann 2006, Naci et al., 2013).

Bewegung schärft das Denken und fördert Lernen und das Gedächtnis und baut Stress ab, verbessert die Blutwerte und wirkt sich stimmungsaufhellend aus (vgl. Ratey & Hagermann 2009).

So langsam setzen sich diese Erkenntnisse auch bei den Krankenkassen durch und es wird über Präventionsprogramme nachgedacht. Rehasport, Physiotherapie, Krankengymnastik am Gerät, medizinisches Aufbautraining/medizinische Trainingstherapie, Rückenschulen und Verhaltensänderungsprogramme werden mittlerweile von den Krankenkasse finanziert, aber befinden sich vielfach noch nicht im Bewusstsein verordnender Ärzte oder werden abgelehnt, weil sie zum Teil das Budget belasten oder kein eigener Benefit daraus zu erzielen ist.

Seit Anfang 2012 wird auch die Osteopathie (s. nachfolgendes Kapitel) auf Drängen von Patienten von zahlreichen Krankenkassen unterstützt. Die Autoren sind seit vielen Jahren als Osteopathen in der Abteilung für Osteopathie und Alternativmedizin der Rehabilitationstagesklinik Ortho-Mobile in Hattingen tätig und haben zahlreichen Patienten mit bewährten Techniken von Schmerzen befreien und Operationen verhindern können. Zu einer erfolgreichen Behandlung gehört auch eine Weiterempfehlung für ein häusliches Programm, sogenannte „ADL (Activities of daily living)", um das Erreichte zu erhalten oder zu verbessern. Beide Autoren halten Kunststoffrollen, wie sie zum Beispiel von den Firmen SISSEL® (Pilates-Roller) oder JDSPORTS (Black Roll) angeboten werden, für ein sehr geeignetes Trainingsgerät sowohl für das Büro als auch für zu Hause, mit dem sich adäquat die therapeutischen Hände nachbilden lassen. Das Anwendungsspektrum reicht von der Primärprävention bis zur Rehabilitation.

Arbeitgeber können die Übungen aus dem Buch erfolgreich für die betriebliche Gesundheitsförderung verwenden.

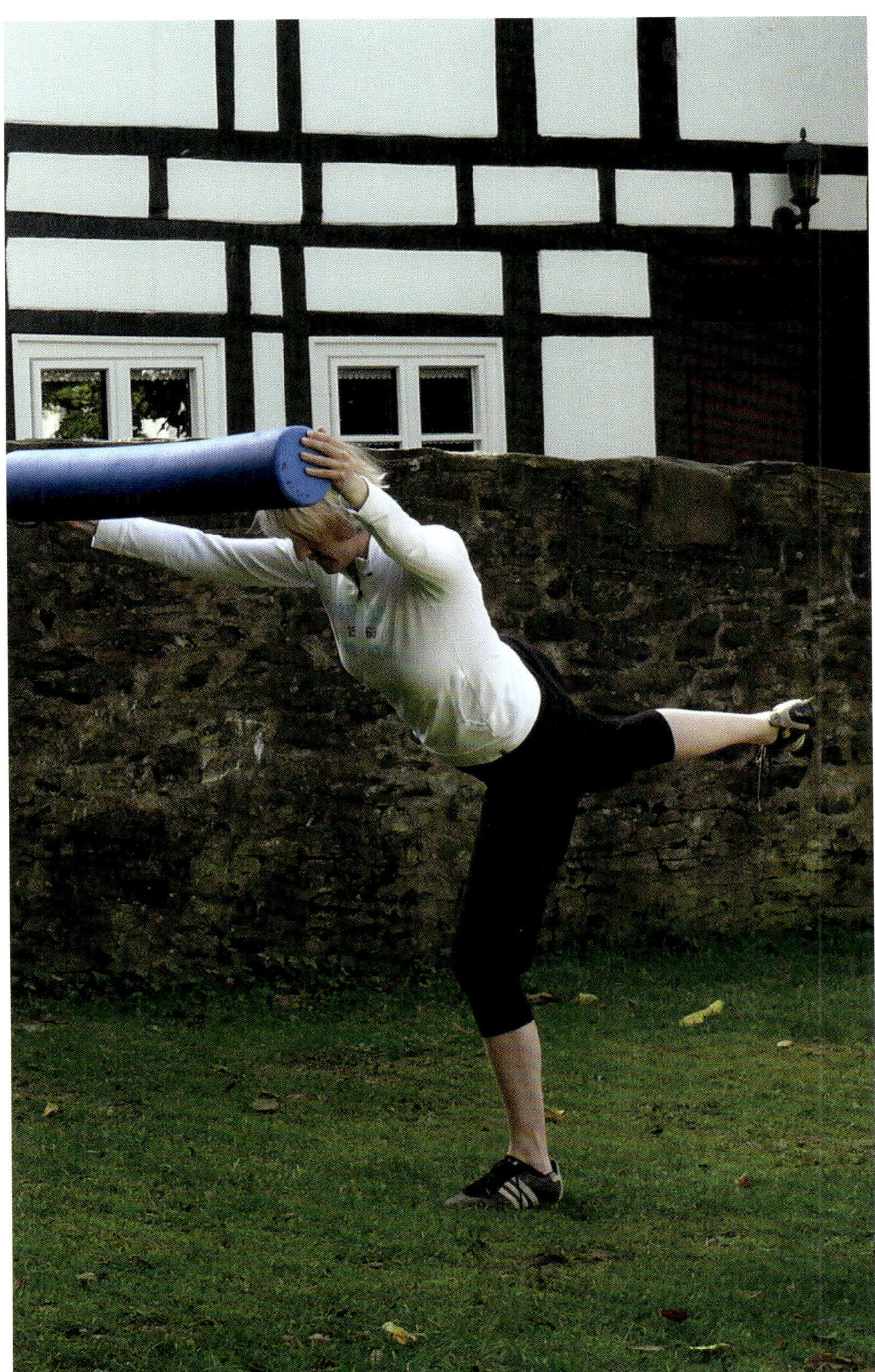

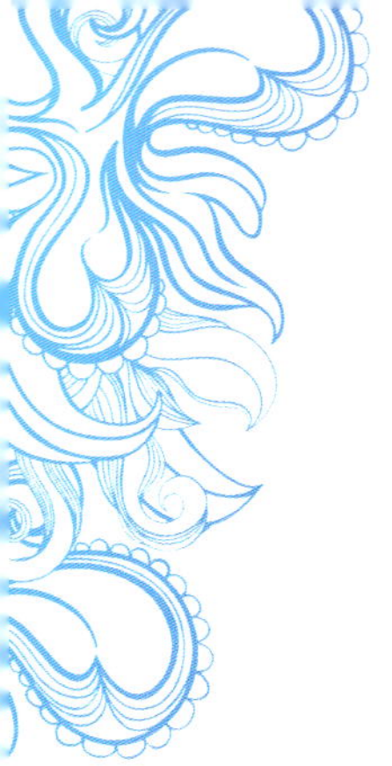
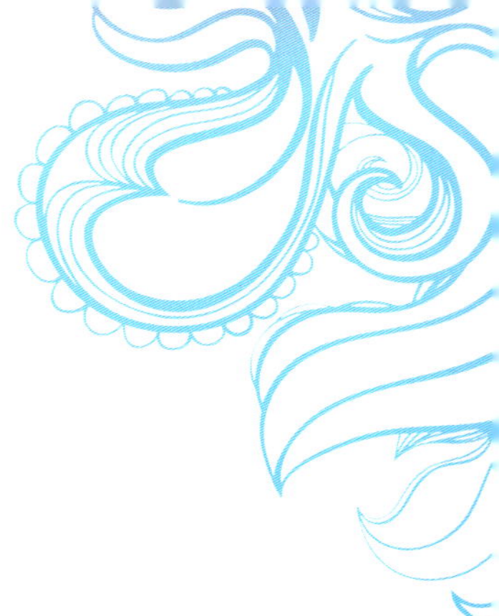

Kapitel 2

OSTEOPATHIE

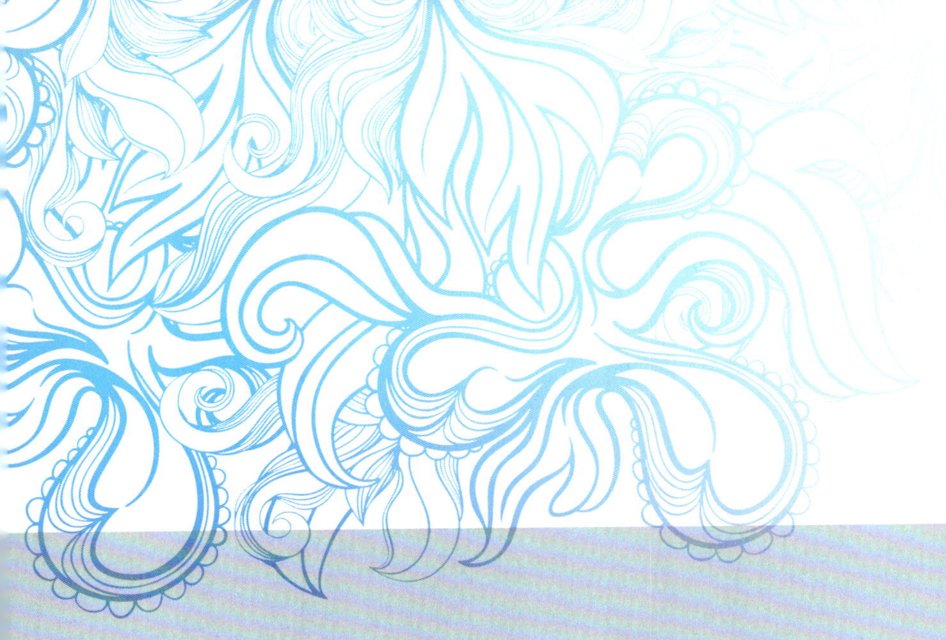

2 Osteopathie

Der Begriff *Osteopathie* setzt sich aus den beiden altgriechischen Begriffen *Osteon* für *Knochen* und *Pathos* für *Leiden* oder *Leidenschaft* zusammen (vgl. http:// de.wikipedia. org/wiki/Osteopathie), wobei die Patienten mit dem Leiden aufwarten und die Osteopathen mit Leidenschaft arbeiten (☺) Der Begriff besagt, dass bei fast allen Erkrankungen die Wirbelsäule mit ihrem Nervensystem und den austretenden Nerven beteiligt ist. Sie dient als Aufhänger für nahezu alle Strukturen im Körper. Das Verschieben von Knochen (Blockade) hat Einfluss auf das Gelenk, verursacht Schmerzen und Unbeweglichkeit, verspannt Sehnen, Muskeln und das Bindegewebe.

Gegründet wurde die Osteopathie von dem amerikanischen Arzt Andrew Taylor Still (1828-1917). In Deutschland handelt es sich weitestgehend um eine 5-6-jährige nebenberufliche Ausbildung, die ausschließlich Ärzten, Heilpraktikern und Physiotherapeuten vorbehalten ist. Es werden umfassende, facharztübergreifende anatomische Kenntnisse vermittelt.

Osteopathen arbeiten ausschließlich mit feinfühligen Händen („Therapie with thinking fingers"), um die Mobilität aller Strukturen im Körper zu verbessern, Blockierungen und eingeschlossene Energie zu lösen, die Zirkulation zu ermöglichen und die Selbstheilungskräfte des Körpers anzuregen.

Die Osteopathie besteht aus drei untrennbaren Behandlungsbereichen:

- parietale Osteopathie (Knochen, Bindegewebe, Muskulatur),
- viszerale Osteopathie (innere Organe),
- kraniosakrale Osteopathie (Gehirn, zentrales Nervensystem, Rückenmarkshäute).

Die Prinzipien der Osteopathie lauten:

- Leben ist Bewegung. Das gilt für alle Strukturen im Körper.
- Struktur und Funktion bedingen einander.
- Der Körper ist eine Einheit und der Mensch besteht aus Körper, Geist und Seele.

- Der Körper ist zur Selbstregulation, -heilung und dem Erhalt der Gesundheit fähig.
- Schmerzort und Schmerzentstehung liegen in voneinander getrennten Strukturen, es sei denn, es liegt eine Verletzung (Trauma) vor.

Die Indikationen sind sehr umfangreich und umfassen Wirbelsäulen-, Kiefer- und Gelenkschmerzen, funktionelle Organerkrankungen, Herz-Kreislauf-Störungen, Atemeinschränkungen, Störungen des Uro-Genital-Traktes, spezielle Hals-Nasen-Ohren-Leiden, Nervenirritationen, spezielle Kinderkrankheiten (s. auch www.ortho-mobile.de).

Osteopathie und Training

Die Osteopathie stellt eine hervorragende Behandlungsmethode dar, um Funktionsstörungen und Bewegungseinschränkungen zu beheben. Als Resultat werden Organe häufig besser versorgt, können besser regenerieren, der sogenannte *Verschleiß* kann verringert werden und Schmerzen lassen sich effektiv lindern. Es soll allerdings mit dem Vorurteil aufgeräumt werden, dass osteopathische Behandlungen ein Training überflüssig machen. Osteopathie stellt eine geniale Möglichkeit dar, um den primären Leidensdruck zu nehmen, damit Bewegung wieder Spaß und Freude macht. Die Grundlage wird geschaffen, dass (wieder) mit eigenständigem Training begonnen werden kann. Frei nach der osteopathischen Maxime „Bewegung ist Leben – Leben ist Bewegung" wird in den folgenden Kapiteln gezeigt, wie Einfluss auf die Funktionen des Körpers genommen werden kann. Die Notwendigkeit der gezielten Aufrechterhaltung der Gesundheit war Anlass, dieses Buch zu schreiben. Es werden dem Leser Techniken vorgestellt, die als ergänzende Übungen zur Osteopathie zu verstehen sind und die sich in der Praxis bewährt haben. Das Ergebnis osteopathischer Behandlungen lässt sich durch Eigenübungen und Bewegungen verbessern und nachhaltig stabilisieren. Sich ausschließlich behandeln zu lassen und die Verantwortung abzugeben, wäre zwar bequemer aber nicht ausreichend. Gerade in der heutigen Zeit, in der Arbeitsprozesse häufig stark strukturiert, zeitweise eintönig und belastend sind, mit wenig körperlichem Ausgleich und Abwechslung, kann auf adäquate Methoden der Eigenbehandlung nicht verzichtet werden. Falls sogenannte Experten Gegenteiliges versprechen, so ist davon auszugehen, dass entweder ein überteuertes Produkt oder

eine Dienstleistung verkauft werden soll oder aber von Inkompetenz auszugehen ist. Im Übrigen ist davon abzuraten, auf Meinungen zu vertrauen, die etwa lauten: „Da kann man nichts machen" oder: „Es handelt sich um Verschleiß, da geht eh nichts mehr" (außer natürlich Aufbauspritzen und entsprechend Präparate) oder: „Bedenken Sie Ihr Alter", insbesondere, wenn es sich um Probleme im Bereich des Bewegungsapparats handelt. Häufig führen derartige Aussagen, gerade wenn sie von vermeintlichen Experten stammen, dazu, dass die Betroffenen in Passivität und Lethargie verfallen. Schnell verinnerlichen Patienten, die, wie es so schön heißt, als „austherapiert" gelten, die Grundeinstellung, der einzige Weg bestehe darin, den weiteren Verfall hinzunehmen. Grundsätzlich gilt hier, Aktivität und Eigeninitiative sind angesagt.
Häufig ist allerdings der Wunsch oder das Verlangen nach Bequemlichkeit der Antrieb dafür, an etwas zu glauben, das nicht funktionieren kann. Es wird dabei übersehen oder verdrängt, dass man aus einer Sache nicht mehr herausholen kann, als man bereit ist, hineinzustecken. Aber kein Grund zur Sorge, die von uns gezeigten Übungen sind nicht nur effektiv, sie machen zudem auch noch Spaß. Im Übrigen gilt, dass mit realistischem Zeitaufwand, der wirklich in jeden Alltagsablauf integriert werden kann, sich gute Ergebnisse erzielen lassen. Entscheidend ist die Regelmäßigkeit. Von daher ist das vorliegende Konzept auch und gerade für diese Personen gedacht, die während osteopathischer oder physiotherapeutischer Behandlungen immer wieder betonen, dass ihr Tagesablauf es ihnen unmöglich macht, einer sportlichen Betätigung nachzugehen. Ein täglicher zeitlicher Aufwand von 5–10 min lässt sich sowohl in den beruflichen Prozess als auch in den privaten Ablauf integrieren. Arbeitgebern bietet dieses Übungsprogramm eine effiziente Erweiterung der betrieblichen Gesundheitsförderung, das die Zufriedenheit und Gesundheit der Mitarbeiter erhöht und Arbeitsunfähigkeitstage reduziert, was sich natürlich auch finanziell rechnet.

Osteopathie und Taoismus

Durch den Einsatz der osteopathischen Behandlungsmethode werden Blockaden gelöst, Gewebswiderstände verringert und Spannungen vermindert. Die gesamte Zirkulation innerhalb des Körpers verbessert sich. Es wird *Ganzheitlichkeit* praktiziert, womit zum einen die Gesamtzusammenhänge innerhalb des Organismus gemeint sind (Ursache-Folge-Ketten, Fernwirkung, Regelkreise etc.). Zum anderen meint *Ganzheitlichkeit* natürlich auch einen Zusammenhang von Körper und Geist.

Es dürfte niemanden überraschen, dass unsere Gedanken unser körperliches Befinden beeinflussen. Unterhält sich eine Gruppe von Menschen beispielsweise einen ganzen Nachmittag über das Thema „Krankheit", so ist davon auszugehen, dass sich jeder einzelne nachher schlechter fühlt als vorher. Unterhält sich dieselbe Gruppe beispielsweise einen gesamten Nachmittag über das Thema „Jugend", so ist zu erwarten, dass diese Gedanken sich positiv auf das Befinden auswirken.

Weiß man um derartige Zusammenhänge, so empfiehlt es sich, eine Art „Gedankenhygiene" durchzuführen, um Einflüsse und Gedanken, die unser Wohlbefinden vergiften, zu vermeiden, bzw. gar nicht an uns herankommen zu lassen. Dies stellt quasi eine Analogie zur Vermeidung von säurebildenden Nahrungsmitteln dar. Gedanken, in denen Widerstände aufgebaut werden, beispielsweise gegen die jeweils gegenwärtige Situation, stellen die Grundlage für die Entstehung von Krankheiten dar, ebenso wie Widerstände innerhalb der Körpergewebe (Blockaden, Verkürzungen, Verklebungen) zu Krankheiten führen.

So gibt es beispielsweise Menschen, die grundsätzlich einen Widerstand gegen das Hier und Jetzt aufbauen, was sich darin äußert, dass sie ständig woanders sein wollen, als sie es gerade sind, nie mit einer Situation zufrieden sind. Konsumgüter dienen diesen Menschen zur kurzfristigen Ersatzbefriedigung, zur Kompensation, um innere Leere erst gar nicht entstehen zu lassen, um sich bloß nicht mit sich selbst zu beschäftigen. Schnell sind diese Menschen wieder unzufrieden und suchen nach neuen Produkten. Die Werbeindustrie weiß selbstverständlich um diese Zusammenhänge und nutzt ständige Unzufriedenheit aus, indem diese quasi kultiviert, und zum Status quo erhoben wird.

Nur weil Schwachsinn kollektiv wird und zur Norm deklariert wird, ist dieser Zustand noch lange nicht erstrebenswert. In diesem Zusammenhang ist nicht derjenige bedauernswert, der wenig hat, sondern derjenige, der nie zufrieden ist. Eckhart Tolle beschreibt sehr anschaulich, wie aus derartigen Erwartungshaltungen und Denkweisen sogenannte „Schmerzkörper" entstehen (vgl. Eckhart Tolle, Jetzt! Die Kraft der Gegenwart). Der einzelne stellt den individuellen Schmerzkörper dar, die Gesellschaft stellt den kollektiven Schmerzkörper dar, dessen Ausdruck sich beispielsweise in der Zerstörung der Erde äußert.

Es scheint, als sei Stress in vielen dieser Fälle das Ergebnis von übersteigerten Erwartungen. Seit jeher betont der Taoismus das Prinzip des *Wu Wei*, also des Handelns durch Nichttun, während andere Philosophien (oder Glaubensauffassungen) in sich schon die Aufforderung zum Leiden beinhalten. Für das Funktionieren unseres Organismus ist Zirkulation und ständige Erneuerung durch Zellteilung von Bedeutung, also Homöostase im Sinne von Fließgleichgewicht. Leiden kann dies nur behindern, Gedanken, die den eigenen Horizont einengen, können nicht ganzheitlich sein.

Anregungen zum Thema Wu Wei, finden sich bei Theo Fischer. Aufgrund der Tatsache, dass es an manchen Stellen etwas umständlich ist, dieses Prinzip zu erklären, geht er den umgekehrten Weg. Auf unterhaltsame und durchaus amüsante Art und Weise erklärt er genau das Gegenteil, nämlich *Yu Wei*, was soviel bedeutet, wie „Die Kunst, sich das Leben schwer zu machen" (vgl. Theo Fischer, Yu Wei).

Möglicherweise ist es ein dem Menschen innewohnender Wesenszug, eher einen umständlichen und beschwerlichen Weg einzuschlagen. Die wahre Kunst besteht in Vereinfachung, kompliziert werden die Dinge eher von selbst, auch ohne aktives Zutun. Aus Ergebnissen der neueren Gehirnforschung mittels funktioneller Schädel-MRTs weiß man, dass das menschliche Gehirn am kreativsten ist, wenn es sich in einem Zustand zwischen Wachsein und Schlaf befindet, da die entsprechenden Regionen des Gehirns dann am aktivsten sind. Bezogen auf die Lösung von Problemen, bedeutet dies, dass angestrengtes Denken, um zu einem Ergebnis zu kommen, häufig nichts bringt. „We try harder" ist eine Maxime, die in manchen Situationen durchaus kontraproduktiv wirken kann. Warum sonst haben viele Musiker Erfolgssongs nicht am Schreibtisch komponiert, sondern häufig unter der Dusche, in der Badewanne, beim Autofahren, nach dem Aufwachen oder nach einer durchfeierten Nacht?

Während für uns Krankheit und Gesundheit zwei unterschiedliche Dinge sind, begreift der Taoismus (auch verwendete Schreibweise: Daoismus) diese eher als zwei Pole derselben Sache. Wir unterscheiden in Gut und Böse, in Himmel und Hölle, in Gott und Satan, in Plus und Minus. Im taoistischen Verständnis kann das eine nicht ohne das andere existieren, ohne das Gute gäbe es kein Böses, ohne die Existenz von Krankheit wüssten wir nicht, was Gesundheit ist und ohne den Minuspol einer Batterie gäbe es auch keinen Pluspol, es würde kein Stromkreislauf existieren. Die Polaritäten der Dinge existieren bereits in der Natur, ob es uns gefällt oder nicht, doch indem wir sie benennen und in gut und schlecht unterteilen, ändern wir zwar nichts, doch wir schaffen innere Widerstände und somit Leidensdruck. Demgegenüber steht das Prinzip von *Yin* und *Yan*, hierbei besteht eben nicht die Grundannahme, dass das Prinzip der Polarität gleichzusetzen ist mit Gegensatz oder Konflikt. Weiterführende und äußerst interessante Beispiele finden sich bei Allan Watts (Allan Watts, Der Lauf des Wassers, S. 41ff).

Im Urtext des Taoismus, dem *Tao te king* von Laotse findet sich zur Wirksamkeit des Negativen folgendes Zitat (S.19):

„Dreißig Speichen treffen sich in einer Nabe:
Auf dem Nichts daran (dem leeren Raum) beruht des Wagens Brauchbarkeit.

Man bildet Ton und macht daraus Gefäße:
Auf dem Nichts daran beruht des Gefäßes Brauchbarkeit.
Man durchbricht die Wand mit Türen und Fenstern, damit ein Haus entstehe:

Auf dem nichts daran beruht des Hauses Brauchbarkeit.
Darum: Das Sein gibt Besitz, das Nichtsein Brauchbarkeit."

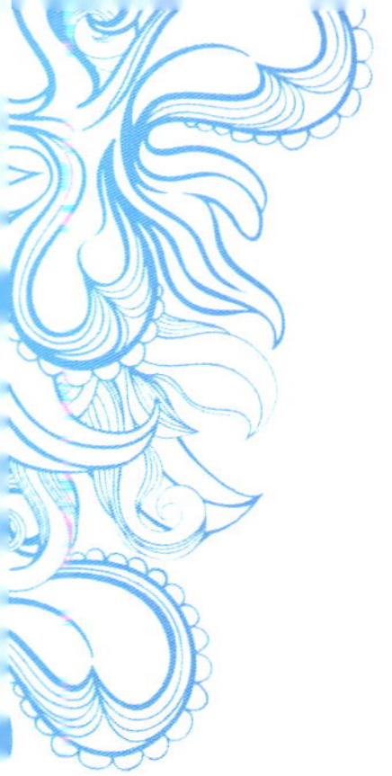

Kapitel 3

WIRKUNGSWEISE UND DOSIERUNG DER ÜBUNGEN

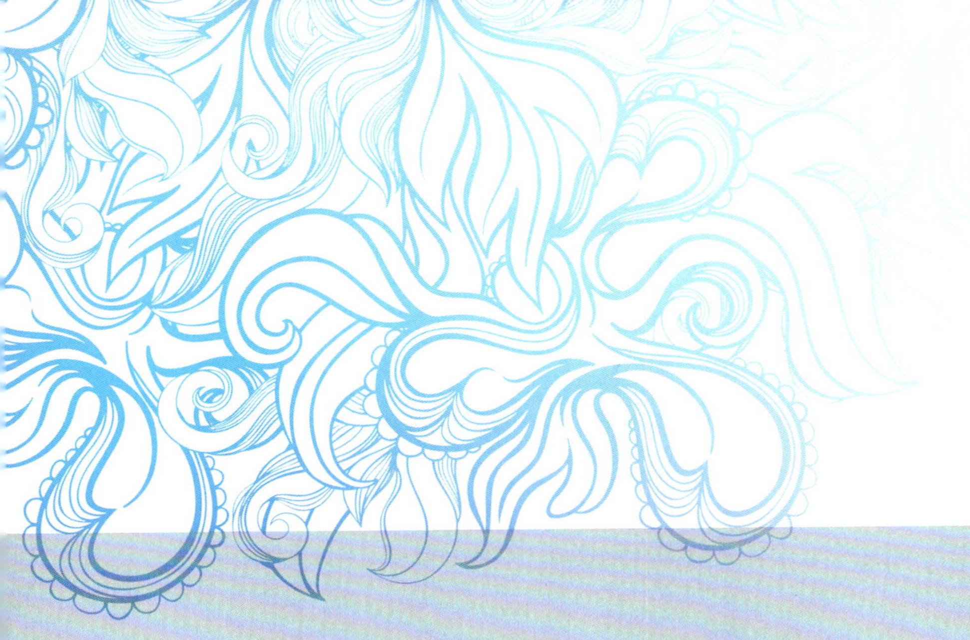

3. Wirkungsweise und Dosierung der Übungen

Die Vielfalt der nachfolgenden Indikationen, die wir durch unsere Übungen beeinflussen oder gar heilen, mag Erstaunen auslösen. Ist diese Aussage nicht arg gewagt, u. a. Bluthochdruck, Darmstörungen, Unterleibsbeschwerden mit Übungen zu therapieren? Neuere Studien belegen die Effektivität der Bewegung, die sogar, wen wundert es, bei manchen Indikationen der Verabreichung von Medikamenten überlegen sind. Unsere Übungen basieren auf Therapiegriffen, die sich in der Einzeltherapie seit fast 20 Jahren bewährt haben. Die Symptome zahlreicher Patienten wurden durch sie gelindert oder ganz behoben.

Die Druck- und Mobilisierungspunkte der Therapeutenhände haben wir auf den Pilates-Roller übertragen. Es liegt an jedem selbst, wie er den Druck dosiert. Es ist ratsam, leicht anzufangen und dann immer mehr zu steigern. Beeinflusst werden ganz komplex nicht nur die Wirbelsäule und die Extremitäten, sondern auch die Organe, das Bindegewebe, die Muskeln und Nerven sowie die Gefäße.

Wer die Übungen wirklich regelmäßig durchführt, ist nicht selten begeistert, was uns sehr viele Patienten konstatieren und die langen Wartezeiten widerspiegeln.

Anwendungsgebiete

- **Rückenschmerzen, Kiefer- und Gelenkschmerzen**
  Kopf-, Brust- und Lendenwirbelsäulenschmerzen, Bandscheibenschäden auch Bandscheibenvorfall, Kieferdeformitäten, Schiefhals, „Tennis- und Golferellbogen", Hand-, Schulter-, Hüft-, Knie- und Fußschmerzen, Schultersteife
- **Funktionelle Organerkrankungen**
  Magen-Darm-Beschwerden, „Zwerchfellbruch" (Hiatushernie), Verstopfung, Durchfall
- **Herz-Kreislauf-Störungen**
  Herzrhythmusstörungen, Herzstolpern, Bluthochdruck ohne nachweisbare Ursache, venöse und lymphatische Stauungen, Schwindel, Krampfadern, Hämorrhoiden

- **Atemstörungen**
  Kurzatmigkeit, Asthma
- **Störungen des Uro-Genitaltraktes**
  Menstruations- oder Prostatabeschwerden, funktionelle Nieren- und Blasenleiden, Myome, Zysten, Kinderlosigkeit durch Gebärmutterverlagerung
- **Hals-Nasen-Ohren-Leiden**
  Tinnitus, Nasenscheidewandverengung
- **Nervenerkrankungen**
  Koordinationsstörungen, Nervenentzündungen, depressive Zustände, Schlafstörungen
- **Kinderkrankheiten**
  Folgeerscheinungen von Geburtstraumata, Hyperaktivität, Hyperkinesen, Konzentrationsstörungen, Teilleistungsstörungen, beginnende Skoliosen

Durch die Mobilisation über dem Pilates-Roller lösen sich Blockaden in der Wirbelsäule. Dieses entspricht dem Wiedereinstecken eines Elektrosteckers in die Dose, um es bildlich zu verdeutlichen. In diesem Fall versorgen die Spinalnerven aus der Wirbelsäule wieder die zuständigen Bereiche, wie z. B. Organe, die Haut oder Muskeln. Der wichtigste Muskel im Körper ist unser Herz. Häufig treten aus unklarer Ursache Herzstolpern oder Rhythmusstörungen auf. Über 70 % des Bluthochdrucks wird als essenziell bezeichnet. Das heißt, die Ursache kennt man nicht (aber es werden gleich Betablocker verordnet).

Für uns gelten die hochstehende Leber und der Magen häufig als Auslöser für den Bluthochdruck, da sie das Herz komprimieren, das auf den erhöhten Druck wiederum mit Gegendruck reagiert. Durch die Überstreckung, die wir in den Grundübungen anwenden, werden Organverlagerungen wieder befreit, die sich gerne durch unser Alltagsverhalten einstellen, z. B. durch gebücktes Sitzen im Büro oder Auto, zusammenkauerndes Schlafen in der Nacht oder gar die berühmten Sit-ups im Studio.

Organe, die sich verlagern, das ist für viele Patienten und selbst Mediziner ungewöhnlich. Wie sich ein Fötus im Mutterleib zunehmenden Platz verschafft, werden in der

Bauchregion beim Vorneigen (oder gar der überaus ungesunden Finger-Boden-Übung mit gestreckten Beinen) die Organe des Oberkörpers nach oben gedrückt. Die hochstehende Lunge hebt dabei die erste Rippe über das Schlüsselbein an. Dadurch werden eine Menge Symptome ausgelöst, wie kribbelnde Hände, Durchblutungsstörung des Kopfes, Schulterschmerzen, Atemeinschränkungen bis zur Kurzatmigkeit und Asthma u. v. m.

Auch das Zwerchfell steht gerne oben und löst Schluckbeschwerden aus. Wenn der Magen sich dann auch noch mit einer Ausbuchtung oberhalb des Zwerchfells befindet, sprechen wir vom sogenannten Zwerchfellbruch oder Hiatushernie. Das Schlucken fällt schwer und Sodbrennen und Aufstoßen plagen uns. Werden die Oberbauchorgane gesenkt, haben wir Ruhe. Es gibt viele einfache Erklärungen und Lösungswege für Symptome, wenn man einmal den Fokus auf die gängigen Behandlungsmethoden, wie z. B. Medikamente verlässt.

Weitere Beispiele: Die Venen transportieren das gesamte Blut des Unterkörpers und der Brustwirbelsäule zurück zum Herzen durch Öffnungen der Leber und des Zwerchfells. Liegen Leber und Zwerchfell zu hoch, kommt es zu Stauungen in der Brustwirbelsäule, die dann über eine größere Region schmerzt. Ein Zustand, für den die meisten Menschen und auch Fachleute häufig keine Erklärung haben. Durch die Stauungen der Venen bilden sich weiter unten im Körper die klassischen Hämorrhoiden. Übrigens, eine höher liegende Leber blockiert ihren eigenen Gallensaft und verengt den gemeinsamen Eingang von Galle und Bauchspeicheldrüse in den Zwölffingerdarm. Als Folge steigen die Cholesterinwerte. Unbescholtene Bürger werden von Medizinern zu Alkoholikern abgestempelt, weil sich der sogenannte Säuferwert (Gamma GT) erhöht. Wird zudem die Enzymzufuhr von Galle und Bauchspeicheldrüse eingeschränkt, kann es anfänglich zu wechselnden Verstopfungs- und Durchfallzuständen kommen, später zu heftiger Gewichtszunahme oder gar Darmerkrankungen, wie Lupus Erythematodes oder Morbus Crohn.

Der vorgenannte Stauungszustand von Galle und Bauchspeicheldrüse findet sich nebenbei auch gehäuft bei Rheumatikern und ganz oft bei Patienten mit Morbus Bechterew. Werden die Organe des Unterbauchs zu sehr ins Becken gedrückt, leiden die Patienten nicht selten an Unterleibsproblemen. Es kommt zu Stauungen in den Beinen.

Der Ischiasnerv wird viel häufiger durch Organe komprimiert (Darm, Gebärmutter/Prostata), als durch Druck oder vermeintliche Bandscheibenvorfälle in der Wirbelsäule! Es treten als Folge Schmerzen in den Beinen auf und es kommt zu venösen Störungen. Das Becken verschiebt sich, die Wirbelsäule passt sich an und schon stellen sich Hexenschuss und wenn man Pech hat, dann erst ein Bandscheibenvorfall ein. Die Verlagerung der Nieren sind dafür auch gerne und häufig der Auslöser, insbesondere beim Vorneigen und dann auch noch Drehen, am besten noch beim Tragen eines schweren Gewichts.

Durch die nachfolgenden Übungen mit den Pilates-Roller kann die gesamte Fehlstatik wieder ausgeglichen werden und der Körper hilft sich selbst und aktiviert seine Selbstheilungskräfte.

Die Übungen mit dem Pilates-Roller können überall auf dem Boden angewendet werden. Sollte es nicht möglich sein, auf den Boden herunterzukommen, kann man die Übungen alternativ im Bett, auf einer Couch, auf einem stabilen, niedrigen Tisch oder auf einer Behandlungsliege durchführen. Aber Vorsicht, die Auflage sollte nicht zu weich sein, damit der Pilates-Roller nicht zu sehr durchgebogen wird und dadurch zu brechen droht. Je fester die Unterlage, umso besser.

Alle Mobilisationsübungen sollten mindestens 3 x am Tag, wie die Einnahme von Medikamenten („besser anstatt") mit fünf Wiederholungen durchgeführt werden, für Kräftigungsübungen hingegen 15 - 25 x.

Viele Wiederholungen dienen eher der Ausdauer, verbessern die Durchblutung und helfen, Fett abzubauen. Wenige Wiederholungen, mit großem Kraftaufwand durchgeführt, dienen eher dem Kraftzuwachs, aber reduzieren die Durchblutung und bergen immer auch die Gefahr der Überforderung und Schädigung. Treten Schmerzen bei Bewegungen auf, sollte abgebrochen werden. Der Körper signalisiert eine Überforderung, ebenso bei übermäßigem Schwitzen, bei pressender Atmung, Unwohlsein oder gar Übelkeit. Lassen Sie sich Zeit in den Pausen. Der Puls sollte auf 120 Schläge/min heruntergehen. Die Formel „Herzfrequenz: 180-Lebensalter" gilt für das Ausdauertraining im dynamischen aeroben Bereich. Die Atmung spielt eine ganz wichtige Rolle und sollte immer gleichmäßig und rhythmisch sein. Als weitere Faustregel gilt, bei der Übungsdurchführung sollte man sich noch unterhalten können.

Eine Beratung durch Fachkräfte vorab ist immer empfehlenswert, insbesondere über die Auswahl und die Durchführung von Übungen, gerade auch bei bestimmten Indikationen und Erkrankungen.

Nicht die Menge an Übungen ist ausschlaggebend, sondern einige wenige – drei bis maximal fünf – bringen erfahrungsgemäß mehr. Diese sollten aber nahezu täglich angewendet werden. So werden Schmerzen gelindert, mögliche Bewegungseinschränkungen verbessert und Verschlimmerungen vorgebeugt. Die Übungen dienen nicht nur einer Verbesserung der Beweglichkeit, der Durchblutung und des Herz-Kreislauf-Verhaltens sowie des Muskelaufbaus, sondern wirken sich auch auf die Funktionsverbesserung von Organen aus. Durch das Mobilisieren der Wirbelsäule lösen sich Blockierungen, Organe nehmen die ursprüngliche Lage ein und das Bindegewebe sowie die Faszien geben die unphysiologische Spannung und die Schmerzpunkte auf. Dadurch verbessern sich wiederum die Durchblutung der komprimierten Gefäße und die Versorgung der Nerven, die parallel verlaufen. Der Körper erhält wieder eine Hilfestellung zur Selbstheilung.

Die Grundübung (S. 38) oder eine entsprechende Variante sollte in keiner Übungsfolge fehlen. Zusammen mit den Übungen für das Becken (S. 98) und der Halswirbelsäule (S. 83) bilden sie die Basis für ein sehr effizientes Training.

Bei Fragen zu den Übungen, zum Beispiel Kontraindikationen betreffend oder auch was bei der Einnahme von Medikamenten berücksichtigt werden sollte, helfen Ihnen unsere Ärzte und Therapeuten gerne (www.ortho-mobile.de und info@ortho-mobile.de).

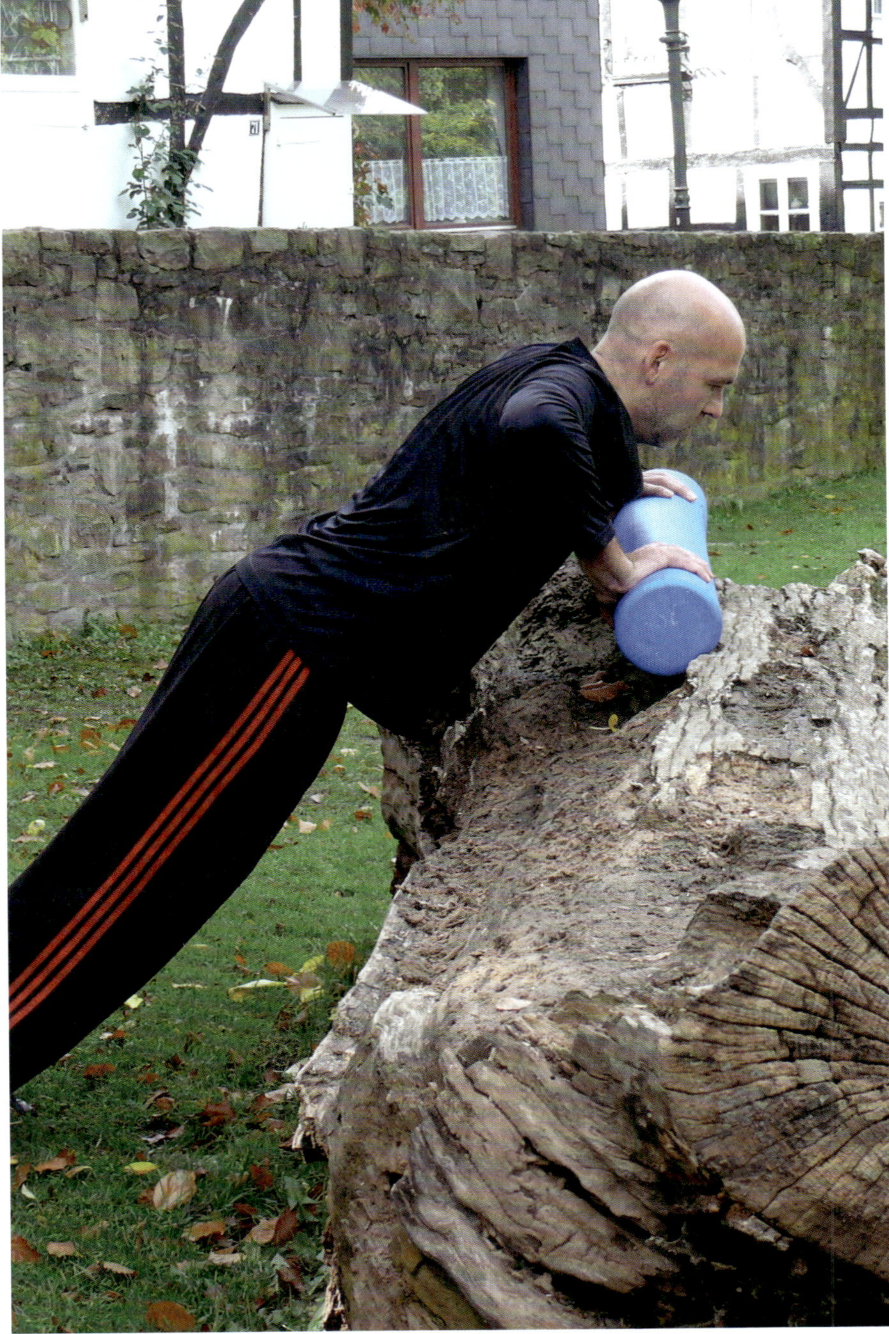

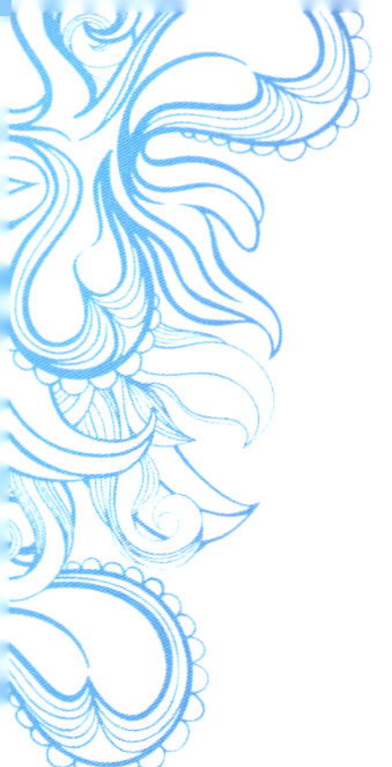

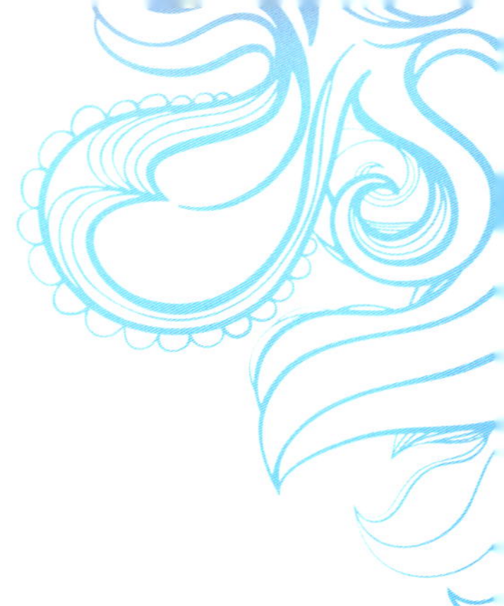

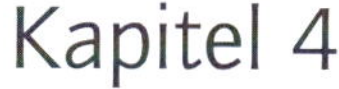

Kapitel 4

KONTRAINDIKATION

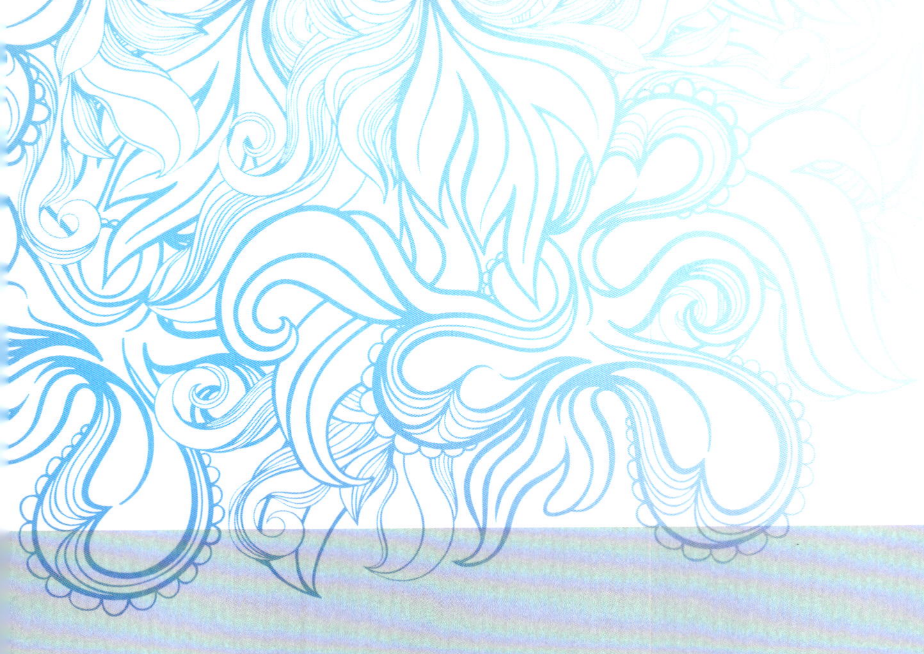

4. Kontraindikationen

Die Übungen sollten nicht angewendet werden, wenn Erkrankungen der Knochen vorliegen, z. B.

- Tumorerkrankungen in Muskeln oder Knochen,
- Glasknochenerkrankung,
- fortgeschrittene Osteoporose,

oder die Weichteile stark betroffen sind, z. B. bei

- fortgeschrittenem Weichteilrheumatismus.

Ebenfalls ausgeschlossen sind

- entzündliche Prozesse und
- Thrombosen.

Ansonsten gilt der gängige Spruch: Fragen Sie Ihren Arzt, Heilpraktiker oder Therapeuten.

Treten Schmerzen bei den Übungen auf, ist dies grundsätzlich ein limitierender Fak-tor. Versuchen Sie den Druck von dem Pilates-Roller zu reduzieren. Gelingt dies nicht, sollte auf die Übung verzichtet werden. Starker Schweißausbruch und schnelle Atmung (Hyperventilation), Übelkeit und Unwohlsein sind Zeichen von Überforderung. Treten sie auf, sollte die Übungen ebenfalls sofort abgebrochen werden.

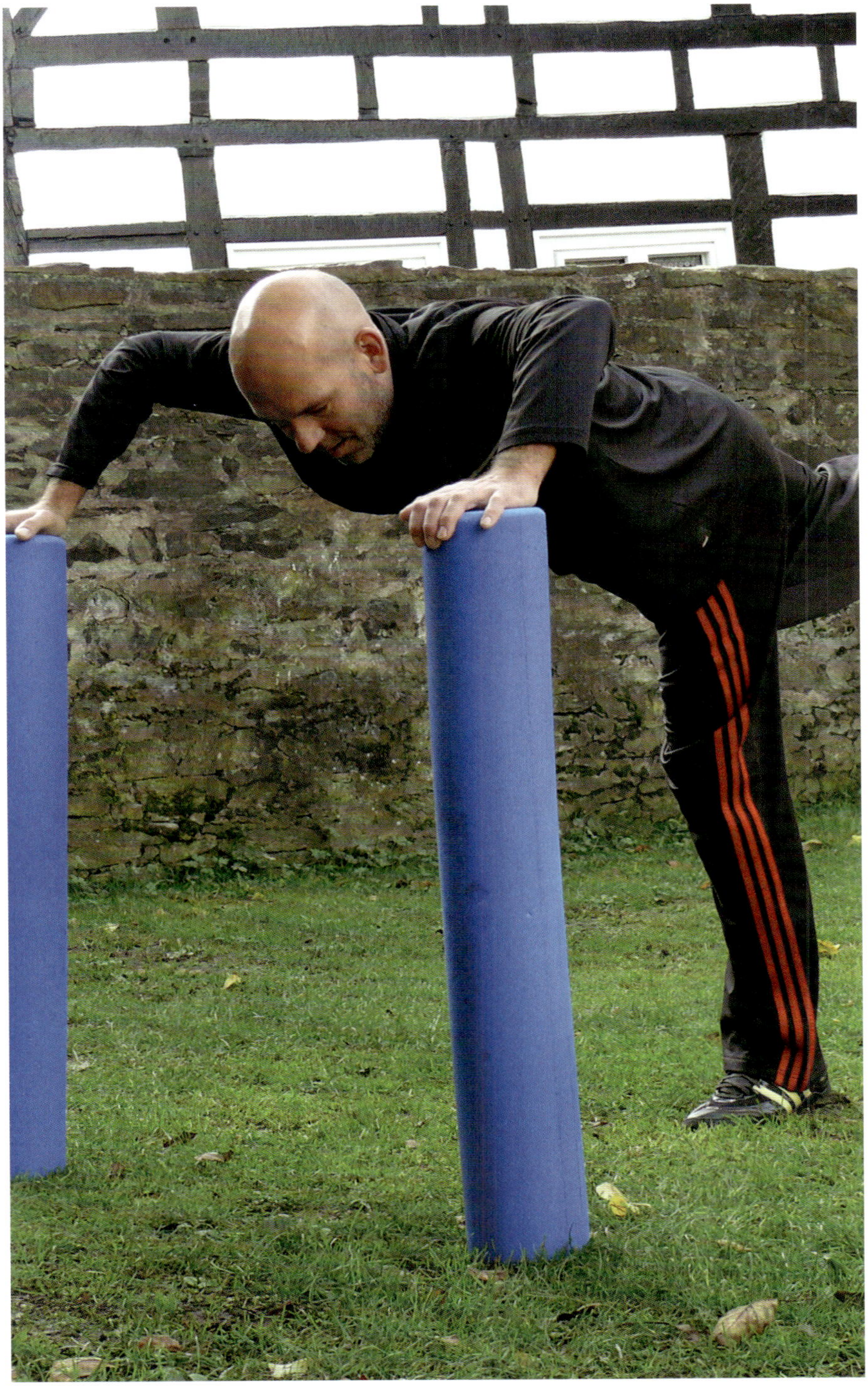

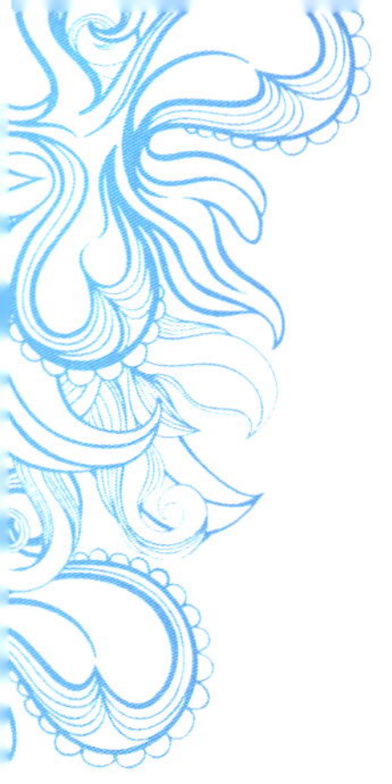

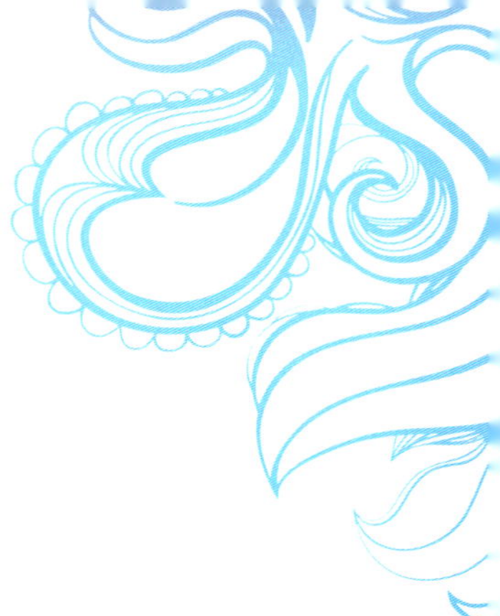

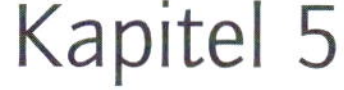

Kapitel 5

GRUNDÜBUNGEN

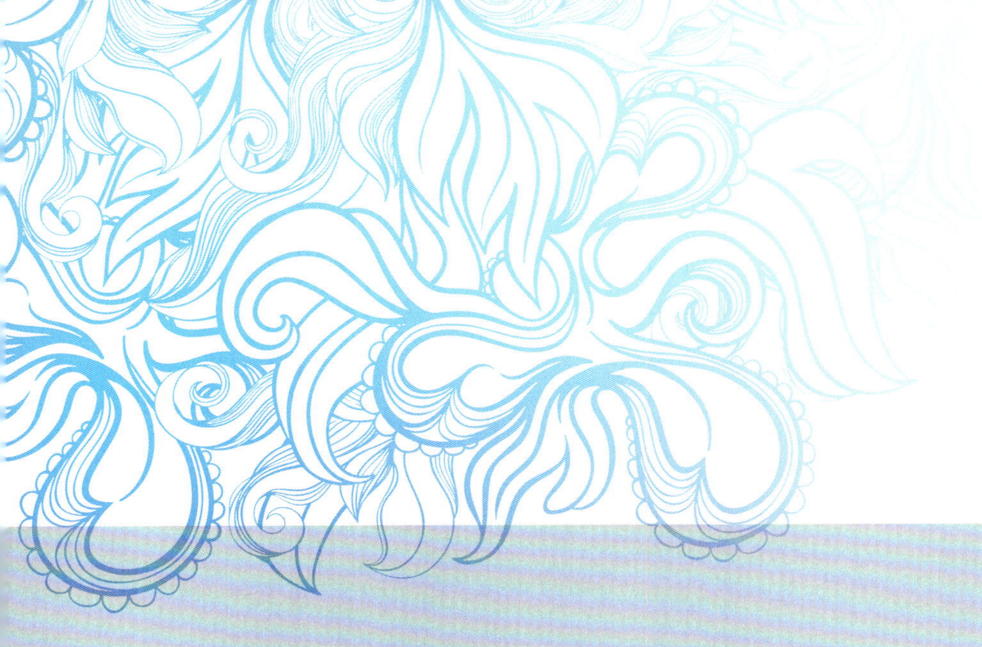

5. Grundübungen

Mobilisation der Brustwirbelsäule

Indikation:

Sodbrennen, Aufstoßen, Bluthochdruck, Herzstolpern, „Zwerchfellbruch", (Hiatushernie), Speiseröhrenentzündung (Oesophagitis), Leberstauung, erhöhte Leberwerte, Gallenstauung, unerklärbare Gewichtszunahme u. a.

Position:

Der Rücken liegt mit der Hauptrundung der Brustwirbelsäule auf dem Pilates-Roller auf. Die Knie werden in ca. 90° gebeugt. Die Hände sind im Nacken verschränkt und stützen die Halswirbelsäule. Die Ellbogen zeigen nach vorne.

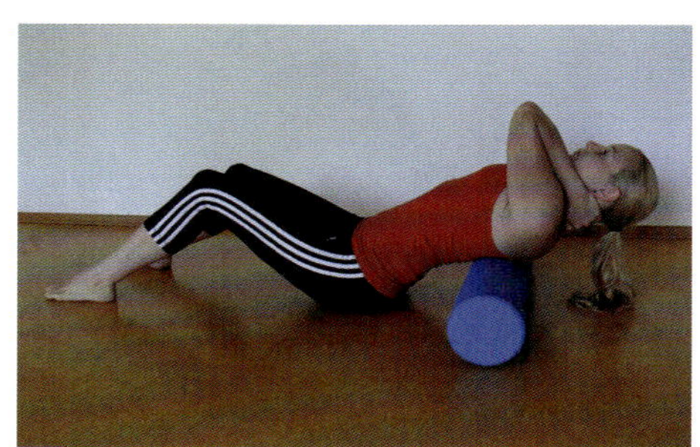

Ausführung:

Beim Ausatmen wird der Oberkörper aus der leichten Aufrichtung nach hinten in eine Überstreckung gebracht und beim Einatmen wieder in die Waagerechte zurückgeführt.

Häufige Fehler:

Der Kopf wird nach hinten überstreckt.

Die Bewegung erfolgt nicht mit der gegensätzlichen Atemtechnik.

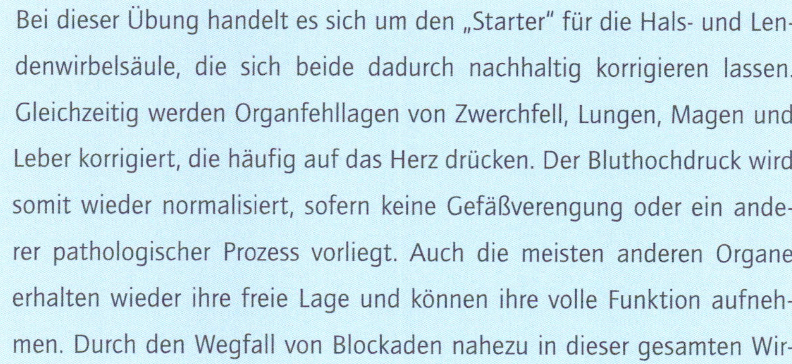

Bei dieser Übung handelt es sich um den „Starter" für die Hals- und Lendenwirbelsäule, die sich beide dadurch nachhaltig korrigieren lassen. Gleichzeitig werden Organfehllagen von Zwerchfell, Lungen, Magen und Leber korrigiert, die häufig auf das Herz drücken. Der Bluthochdruck wird somit wieder normalisiert, sofern keine Gefäßverengung oder ein anderer pathologischer Prozess vorliegt. Auch die meisten anderen Organe erhalten wieder ihre freie Lage und können ihre volle Funktion aufnehmen. Durch den Wegfall von Blockaden nahezu in dieser gesamten Wir-

belsäulenregion versorgen die austretenden Spinalnerven wieder uneingeschränkt die Organe, Haut und Gefäße. Bildlich gesprochen, wird der „Stecker" wieder in „Buchse" gesteckt.

Sollte es Schwierigkeiten geben, auf den Boden herunterzukommen, dann wird nachfolgende Übung empfohlen.

Mobilisation der Brustwirbelsäule

Indikation:

Sodbrennen, Aufstoßen, Bluthochdruck, Herzstolpern, „Zwerchfellbruch", (Hiatushernie), Speiseröhrenentzündung, Leberstauung, erhöhte Leberwerte, Gallenstauung, unerklärbare Gewichtszunahme, „Starter" für die Hals- und Lendenwirbelmobilisation u. a.

Position:

5

Der Pilates-Roller befindet sich auf einem festen Tisch oder einer Liege. Der Rücken liegt mit der Hauptrundung der Brustwirbelsäule auf dem Pilates-Roller auf. Die Beine stehen stabil, leicht gegrätscht und gebeugt auf dem Boden. Die Hände sind im Nacken verschränkt und die Ellbogen zeigen nach vorne.

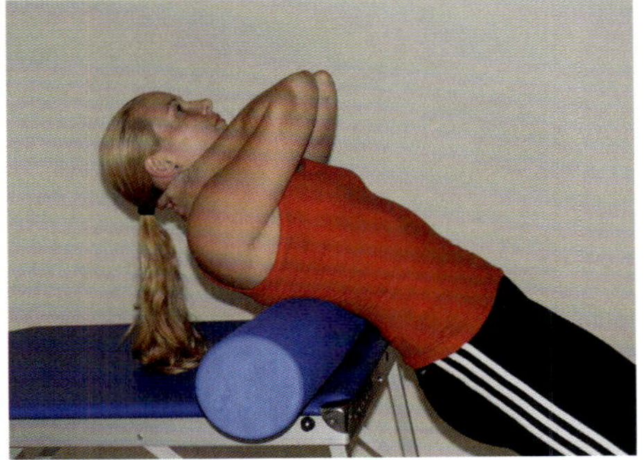

Ausführung:

Beim Ausatmen wird der Oberkörper aus der leichten Aufrichtung nach hinten in eine Überstreckung gebracht und beim Einatmen wieder in die Waagerechte zurückgeführt.

Häufige Fehler:

Der Kopf wird nach hinten überstreckt.

Die Bewegung erfolgt nicht mit der gegensätzlichen Atemtechnik.

Variante:

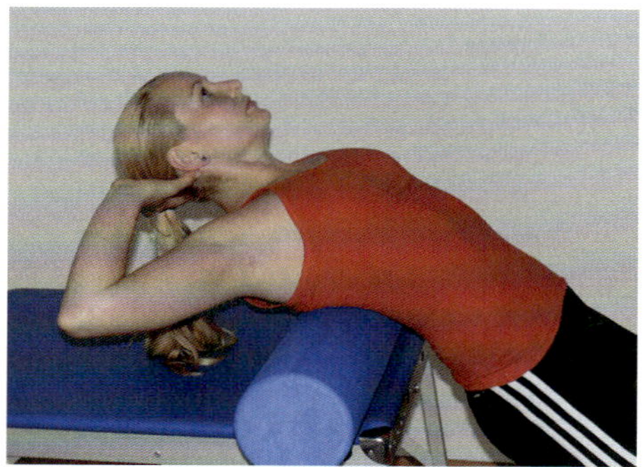

Ausführung:

Wie oben, die Ellbogen werden nach außen geklappt, wodurch eine Dehnung der Brustmuskulatur erzielt wird.

Variante:

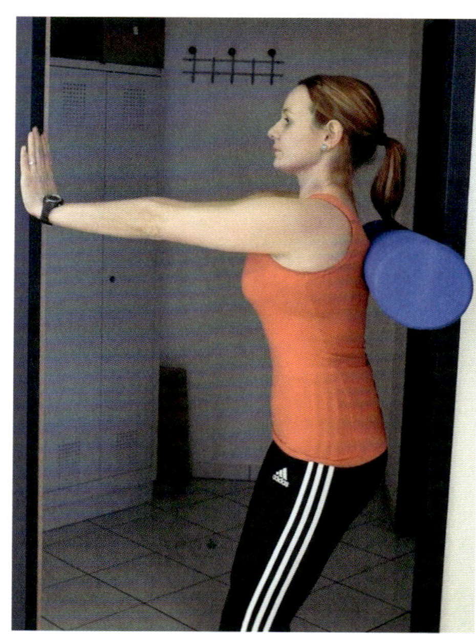

Position:

Der ideale Standort befindet sich seitlich mit leicht gebeugten Knien zwischen den stabilen, seitlichen Rahmen einer nicht zu breiten Tür. Der Pilates-Roller wird auch hier zunächst auf die Hauptrundung der Brustwirbelsäule zwischen den Rücken und die rückwärtige Türzarge geklemmt. Die Arme stützen sich waagerecht zu den Schultern an der vorderen Türzarge ab. Sollten die Arme für das Abstützen am vorderen Türrahmen zu „kurz" sein, kann mit leichten, stabilen Gegenständen, wie kleiner Fußbank, Flaschenkasten etc., der Abstand verringert werden. Allerdings wird die Koordination, beides zu halten, deutlich erschwert.

Ausführung:

Auch hier wird beim Ausatmen, diesmal mithilfe des Armdrucks am vorderen Türrahmen, die Brustwirbelsäule gegen den Pilates-Roller gedrückt. Anschließend können, durch ein leichtes In-die-Knie-Gehen oder Strecken der Beine, eventuell schmerzhafte Bereiche darüber und darunter mobilisiert werden.

Häufige Fehler:

Der Oberkörper sollte nicht zu rund nach vorne gebeugt sein, sondern sich in der Aufrichtung befinden.

Auch bei den vorigen Varianten werden die gleichen positiven Veränderungen auf die Wirbelsäule und die Organe erzielt, wie in Übung eins. Sie eignen sich besonders für ältere und unbeweglichere Menschen, die Probleme haben, auf den Boden herunter- und wieder hochzukommen. Bei den liegenden Übungen sollte darauf geachtet werden, dass die Unterlagen entsprechend stabil sind und die Beine nicht wegrutschen können.

Mobilisation der Wirbelsäule und Rippen

Indikation:

Wirbelsäulen- und Rippenschmerzen, Bewegungseinschränkungen der Wirbelsäule, Atem- und Verdauungsstörungen

Position:

Kopf, Wirbelsäule und Becken liegen längs auf dem Pilates-Roller auf. Die Beine und Hände stabilisieren breit stützend die Haltung. Die Knie sind in ca. 90° angewinkelt.

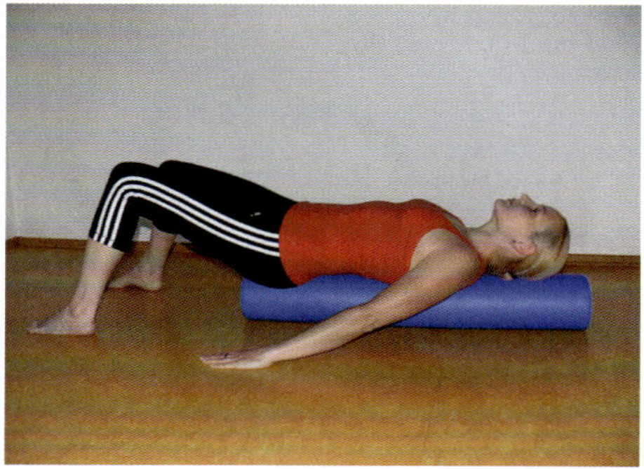

Ausführung:

Der Oberkörper rollt über die Dornfortsätze der Wirbelsäule nach links und rechts auf die Rippenbögen.

Häufige Fehler:

Die Bewegung wird zu weit nach außen durchgeführt, sodass das Gleichgewicht verloren geht.

Der Kopf sollte nicht zu sehr nach hinten überstreckt werden.

Der Aufrichtung der Wirbelsäule wird hierbei mit einer Mobilisierung der Rippen-Wirbel-Gelenke kombiniert. Gleichzeitig erfährt die Muskulatur, die längs der Wirbelsäule verläuft, eine massierende Kompression und eine Behandlung der Faszien.

Mobilisation des Brustbeins, der Lungen, des Zwerchfells und des Übergangs zwischen Brust-/Lendenwirbelsäule

Indikation:

Wirbelsäulen- und Rippenschmerzen, Bewegungseinschränkungen der Wirbelsäule, Kurzatmigkeit, Sodbrennen, Aufstoßen, Bluthochdruck, Magenhochstand (Hiatushernie), Zwerchfellhochstand („-bruch"), Schmerzen im Brust-/Lendenwirbelsäulenübergang (Ansatz des Zwerchfells), Kopfschmerzen u. a.

Position:

Der Pilates-Roller liegt quer auf dem oberen Teil des Brustbeins. Die Arme sind am Körper angelehnt oder stützen mit. Die Beine sind gestreckt und die Zehen aufgestellt.

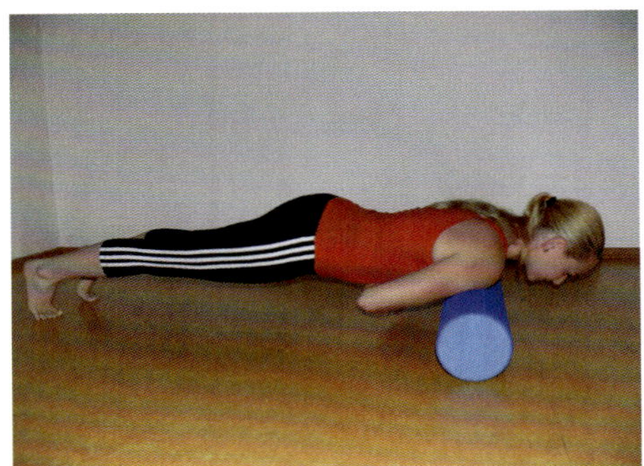

5

Ausführung:

Durch leichtes Vor- und Zurückrollen durch die Zehen- und Fußbewegung wird das Brustbein unter dem Pilates-Roller mobilisiert und damit alle darunter liegenden Organe und die Wirbelsäule.

Häufige Fehler:

Die Bewegung wird zu weit über den oberen und unteren Rand des Brustbeins geführt. Der Kopf wird zu sehr nach oben überstreckt.

Bei dieser sehr effizienten Übung wird eine zentrale Stelle des Körpers über dem Brustbein komprimiert und hochstehende Organe, wie Leber, Magen, Lunge sowie explizit das Zwerchfell gesenkt und dadurch wieder funktionsfähiger. Ein möglicher Druck auf das Herz und die Speiseröhre entfällt. Bei vielen Patienten wurde so der Bluthochdruck reduziert oder trat gar nicht mehr auf. Bluthochdruckmittel konnten so über einen längeren Zeitraum von vier Wochen, natürlich unter ständiger Kontrolle und Blutdruckmessungen, reduziert und schließlich abgesetzt werden. Die Speiseröhre befreit sich und die Magen-Aussackungen durch ein „gebrochenes" Zwerchfell werden nach unten gezogen und erholen sich. Sodbrennen und Aufstoßen haben damit keine Chance mehr. Medikamente, in der Regel Säureblocker, die giftiges Aluminium enthalten, werden somit nicht mehr benötigt.

Diese Übung erzielt zusätzlich einen korrigierenden Effekt auf den Übergang der Brust- und Lendenwirbelsäule, wodurch Schmerzen aus dem unteren Rücken genommen werden und der Übergang an der Lendenwirbelsäule vom Haupthüftbeuger (M. Psoas) mit der auf ihm gleitenden Niere korrigiert. Ebenso entspannt sich der sich dort befindende Ansatz des Zwerchfells durch die Senkung im Brustbeinbereich.

Sollte diese Übung zu schwer sein, empfehlen wir die nachfolgenden Varianten.

Variante:

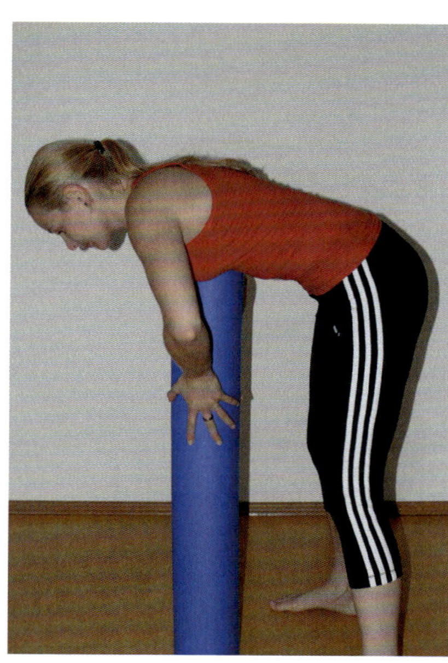

Position:

Der Pilates-Roller wird senkrecht aufgestellt und durch das Vorneigen des Oberkörpers befindet sich der untere Teil des Brustbeins mit seiner kleinen Kuhle exakt auf dem oberen Rollerende. Der Stand ist breitbeinig mit leicht gebeugten Knien.

Ausführung:

Beim Ausatmen wird durch ein leichtes In-die-Knie-Gehen der Druck des Oberkörpers geringfügig auf das Rollerende erhöht. Beim Einatmen werden die Beine mehr gestreckt und der Druck auf dem Pilates-Roller verringert.

Häufige Fehler:

Ganz schwere Personen sollten den Druck nicht überdosieren, weil der Pilates-Roller in dieser Position nur einer geringen Belastung standhält.

Siehe vorherige Übung.

Mobilisation des Brustbeins, der Lungen und des Zwerchfells

Indikation:

Wirbelsäulen- und Rippenschmerzen, Bewegungseinschränkungen der Wirbelsäule, Kurzatmigkeit, Sodbrennen, Aufstoßen, Bluthochdruck, Magenhochstand(-hernie), Zwerchfellhochstand(„-bruch"), Schmerzen im Brust-/Lendenwirbelsäulenübergang (Ansatz des Zwerchfells), Kopfschmerzen u. a.

Position:

5

Der Pilates-Roller liegt quer auf dem oberen Teil des Brustbeins, nahe am Schlüsselbein. Die Arme stützen den Körper vor dem Pilates-Roller. Die Füße, Knie und das Becken liegen auf dem Boden auf.

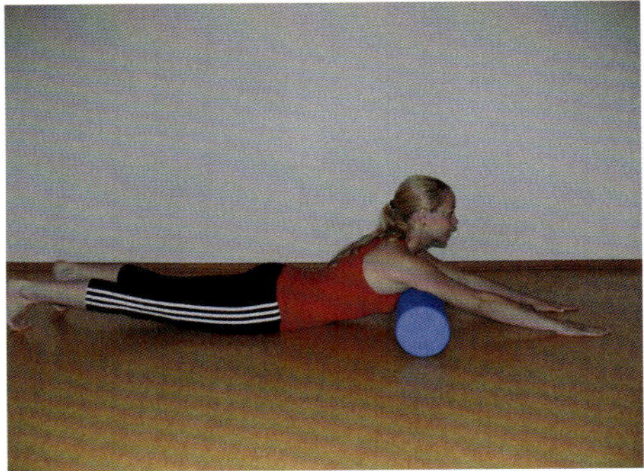

Ausführung:

Durch das Anheben und Herabführen des Beckens wird der Oberkörper leicht vor- und zurückgerollt und das Brustbein unter dem Pilates-Roller mobilisiert und damit alle darunter liegenden Organe und die Wirbelsäule.

Häufige Fehler:

Die Bewegung wird zu weit über den oberen und unteren Rand des Brustbeins geführt.
Der Kopf wird zu sehr nach oben überstreckt.

Variante:

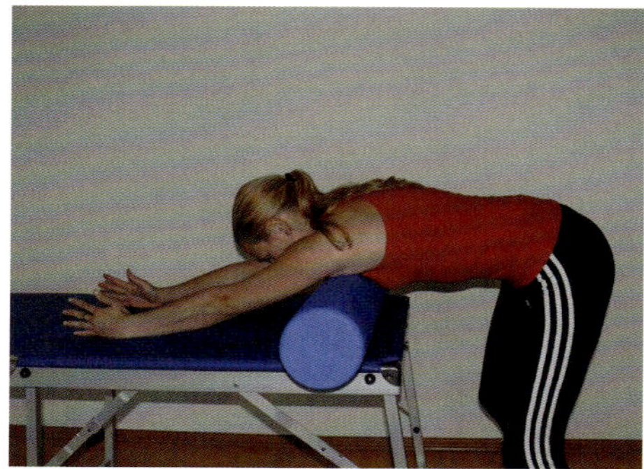

Ausführung:

Wie oben, nur dass der Pilates-Roller erhöht auf einer Liege oder einem Tisch aufliegt.
Der Stand ist breitbeinig mit leicht gebeugten Knien.

Häufig verkürzen sich die Brustmuskeln durch starke, meist einseitige Beanspruchungen, die Blockaden in den Rippen-Brustbeingelenken auslösen. Hierbei verschieben sich die Rippen und möglicherweise auch das Schlüsselbein leicht über das Brustbein. Patienten berichten dann von Verdickungen oder „Knubbeln" über dem Brustbein, die nicht nur optisch irritieren, sondern schmerzen können und auch die Beweglichkeit der Schulter und des Arms einschränken. Mithilfe dieser Übung werden diese Blockaden normalisiert. Ein zusätzlicher, korrigierender Effekt entsteht an dem Brustwirbelsäulen-/Lendenwirbelsäulen-Übergang durch eine Senkung des Zwerchfells, das mit seinem Lendenteil (Pars lumbalis) an der vorderen Lendenwirbelsäule (Crus dextrum und sinistrum) ansetzt.

Mobilisation des Übergangs zwischen Brust- und Lendenwirbelsäule, Bauch- und Rückenmuskeltraining

Indikation:

Schmerzen im Übergang Brust-/Lendenwirbelsäule, Ausstrahlungsschmerzen in das Gesäß und die Leiste, Unterbauch-, Nierenprobleme, Darmstörungen u. a.

Position:

Der Pilates-Roller liegt quer unter der Hauptrundung der Brustwirbelsäule. Die Hände sind im Nacken verschränkt und die Ellbogen nach außen geklappt. Die Füße stützen auf dem Boden und das Gesäß ist abgehoben.

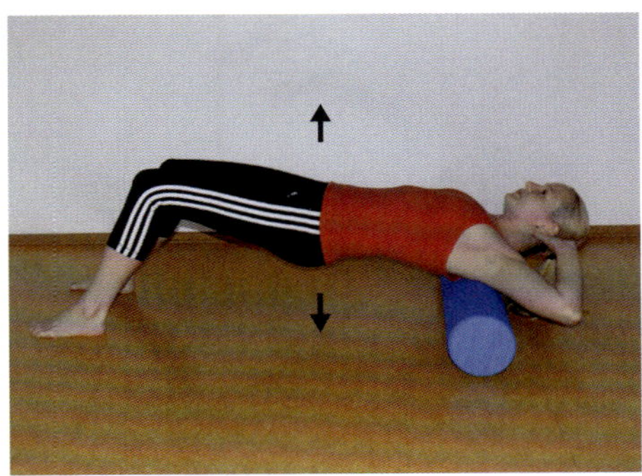

5

Ausführung:

Das Gesäß wird rauf- und runtergeführt, ohne auf dem Boden abgelegt zu werden. Der Oberkörper bleibt relativ ruhig und ist geringfügig überstreckt.

Häufige Fehler:

Das Atmen wird vergessen.

Mithilfe dieser Übung wird der Übergang der Brust- und Lendenwirbelsäule, der Ansatz der Hüftbeuger und des Zwerchfells sowie die Nieren, Unterbauchorgane, der Darm und die Blase mobilisiert.

Mobilisation des Übergangs zwischen Hals- und Brustwirbelsäule, Organmobilisation

Indikation:

Schmerzen im Übergang Hals-, Brust-/Lendenwirbelsäule, Nacken- und Kopfschmerzen, Schulter-Armschmerzen, Atemeinschränkungen, Rippenblockaden-/schmerzen, Mobilisation von Lunge, Leber und Galle, Magen, Bauchspeicheldrüse, Zwölffinger-, Dünn- und die oberen Teile des Dickdarms.

Position:

Der Pilates-Roller liegt quer unter der Hauptrundung der Brustwirbelsäule. Die Hände sind im Nacken verschränkt und die Ellbogen nach außen geklappt. Die Füße stützen breitbeinig auf dem Boden und das Gesäß ist abgehoben.

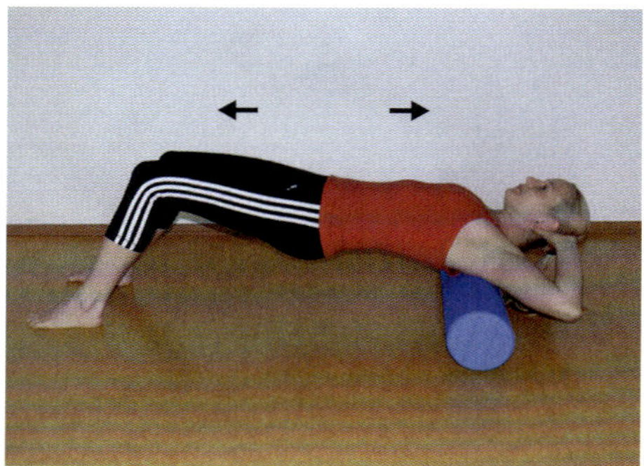

Ausführung:

Durch das leichte Beugen und Strecken der Knie rollt der Oberkörper auf dem Pilates-Roller vom unteren Rippenrand bis nach oben zur Schulter vor und zurück.

Häufige Fehler:

Die Bewegung sollte unbedingt unten auf den unteren Rippenrand (oberen Flankenrand) und oben auf die Schulterpartie begrenzt sein.

Durch die Rollbewegung wird die gesamte obere Wirbelsäule mobilisiert und vorhandene Blockaden können sich auch laut hörbar lösen. Dadurch normalisieren sich die Lage der oben genannten Organe, insbesondere die der Lungen. Die dazugehörige Muskulatur entspannt sich und Blockaden in den Rippen-Wirbel-Gelenken und den Rippen-Brustbeinverbindungen werden ebenfalls gelöst. Vermeintliche Engpässe, z. B. der Hochstand der ersten Rippe durch die Lungenspitze, das sogenannte *Engpass-Syndrom* (oder Thoracic-Outlet-Syndrom) in der Schulterregion werden wieder geöffnet. Die Durchblutung und die nervale Versorgung der gesamten Region, einschließlich des Herzens, normalisieren sich. Die Spinalnerven, aus der Wirbelsäule austretend, werden wieder freigeschaltet.

Leber-, Gallen-, Magen- und Übergang Brust-/Lendenwirbelsäulenmobilisation

Indikation:

Verdauungsbeschwerden, Druckgefühl/Schmerzen in der Magenregion, Aufstoßen, Übelkeit, Erbrechen, Druckgefühl in der rechten Flanke, einseitiger und/oder beidseitiger Schulter-/Armschmerz, Schultersteife, Kopfschmerzen am rechten Auge und Stirn (Leberläsion), am linken Auge und Nacken (chron. Gallenproblematik), Schwellungen der Augen, stetiges Zunehmen bei gleichem Essverhalten, Hautveränderungen, schnelle muskuläre Ermüdung, lumbale Bandscheibenvorwölbungen und -vorfälle, Hämorrhoiden u. a.

Position:

Der Pilates-Roller liegt quer auf dem unteren Teil der Rippen und des Brustbeins auf. Die Ellbogen stützen in 90° (wie eine Sphinx). Die Beine liegen gestreckt und die Zehen sind aufgestellt.

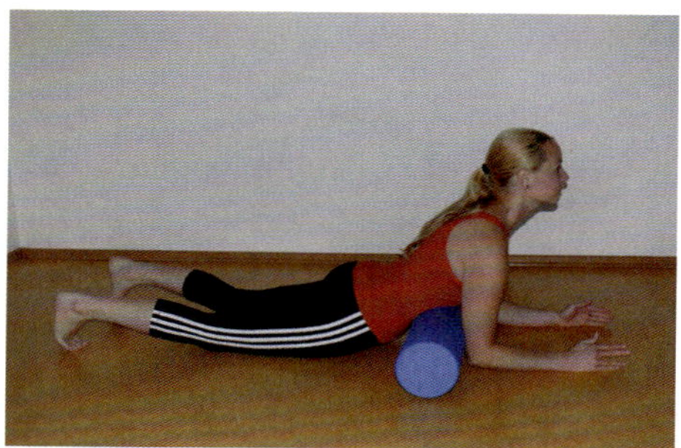

Ausführung:

Durch leichtes Heben und Senken des Gesäßes werden die unteren Rippen gerollt und der untere Brustbeinrand und Magen sowie Leber/Galle komprimiert, verlagert und ausgedrückt. Durch das Stützen auf Füßen, Knien und den Ellbogen kann die Bewegung schön dosiert werden.

Häufige Fehler:

Vorsicht: Nicht vom unteren Rippenrand nach unten hin abrutschen!

Der Kopf sollte nicht zu sehr in den Nacken genommen werden.

Variante:

a) Der Druck kann erhöht werden durch das Strecken der Arme.

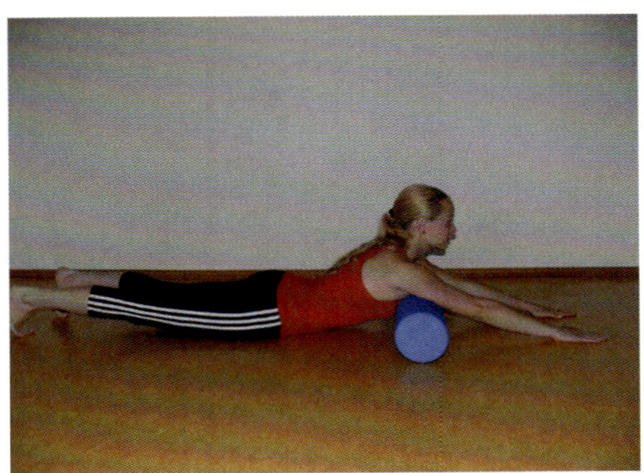

b) Die Kompression des Brustbeins ist dann am stärksten, wenn die Knie abgehoben sind und nur auf den Zehen gestützt wird. Durch die Vor- und Zurückbewegung der Fersen erfolgt der Druck auf die Rippen und das Brustbein. Für ältere Patienten und Osteoporoseerkrankte ist diese Übung (ohne Abbildung) nicht geeignet.

Die Position des Pilates-Rollers auf dem unteren Brustbein und den letz- 5
ten Rippen (8-12) stellt eine Schlüsselregion dar. Leber, Galle, Bauchspeicheldrüse, Zwölffingerdarm, Magen, Milz, die Winkel vom aufsteigenden, quer verlaufenden und absteigenden Dickdarm sowie der Übergang von Dünndarm und Dickdarm befinden sich hier. Aus der Brustwirbelsäule wird diese gesamte Gegend versorgt. Die großen venösen Gefäße aus der unteren Körperhälfte bahnen sich ihren Weg zurück durch die Leber und das Zwerchfell. Und gerade diese Region muss sich den Bewegungen des Menschen extrem anpassen. Durch z. B. starkes Vorneigen, wie die Finger-Boden-Übung, Sit-ups beim Training, die Embryonalhaltung im Schlaf oder gar ein Kind im Bauch während der Schwangerschaft, weichen die Organe aus und verbleiben nicht selten leicht in einer veränderten Lage. Durch diese unspektakuläre Übung lässt sich eine Vielfalt von Symptomen lindern oder gar eliminieren.

Zwerchfellsenkung, Speiseröhren-, Leber-/Gallen- und Magenmobilisation

Indikation:

Sodbrennen, Aufstoßen, Druck unter dem Brustbein und in der Magenregion, Schmerzen in der Höhe der Brustwirbelsäule und unter den Rippenbögen, Atembeschwerden, Schwellungen und/oder Durchblutungsstörungen in den unteren Extremitäten und im Bauch u. a.

Position:

Der Pilates-Roller liegt quer auf dem oberen Teil des Brustbeines auf. Die Arme stützen gestreckt vor dem Körper. Die Beine sind ebenfalls gestreckt und die Zehen aufgestellt.

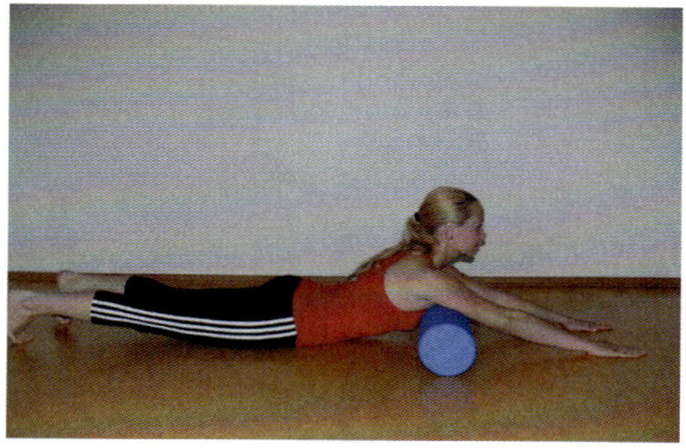

Ausführung:

Durch ganz geringfügiges Heben und Senken (fast nur Zusammenkneifen) des Gesäßes wird der Pilates-Roller geringfügig auf dem oberen Brustbeinrand hin und her bewegt und die Region leicht angedrückt. Beim Ausatmen kann der Druck des Körpers auf dem Pilates-Roller noch erhöht werden.

Variante:

Die Beine werden gestreckt und sind auf den Zehen aufgestellt. Durch die Vor- und Rückbewegung der Fersen wird die obige Mobilisation verstärkt.

Ältere Menschen und Osteoporosepatienten sollten diese Übung meiden.

Häufige Fehler:

Der Kopf wird zu sehr in den Nacken genommen.

Durch die Übung werden das Zwerchfell, die Speiseröhre, der Magen sowie Leber/Galle komprimiert, runter- und ausgedrückt. Eine Hiatushernie (im Volksmund auch Zwerchfellbruch genannt) kann so erfolgreich behandelt und eine Operation verhindert werden!

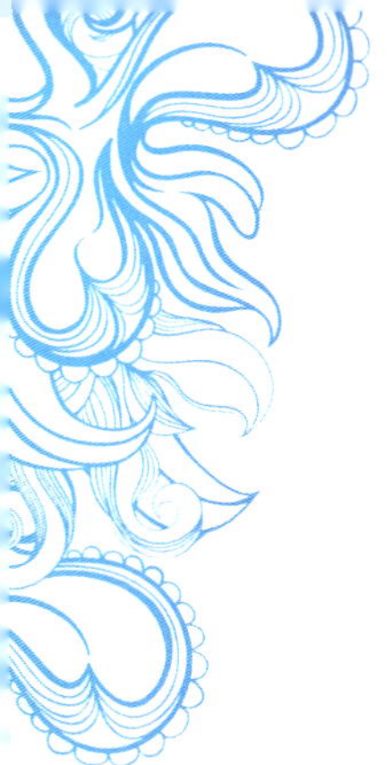

Kapitel 6

ÜBUNGEN FÜR DEN ARM

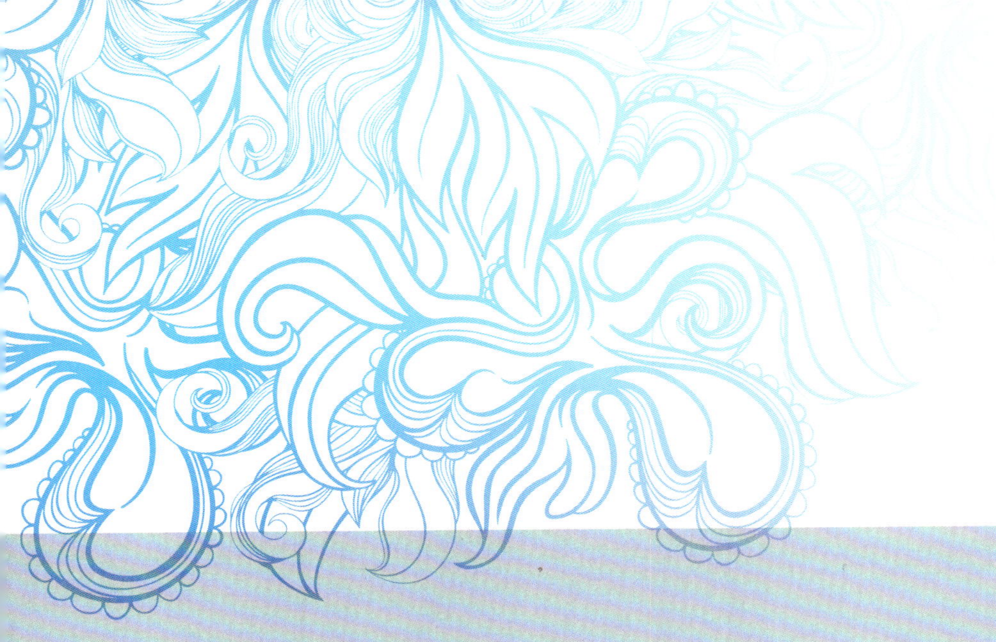

6. Übungen für den Arm

6.1 Schulter

Mobilisierung der Schultergelenke im Stand

Indikation:

Bewegungseinschränkung der Schultergelenke. Schulter-/Nackenschmerz, Bewegungseinschränkungen im Schulter-Nacken-Bereich, Engpass-Syndrom (Impingement), „Frozen Shoulder", „Periarthritis-humeroscapularis", Schmerzausstrahlung in den Arm, Ellbogen und die Hand u. a.

Position:

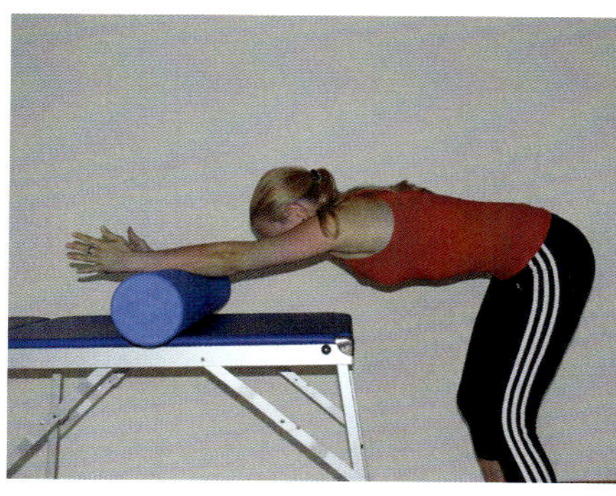

Der Pilates-Roller liegt auf einem Tisch oder einer Bank, etwa hüfthoch. Die Arme werden gestreckt und die Unterarme nahe des Handgelenks auf den Pilates-Roller gestützt. Die Daumen zeigen nach oben.

Ausführung:

Die Schulterregion wird leicht hoch- und runtergeführt, bis sich durch die Beugung des Oberkörpers eine Dehnung der schultergelenksführenden Muskulatur einstellt. Diese endgradige Position sollte für mindestens 30 s gehalten werden.

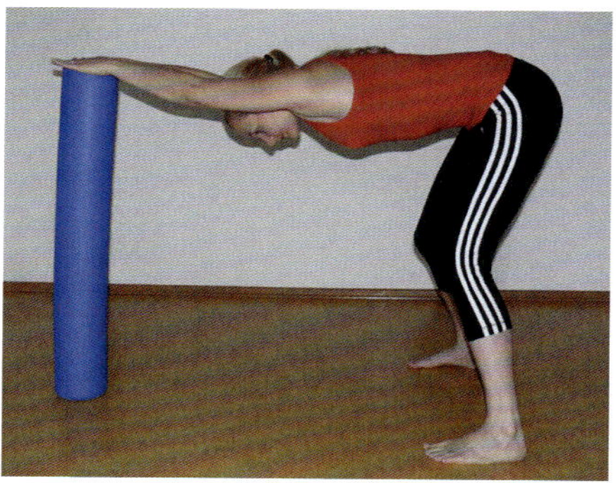

Variante:

Der Pilates-Roller wird senkrecht auf den Boden gestellt.

Bei dieser Übung wird die gesamte Hals-, Schulter-, Arm-Region mobilisiert und dadurch Bewegungseinschränkungen, aber auch Einklemmungen von Nerven (Impingement von Mm. scaleni, M. pectoralis minor) und Gefäßen gelöst.

Indikation:

Wie oben.

Position:

Die gestreckten Arme befinden sich mit den Händen rücklings auf der aufgestellten Rolle. Die Schultern werden maximal nach hinten geführt.

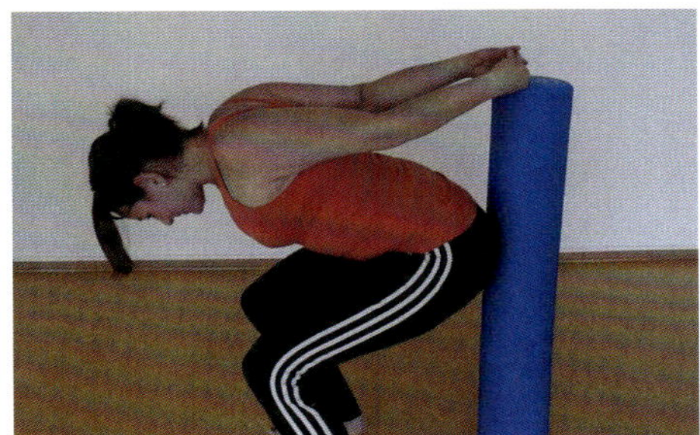

Ausführung:

Mit geradem Rücken werden die Knie so weit gebeugt, bis das Bewegungsmaximum erreicht ist und sich ein wirklich geringer Dehnungsschmerz einstellt.

Häufige Fehler:

Der Rücken wird zu rund gehalten und die Schultern bleiben zu weit vorne.

Die verkürzte Brustmuskulatur und die Armbeuger werden gedehnt und die Schulterbeweglichkeit verbessert.

Schultermobilisation

Indikation:

Schulter-/Nackenschmerz, Bewegungseinschränkungen im Schulter-Nacken-Bereich, Engpass-Syndrom (Impingement), „Frozen Shoulder", „Periarthritis-humero-scapularis", Schmerzausstrahlung in den Arm, Ellbogen und die Hand u. a.

Position:

Der Körper stützt sich im Vierfüßlerstand mit den Knien auf dem Boden und den Händen auf dem quer liegenden Pilates-Roller. Die Schultern befinden sich senkrecht über den Händen. Die Arme sind gestreckt.

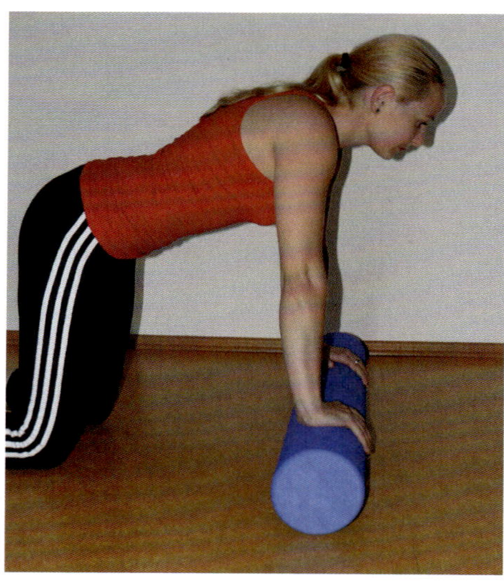

Ausführung:

Der Oberkörper bleibt ruhig, nur die Hände bewegen sich vor und zurück.

Variante a): Allein der Oberkörper hebt und senkt sich in der Schulter, während Gesäß, Arm und Hände an der Stelle bleiben.

Variante b): Der Oberkörper bewegt sich in alle Richtungen vor, zurück, seitlich kreisend, rauf und runter. Die Hände stabilisieren sich auf dem Pilates-Roller. Die Arme bleiben gestreckt.

Häufige Fehler:

Der ganze Oberkörper vollzieht die Bewegung mit der Wirbelsäule und nicht allein mit der kleinen Bewegungsamplitude der Schulter.

Speziell das Zusammenspiel der Gelenke und der Muskulatur der gesamten Schulter-/Arm-Region einschließlich der Rippen und der Wirbelsäule wird durch diese Übung mittels Mobilisation und Stabilisation verbessert.

Schultermobilisation

Indikation:

Schulter-/Nackenschmerz, Bewegungseinschränkungen der Schulter-, Nacken-Arm-Region, Engpass-Syndrom (Impingement), „Frozen Shoulder", „Periarthritis-humero-scapularis", Ausstrahlung in den Arm, Ellbogen und die Hand u. a.

Position:

Der Stand ist breitbeinig. Die Knie sind locker gebeugt. Der Pilates-Roller wird zwischen den gestreckten Armen und dem Rücken möglichst hoch eingeklemmt.

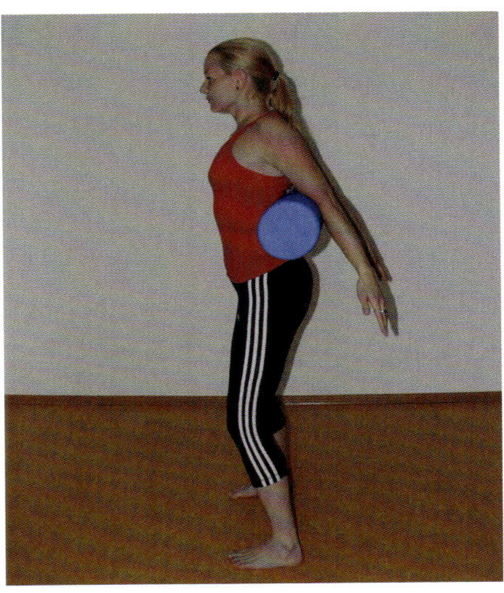

Ausführung:

Allein die Schultern werden nach vorne und hinten bewegt. 6

Variante a): Arm und Schultern werden rauf- und runter- sowie kreisend vor- und zurückbewegt.

Variante b): Die Arme werden nach innen und außen rotiert.

Häufige Fehler:

Hals- und Brustwirbelsäule werden zu sehr mitbewegt.

Mit dieser Übung werden Blockaden in den Gelenken des Schlüsselbeins mit dem Schulterdach und dem Brustbein, als auch nach vorne gezogene Schultern durch verkürzte Brustmuskulatur (Mm. pecoralis major und minor) gelöst.

Schultermobilisation

Indikation:

Schulter-/Nackenschmerz, Bewegungseinschränkungen der Schulter-, Nacken-Arm-Region, Engpass-Syndrom (Impingement), „Frozen Shoulder", „Periarthritis-humero-scapularis", Schmerzausstrahlung in den Arm, Ellbogen und die Hand u. a.

Position:

Der Stand ist breitbeinig. Die Knie sind locker gebeugt. Der Pilates-Roller wird hinter dem Körper zwischen den gestreckten Armen tief gehalten.

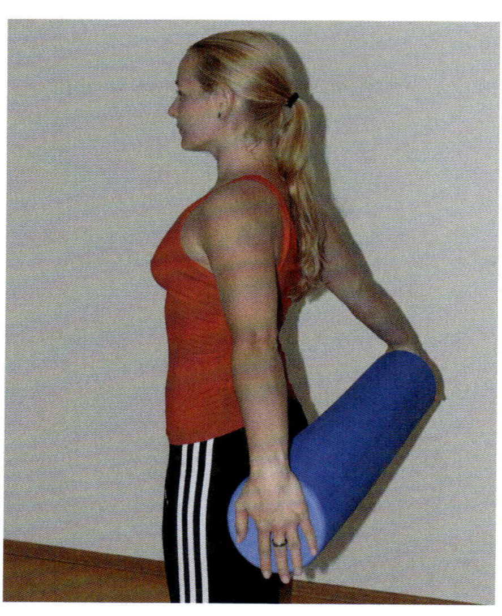

Ausführung:

Allein die Schultern werden nach vorne und hinten sowie kreisend vor- und zurückbewegt.

Variante a): Der Pilates-Roller wird hinter dem Rücken nach links und rechts geschaukelt.

Variante b): Der Pilates-Roller wird nach hinten vom Körper entfernt und wieder herangeführt.

Häufige Fehler:

Hals- und Brustwirbelsäule sollten ruhig bleiben und nicht mitbewegt werden. Es empfiehlt sich sogar, den Brustkorb beim Ausatmen weiter nach vorne herauszudrücken, wenn die Arme und der Pilates-Roller nach hinten weggeführt werden.

Auch mit dieser Übung werden Blockaden in den Gelenken des Schlüsselbeines mit dem Schulterdach und dem Brustbein als auch nach vorne gezogene Schultern durch verkürzte Brustmuskulatur (Mm. pecoralis major und minor) gelöst.

Schulter-, Nackenmobilisation mit Pilates-Roller und Ball

Indikation:

Schulter-/Nackenschmerz, Bewegungseinschränkungen der Schulter-, Nacken-Arm-Region, Engpass-Syndrom (Impingement), „Frozen Shoulder", „Periarthritis-humero-scapularis", Schmerzausstrahlung in den Arm, Ellbogen und die Hand, Muskelverkürzungen im Schulter-/Nackenbereich u. a.

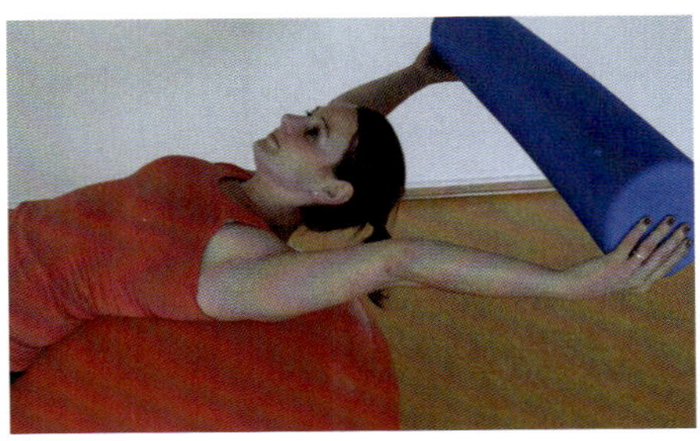

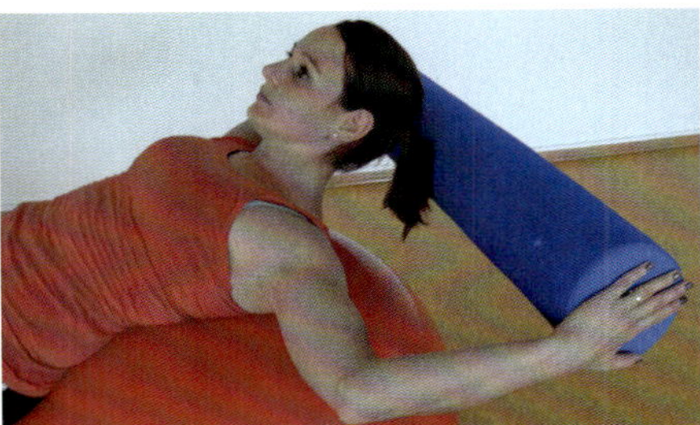

6

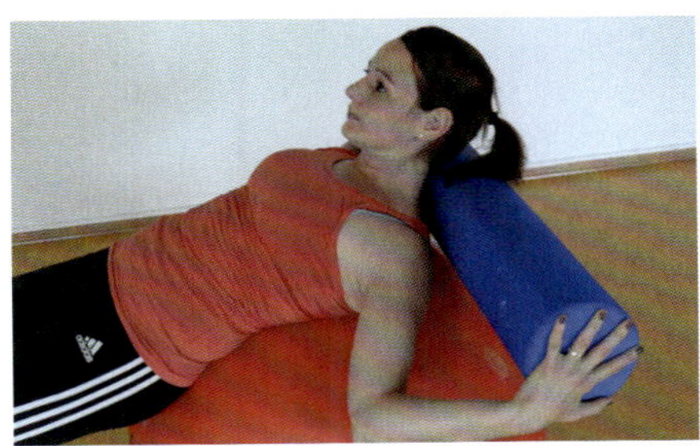

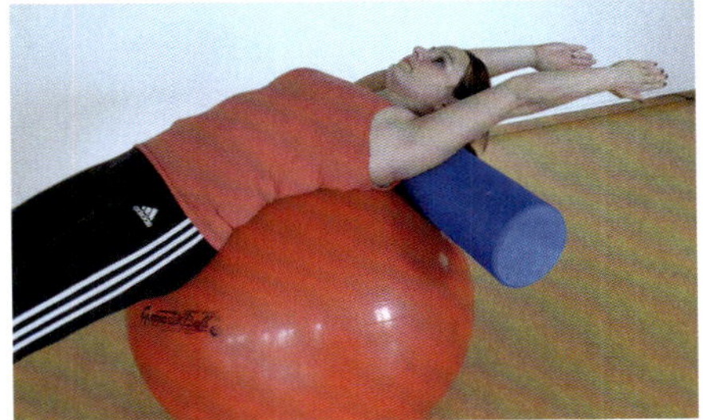

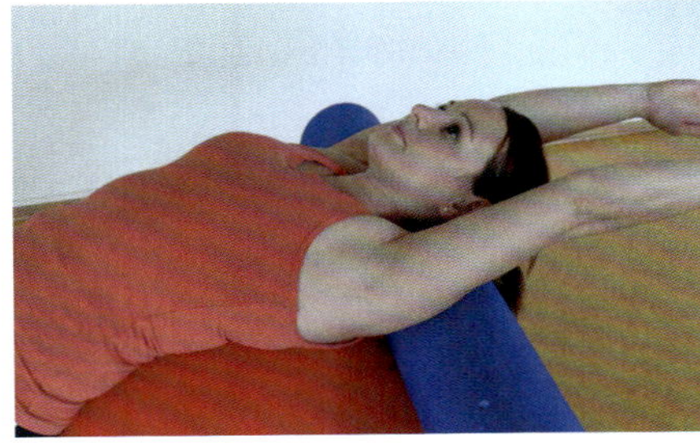

Position:

Stabile Rückenlage auf dem Ball, der Pilates-Roller wird über dem Kopf zwischen den Händen gehalten.

Ausführung:

Der Pilates-Roller wird von der Position mit gestreckten Armen über dem Kopf lang-sam unter den Nacken geführt. Dort wird der Pilates-Roller mit dem Hinterkopf und geradem Kinn auf den Ball gedrückt und mit dem Kopf eingeklemmt. Anschließend werden die Arme ohne Rolle über den Kopf gestreckt. Der Pilates-Roller dient hier-bei als

Stütze. Die Gesamtbewegung sollte mehrere Male hintereinander durchgeführt werden.

Häufige Fehler:

Das Kinn wird zu stark auf die Brust genommen.

Variante:

Der Übungsteil auf den ersten drei Bildern wird zunächst mehrere Male für sich alleine durchgeführt, bevor der Pilates-Roller abgelegt wird und die Arme gestreckt auf-liegen.

Die Beweglichkeit der Hals-Schulter-Armregion wird verbessert und die verkürzte vordere Muskulatur gedehnt und die rückliegende gekräftigt. Im Endeffekt erreicht man eine verbesserte Rumpfaufrichtung.

Schulter-, Nacken- und Wirbelsäulenmobilisation mit Pilates-Roller und Ball

Indikation:

Wie zuvor, mit eingeschränkter Beweglichkeit nahezu der gesamten Wirbelsäule.

Position:

Stabile, breitbeinige Rückenlage über dem Ball. Die Arme greifen kopfüber den senkrecht auf dem Boden aufgestellten Pilates-Roller.

Ausführung:

Der Pilates-Roller dient zum einen als Stütze und zum anderen durch das langsame Abwärtsbewegen der Hände als Gradmesser der Beweglichkeit.

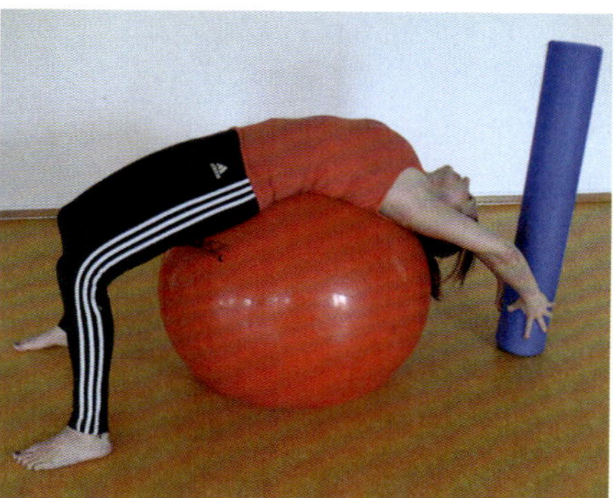

Häufige Fehler:

Die Beinhaltung sollte relativ breit und stabilisierend sein und nicht zu eng ausfallen.

Die Beweglichkeit der Hals-Schulter-Arm-Region wird verbessert und die verkürzte vordere Muskulatur gedehnt und die rückliegende entlastet.

Kräftigung der Schultermuskulatur

Indikation:

Instabilität des Schultergelenks, abgeschwächte, rückwärtige Schultermuskulatur, schwache schulterblattsenkende Muskulatur.

Position:

Gesäß und Hinterkopf liegen auf dem Pilates-Roller. Das Band-OM ist mit dem Türanker an der oberen Türzarge oder an einem in der Höhe vergleichbaren Punkt hinter dem Kopf befestigt. Die Hände greifen die Schlaufen des Band-OMs. Die Arme sind seitlich neben dem Körper gestreckt.

6

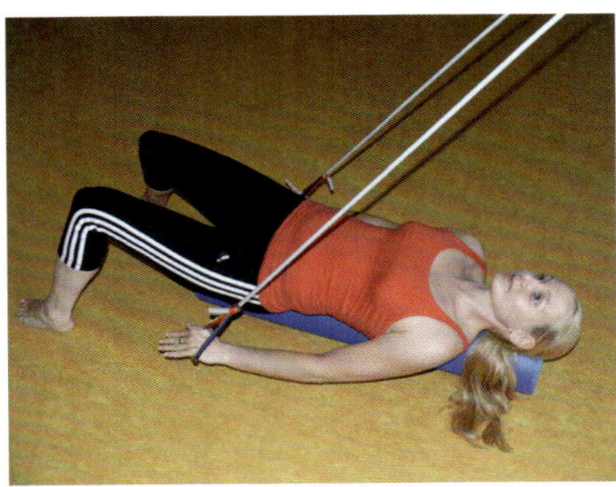

Ausführung:

In kleinen Bewegungen werden die Hände in die Richtung der Unterlage bewegt und anschließend, dem Zug des Bands folgend, wenige Zentimeter gehoben. Alternativ können auch kleine oszillierende Bewegungen mit geringem Ausschlag neben dem Körper durchgeführt werden.

Diese Übung dient der Stabilisierung des Schultergelenks und der Kräftigung der schulterblattsenkenden Muskulatur.

Bei dem Band-OM handelt es sich um ein röhrenförmiges, elastisches Gummiband, an dessen Enden Schlaufen befestigt sind, in die wahlweise Hände oder Füße eingehängt werden können. Das Band wird entweder an einem Haken in der Wand oder an einer Tür mittels speziellem Türanker befestigt.

Mobilisation der Außenrotation

Variante a)

Indikation:

Eingeschränkte Außenrotation, Verkürzung der Innenrotatoren, gewohnheitsmäßig flache und oder schnelle Atmung, eingeschränkte Beweglichkeit des Brustkorbs bei der Atmung.

Position:

Gesäß, Wirbelsäule und Hinterkopf befinden sich auf dem Pilates-Roller. Die Ellbogen liegen relativ eng am Körper auf dem Boden, Handgelenke und Unterarme berühren ebenfalls den Boden. Sollte es nicht möglich sein, diese Position direkt einzunehmen, dann ist es angebracht, die Handgelenke langsam nach außen zu bewegen und der Muskulatur Zeit zur Anpassung zu geben.

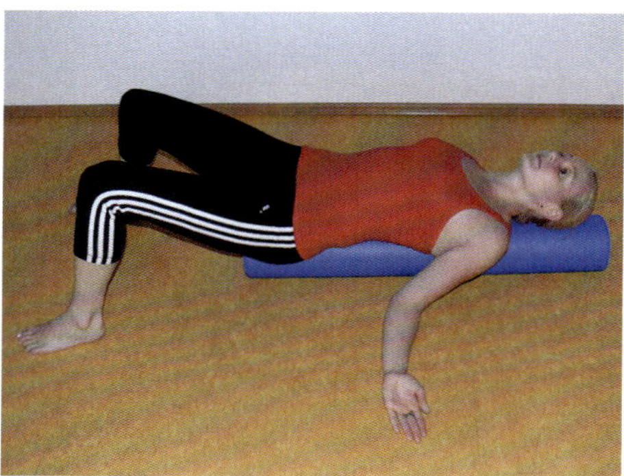

Ausführung:

Um die Außenrotation zu mobilisieren, genügt es, die Unterarme der Schwerkraft folgend, in Richtung Boden abzusenken. Die Mobilisierung des Brustkorbs wird durch langsame und vertiefte Atmung erreicht. Der Brustkorb hebt sich bei der Einatmung, sodass hierdurch der gewünschte Effekt erzielt wird. Häufig ist es nach einiger Zeit möglich, die Ellbogen noch weiter an den Körper heranzuführen, um diese Übung zu intensivieren.

Häufige Fehler:

Es wird nicht die Möglichkeit großer Brustkorbbewegungen durch die tiefe Einatmung genutzt.

Diese Übung bewirkt eine Streckung der Wirbelsäule mit Mobilisation der Rippen-Wirbel-Gelenke und der Schultergelenke von Brustbein und Schlüsselbein (Sterno-Clavicular-Gelenk oder SCG) sowie von Schulterdach und Schlüsselbein (Acromio-Clavicular-Gelenk oder ACG) mit gleichzeitiger Kräftigung.

Mobilisation der Außenrotation

Variante b)

Die Position entspricht der in Übung a). Um eine Kräftigung der Außenrotatoren zu erreichen, werden nun die Handrücken aktiv in die Unterlage bzw. den Boden gedrückt. Da es sich hierbei um keine allzu starken Muskeln handelt, sondern diese Muskelgruppen in sehr vielen Fällen eher abgeschwächt sind, ist häufig nur ein geringer Druck möglich.

Variante c)

Aufbauend auf Position und Spannung der vorangegangenen Übung werden nun beide Füße vom Boden abgehoben. Hierzu sind die Knie- und Hüftgelenke gebeugt. Zusätzlich zur vertieften Atmung kommt die Aufrechterhaltung des Gleichgewichts hinzu.

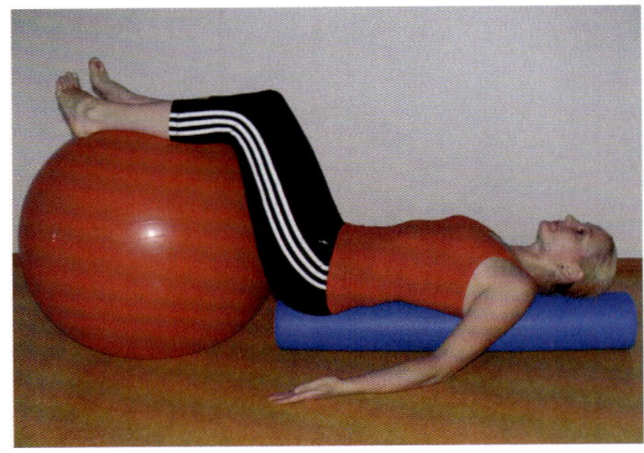

Variante d)

Zur Steigerung der vorgenannten Übung und um länger in dieser Position zu trainieren, ist es sinnvoll, die Unterschenkel auf einem Gymnastikball abzulegen. Hierzu sind die Knie- und Hüftgelenke jeweils in 90° gebeugt.

Mobilisation der Außenrotation im Stand

Position:

Der ideale Standort befindet sich seitlich mit leicht gebeugten Knien zwischen den stabilen, seitlichen Rahmen einer nicht zu breiten Tür. Der Pilates-Roller wird senkrecht zwischen Rücken und der rückwärtigen Türzarge geklemmt. Die Arme stützen sich waagerecht zu den Schultern an der vorderen Türzarge ab. Sollten die Arme für das Abstützen am vorderen Türrahmen zu „kurz" sein, kann mit leichten, stabilen Gegenständen, wie kleiner Fußbank, Flaschenkasten etc., der Abstand verringert werden. Allerdings wird die Koordination, beides zu halten, deutlich erschwert.

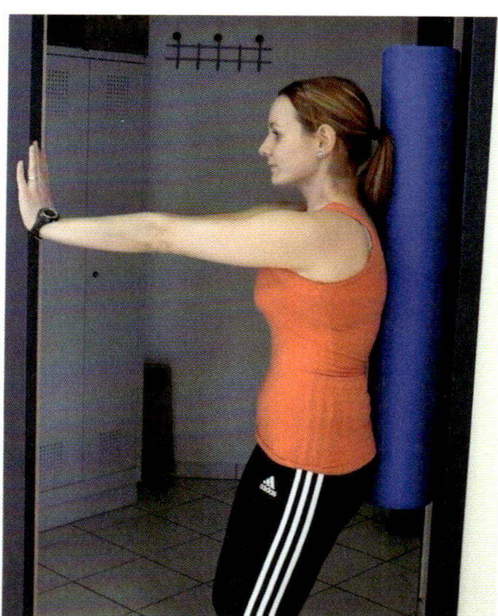

Ausführung:

Mithilfe des Armdrucks am vorderen Türrahmen werden die Schultern seitlich am Pilates-Roller vorbeigedrückt.

Häufige Fehler:

Trotz des starken Armdrucks sollten die Schultern locker nachgeben.

Siehe oben. Die Übung im Stand eignet sich besonders für ältere Menschen und Personen, denen es schwerfällt, sich auf den Boden zu legen.

6.2 Ellbogen

Ellbogenmobilisation, Mobilisation von Elle und Speiche

Indikation:

Schmerzen im Ellbogenbereich, „Tennisellbogen", „Golferellbogen", Kompression der Nerven (Radialis, Medianus, Ulnaris) u. a.

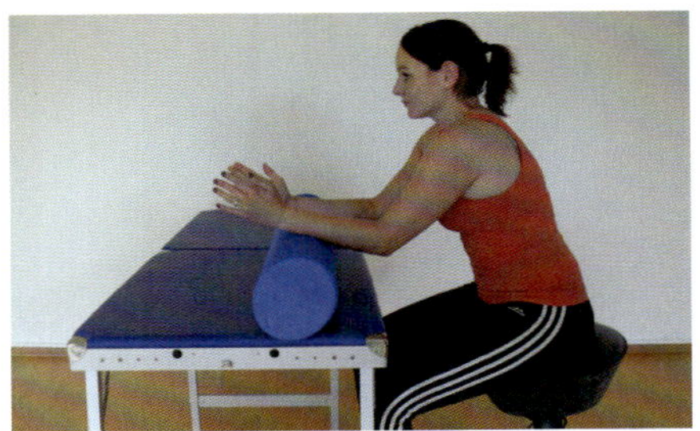

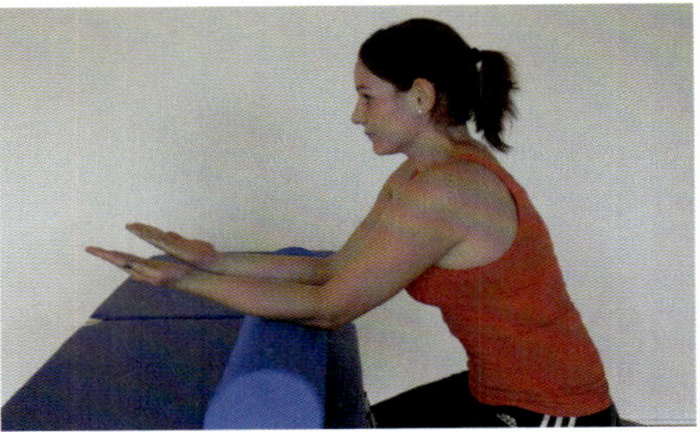

6

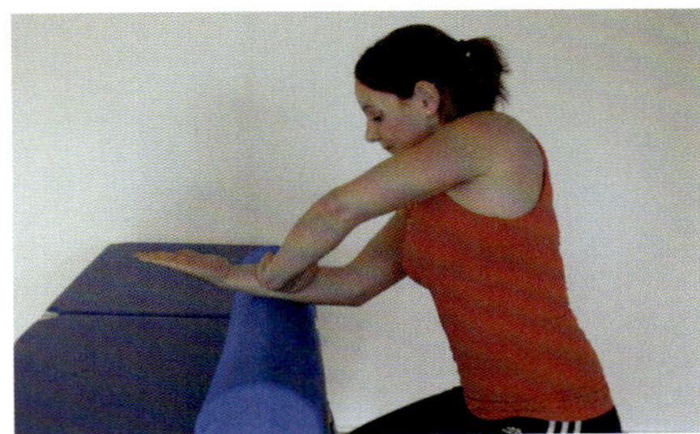

Position:

Der Pilates-Roller sollte quer vor dem Körper auf einem stabilen Tisch liegen.

Im Sitzen werden beide Unterarme, ellbogennah auf den Pilates-Roller gelegt.

Ausführung:

Zu Beginn rollen beide Unterarme mit festem Druck, der nicht schmerzhaft sein sollte, vor und zurück. Dabei wechselt die Position der Hände von Handfläche nach unten, oben, bis Daumen nach oben.

Schließlich unterstützt die schmerzfreie Hand den betroffenen, aufliegenden Ellbogen- und Unterarmbereich mit Druck von oben. Die Handinnenfläche zeigt dabei zu Beginn nach oben, damit Elle und Speiche parallel nebeneinander liegen. Auch hierbei sollte der Druck nicht unangenehm sein. Später wird der Unterarm so gedreht, dass exakt die schmerzhafte Stelle auf dem Pilates-Roller aufliegt.

Häufige Fehler:

Es sollte nicht mit zu viel Druck gearbeitet werden, sodass der leichte Schmerz gut auszuhalten ist.

Weiterführende Variante:

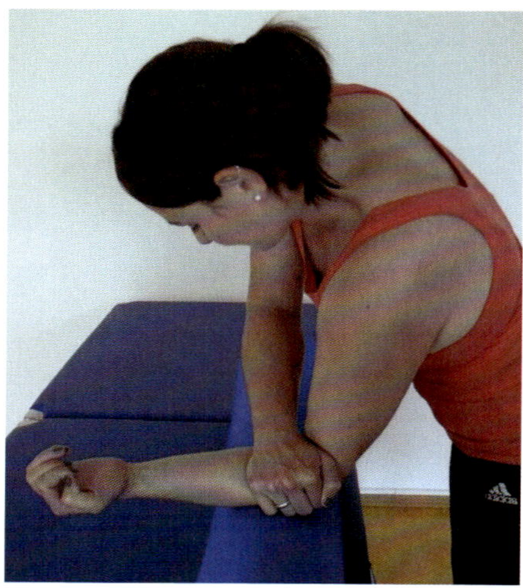

Position:

Der Pilates-Roller liegt wieder quer auf einem stabilen Tisch und der Unterarm ellbogennah auf dem Pilates-Roller auf.

Ausführung:

Im Stand wird fast senkrecht von oben mit den Ballen des Daumens und des kleinen Fingers ein Druck von oben auf die Knochen der Speiche (außenliegend im Bild) und der Elle (innenliegend) ausgeübt. Anschließend folgt eine leicht rollende Bewegung nach vorne und hinten.

Häufige Fehler:

Die Knochen sollten sich exakt unter den Fingerballen befinden. Diese Übung bedarf der Übung und sollte von Fachleuten angeleitet werden.

Der Schmerz im Ellbogenbereich wird häufig fälschlicherweise als *Tendinitis* (= Sehnenansatzentzündung) bezeichnet. Außer den klassischen Entzündungszeichen, wie Schmerz und gestörte Funktion, fehlen die Rötung, die Erwärmung und die Schwellung. Aus der Praxis wissen wir, dass „Golferellbogen" und „Tennisellbogen" durch Verlagerung des Speichenköpfchens oder der seitlichen Verschiebung der Elle entstehen. Eine Mobilisation oder Manipulation bewirkt eine sofortige Linderung des Schmerzes.

Ist dies nicht der Fall, liegt die Ursache, sofern natürlich keine unfallbedingte Verletzung vorliegt, an Blockaden der Hals- und Brustwirbelsäule, meist kombiniert mit Organ- und Rippenhochständen. Die vorgenannten Übungen simulieren die Mobilisation durch die Fachleute. Wenn die Schmerzen dennoch nicht nachlassen, sollten diese aufgesucht werden. Spritzen, Medikamente, orthopädische Hilfsmittel oder gar die Operation sind bei diesen Symptomen erfahrungsgemäß wenig erfolgreich.

Indikation:

Ellbogen-, Unterarmschmerzen, Bewegungseinschränkungen des Ellbogens und der Hände.

Position: 6

Der Körper befindet sich im Vierfüßlerstand. Die Unterarme stützen sich sehr nah am Ellbogen auf dem quer liegenden Pilates-Roller ab. Die Schulter befindet sich senkrecht über dem Ellbogen.

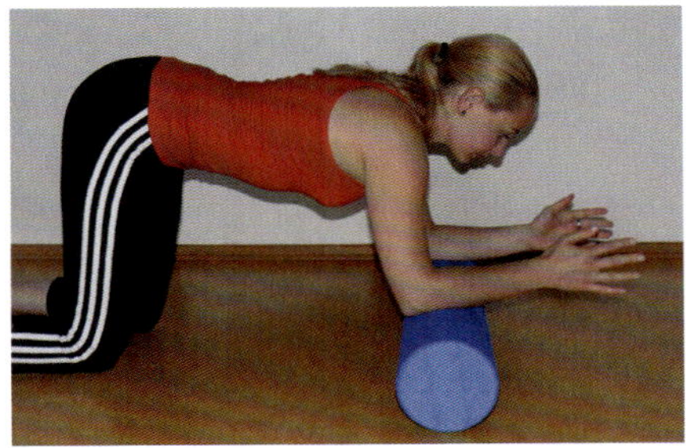

Ausführung:

Durch die Bewegung der Knie und Hüften wird der Oberkörper und damit der aufliegende Unterarm auf dem Roller vor- und zurückbewegt. Es ist wichtig, die Haltung der Hände zu verändern.

Variante a/b:

Die Hände sollten (a) mit den Daumen nach oben und (b) mit den Handflächen nach oben (Daumen nach außen) abwechselnd bewegt werden.

Häufige Fehler:

Der Stütz ist zu weit vom Ellbogen entfernt.

Siehe oben.

6.3 Unterarm und Hand

Indikation:

Unterarm-, Ellbogen- und Schulterschmerzen, schwache Rücken- und Bauchmuskeln.

Position:

Die Unterarme stützen sich sehr nah am Ellbogen auf dem quer liegenden Pilates-Roller ab. Die Schulter befindet sich senkrecht über dem Ellbogen. Der Körper ist komplett gestreckt. Die Füße sind breit und stützend aufgestellt.

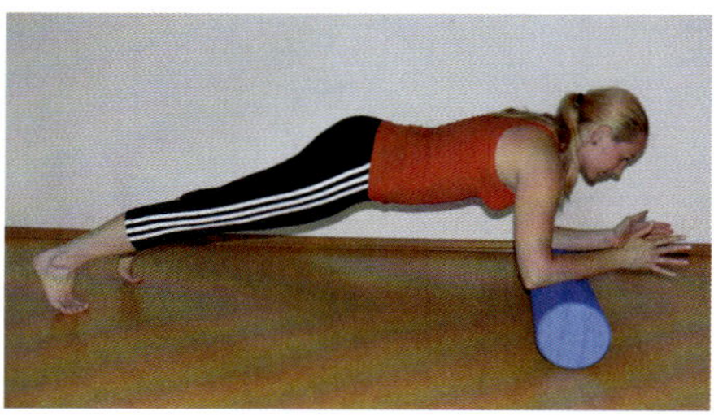

Ausführung:

Durch kleine, schnelle Bewegungen werden die Ellbogen vor- und zurückbewegt, sowie die Hände **(a)** mit den Daumen nach oben und **(b)** mit den Handflächen nach oben (Daumen nach außen) geführt.

Weitere Variante:

Der Oberkörper bewegt sich nur im Schultergelenk rauf und runter, wobei sich der Arm stabilisierend haltend muss.

Häufige Fehler:

Das Atmen sollte nicht vergessen werden.

Vorsicht: Nicht zu weit nach vorne rollen, sodass man von dem Pilates-Roller „ab-stürzt"!

Komplex werden durch diese Übung Elle und Speiche mobilisiert und gleichzeitig die Rücken- und Bauchmuskulatur trainiert und die Schultermuskulatur gekräftigt.

Indikation:

Bewegungsstörungen der Hand, Duypuytrensche Kontraktur, Karpaltunnelsyndrom.

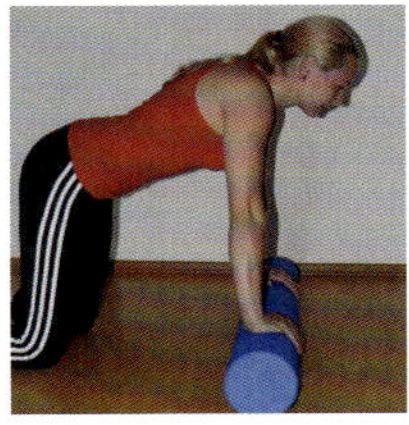

Position:

Der Körper stützt sich im Vierfüßlerstand mit den Knien auf dem Boden und den Händen auf dem quer liegenden Pilates-Roller. Die Schultern befinden sich senkrecht über den Händen. Die Arme sind gestreckt.

Ausführung:

Der Oberkörper bleibt ruhig, nur die Hände bewegen sich vor und zurück.

Variante a): 6

Die Handhaltung wird variiert, indem die Finger nach vorne, zur Seite oder nach hinten zeigen.

Mithilfe dieser Übung wird die Hand sowohl mobilisiert und verschobene Handwurzelknöchelchen korrigiert, als auch stabilisiert.

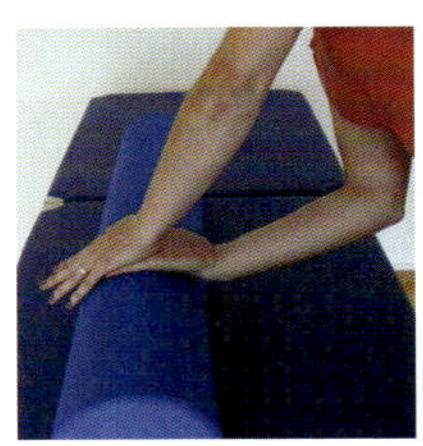

Position:

Der Pilates-Roller liegt quer auf einem Tisch und die zu behandelnde Hand auf dem Roller. Die andere Hand liegt oben auf.

Ausführung:

Die obere Hand führt die untere, mit dem Handrücken aufliegend, vor und zurück. Der Auflagedruck kann gesteigert werden.

Häufige Fehler:

Der Auflagedruck wird zu hoch gewählt.

Fehlstellungen der Handwurzelknöchelchen können so korrigiert werden.

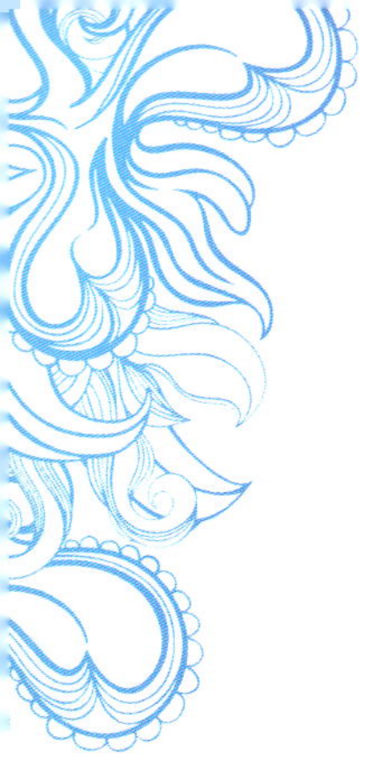

Kapitel 7

ÜBUNGEN FÜR DEN KOPF UND DAS KINN

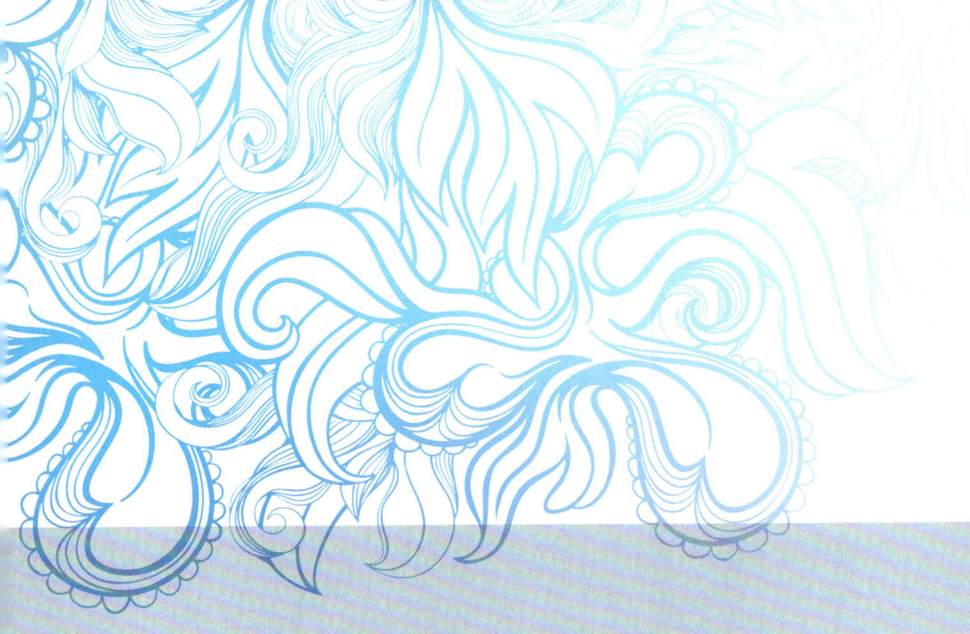

7. Übungen für den Kopf und das Kinn

Stirn-, Nasenhöhlenmobilisation

Indikation:

Kopfschmerzen, Augendruck, Sehstörungen, Nasen-/Nebenhöhlenprobleme u. a.

Position:

Die Stirn liegt auf dem Pilates-Roller auf. Die Bauchlage ist locker. Die Handhaltung kann individuell verschieden sein.

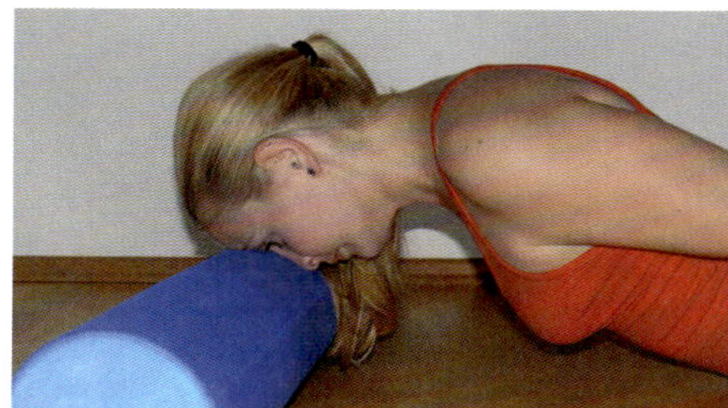

Ausführung:

Durch das Heben und Senken des Kinns wird die Stirn mit leichtem Druck massiert.

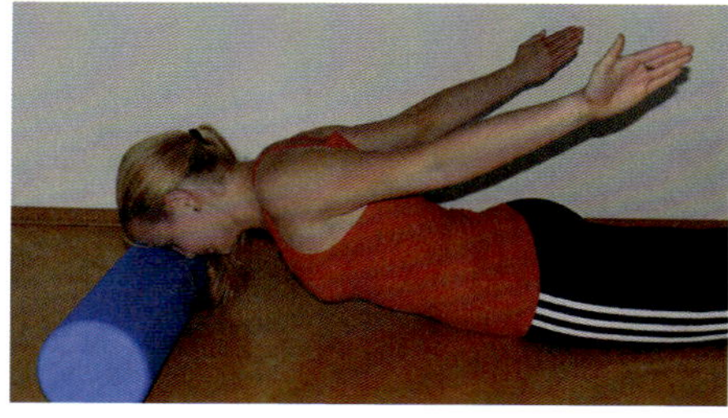

Variante mit Schulterbeteiligung:

Die Arme werden nach hinten oben geführt und begleiten die Bewegung der Schulter beim Rollen nach vorne und hinten.

Häufige Fehler:

Der Kopf darf nicht zu sehr überstreckt werden.

Durch den leichten Druck auf das Stirnbein (Os frontale) entsteht eine leichte Mobilisation der Schädelnähte und der Hirnhäute sowie eine Verbesserung der Durchblutung.

Kinn- und Kiefermobilisation

Indikation:

Kieferbeschwerden, Gesichtsschmerzen (Trigeminusneuralgie), Spannungen der Gesichtsmuskulatur und des vorderen Halsbereichs, Zähneknirschen u. a.

Position:

Der Unterkiefer wird oben auf den Pilates-Roller aufgelegt.

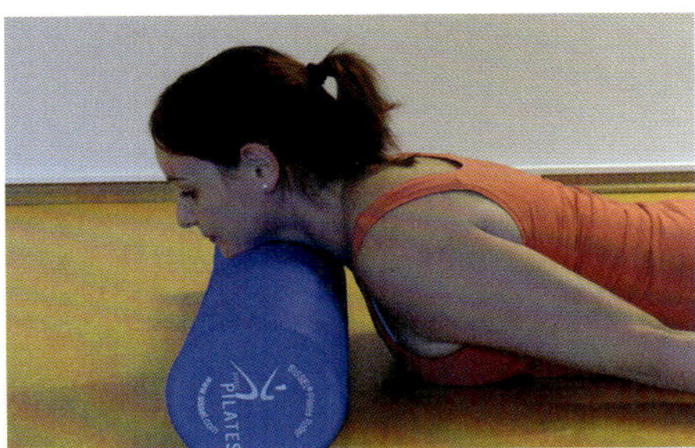

Ausführung:

Der Kiefer wird gerade von oben angedrückt und nach ca. 3 s wieder entspannt.

Häufige Fehler:

Der Kopf sollte nicht zu stark überstreckt werden.

Variante:

Ein leichtes, seitliches Aufsetzen, etwas links und rechts am Unterkiefer ist zur Korrektur oder Mobilisation ebenfalls möglich.

Blockaden des Kiefers werden reguliert und der Tonus der angespannten Muskulatur verringert sich.

Indikation:

Verschiebungen des Kiefers zur Seite.

Position:

In Bauchlage liegt das Kinn seitlich auf dem Pilates-Roller.

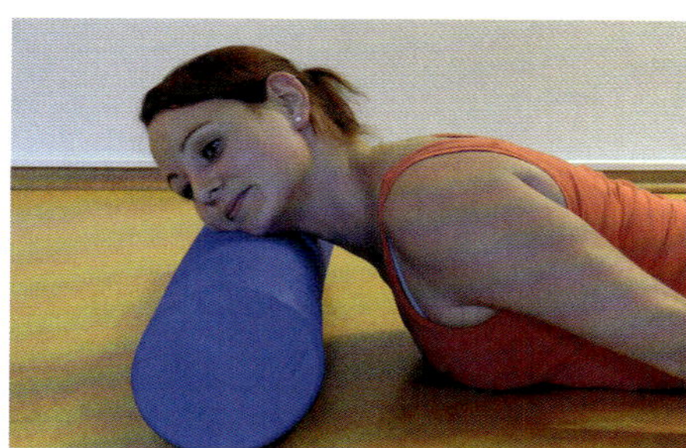

Ausführung:

Wenn der Kiefer nach rechts verschoben ist, sollte auf der linken Seite aufliegend begonnen werden, mit einem, für ca. 3-5 s aufgebautem Druck. Anschließend folgt die Korrekturseite (in diesem Fall rechts).

Häufige Fehler:

Es wird mit zu viel Druck gearbeitet.

Erreicht wird die Korrektur des Kiefers zur Seite.

Die Auswirkung von Funktionsstörungen der Wirbelsäule auf die Organe

Betrachtet man die *Neuroanatomie*, das heißt den Aufbau des Nervensystems, so wird die Versorgung der Organe sowohl durch den Sympathikus als auch durch den Parasympathikus geleistet. Hierbei kommt dem Sympathikus eher eine energiemobilisierende bzw. aktivitätssteigernde Funktion zu. Der Parasympathikus hat in diesem System eher eine Funktion im Sinne der Energiekonservierung, des Wiederaufbaus von Körperenergien und somit auch der Regeneration. Sein Einfluss ist auch notwendig bei diversen Reparaturvorgängen des Körpers. Die Ursprungszellen dieser beiden Systeme liegen an unterschiedlichen Stellen des Körpers. Während die parasympathischen Ursprungszellen im Bereich der Wirbelsäule eher am oberen und unteren Ende liegen, also im Hirnstamm und im Sacralmark, so liegen die Ursprungszellen des Sympathikus in der Mitte, also im Brustbereich, genauer gesagt, in den Seitenhörnern des thorakalen und oberen lumbalen Marks (Th1-L2). Man bezeichnet die Nervenfasern, die von der Wirbelsäule zu Organen, bzw. Umschaltstellen ziehen als sogenannte *präganglionäre Fasern* oder auch *erste Neurone*. Um diese geht es im Folgenden. Da die Ursprünge dieser Nervenfasern, die aus der Wirbelsäule entstammen, bekannt sind, ist eine Zuordnung möglich. Die folgende Auflistung gibt einen Überblick über die Zusammenhänge von Wirbelsäule und Organen. Dysfunktionen der Wirbelsäule können die Funktion der Organe behindern oder auch übermäßig steigern.

Organ	Wirbel
Augen	C1-C4. Th5, Th10
Bauchfell	Th11, Th12, L1
Bauchspeicheldrüse	Th8, Th9
Blase	L1, L2, L4
Blinddarm	L2
Bronchien	Th1, Th2
Brust	C6, C7, Th2-Th6
Dickdarm	L1, L2
Dünndarm	Th11, Th12

Organ	Wirbel
Eierstöcke, Hoden	Th12, L3
Gebärmutter	L4, L5, Kreuzbein
Gehirn	C1-C4, C7, Th2, Th3
Gesicht	C1-C4, Th1, Th2, Th10
Herz	C1-C4, Th2-Th6
Kehlkopf	C1-C4, Th1, Th2
Leber	Th4, Th6-Th10
Lunge	C1-C4, Th2, Th3, Th7
Magen	C1-C4, Th4-Th7, Th11
Mandeln	C1-C7, Th1, Th4
Mastdarm	L4, L5, Kreuzbein, Steißbein
Milz	Th6-Th9
Nase	C1-C4, Th1
Nebennieren	Th9, C7
Nieren	Th10 -Th12
Ohren	C1-C4, Th1-Th3
Penis, Vagina	L4; L2
Rachenraum	C1, C2, C5-C7, Th1, Th4
Schädel	C1-C4, Th6, Th10
Schilddrüse	C6, C7, Th2-Th4
Zähne	C3, C4, Th1, Th2
Zunge	C1-C4, Th1, Th4
Zwerchfell	C3-C5, Th5-Th9

Mod. nach LIEM, 1998

Zur Verständlichkeit sei an dieser Stelle kurz die Bedeutung der verwendeten Buchstaben erklärt.

C steht für Halssegmente (cervical)

Th steht für Brustsegmente (thorakal)

L steht für Lendenwirbelsegmente (lumbal)

Tab. 1:

Die folgende Auflistung verdeutlicht die Wirkweise des Sympathikus auf die Organe

Auge	Pupillenerweiterung
Schweißdrüsen	Sekretionssteigerung
Speicheldrüsen	Sekretionsminderung
Nebennierenmark	Hormonausschüttung (z. B. Adrenalin)
Herz	Steigerung der Pulsfrequenz, Steigerung der Schlagkraft
Blutgefäße	Konstriktion (Verengung) im Gastrointestinaltrakt, Dilatation (Erweiterung) in der Skelettmuskulatur, Konstriktion (Verengung) in der Haut und im Herzen
Lungen	Erweiterung der Bronchialmuskulatur, Verminderung der Sekretion der Bronchialdrüsen
Gastrointestinaltrakt	Verringerung der Peristaltik (Motorik)
Bauchspeicheldrüse	Sekretionsminderung, z. B. des Insulins
Mm. arrectores pili	Kontraktion, Aufrichtung der Haare, Gänsehaut

vgl. Trepel 2004

7

Die Wirkweise des **Parasympathikus** steht dem gegenüber. Seine Wirkung ist entgegengesetzt.

Der Vollständigkeit halber sei erwähnt, dass sowohl Sympathikus als auch Parasympathikus im Wesentlichen durch Steuerungsmechanismen, bzw. Regelkreise des zentralen Nervensystems gesteuert werden. Als übergeordnetes Zentrum gilt der

- Hypothalamus

Hierbei handelt es sich um einen Teil des Zwischenhirns.
Darüber hinaus übt das

- limbische System

einen Einfluss aus.

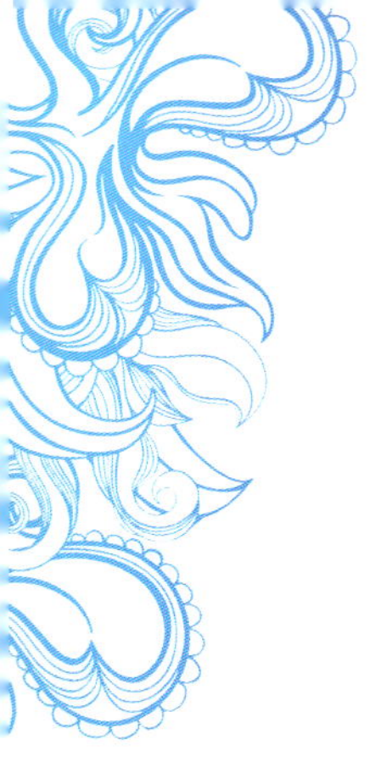

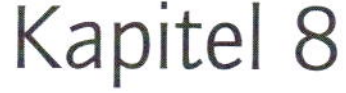

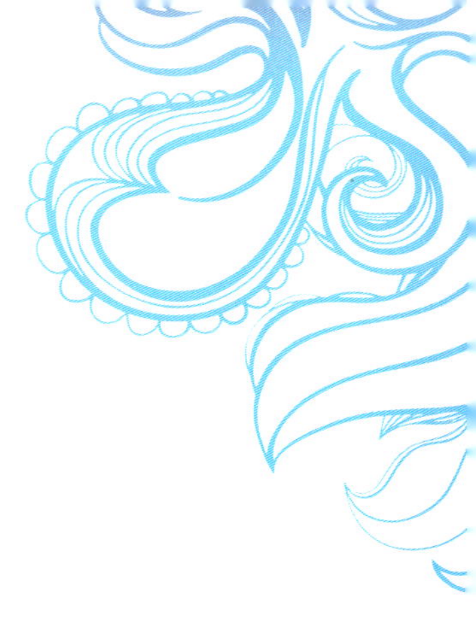

Kapitel 8

ÜBUNGEN FÜR DIE WIRBELSÄULE

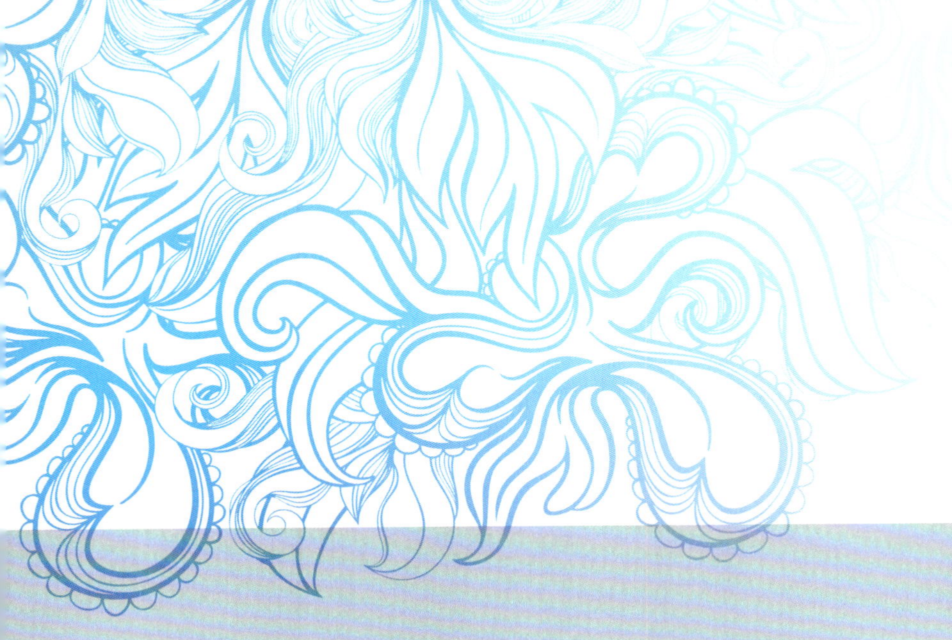

8. Übungen für die Wirbelsäule

8.1 Halswirbelsäule

Halswirbelsäulenmobilisation, -kräftigung

Indikation:

Bewegungseinschränkung der Halswirbelsäule, Schulter-, Nacken-, Kopf-, Gesichtsschmerzen, Ausstrahlungsschmerz in die Arme und Hände, Durchblutungsstörung der Hände, Konzentrationsstörung, Seh- und Hörprobleme, Tinnitus, Übelkeit, Verdauungsstörung, Migräne, Schwindel u. a.

Position a/b:

Der Kopf liegt erst mit dem **(a)** Nacken und dann mit dem **(b)** Hinterhaupt auf dem Pilates-Roller auf. Der Körper ist gestreckt und die Arme befinden sich neben dem Körper.

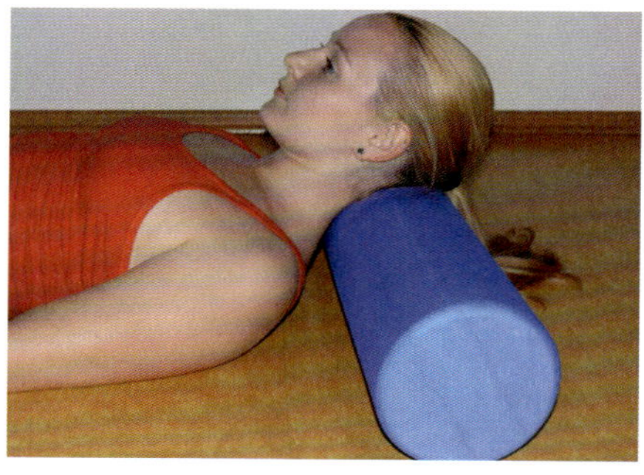

Ausführung:

Durch Heben und Senken des Kinns wird die Halswirbelsäule gebeugt und gestreckt.

Häufige Fehler:

Der Kopf sollte nicht zu sehr überstreckt werden.

Durch die Beuge- und Streckbewegung lassen sich Blockaden lösen, wodurch wiederum eine Entspannung der Hals- und Nackenmuskulatur bewirkt wird.

Variante zur Kräftigung (a/b):

Durch Druck erst des **(a)** Nackens und **(b)** Hinterhaupts nach unten auf den Roller wird die Halsmuskulatur gekräftigt. Zur Verstärkung kann das Gesäß leicht abgehoben werden.

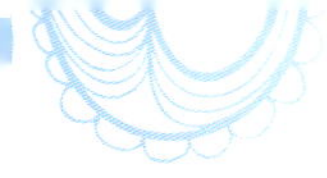

Zum Abschluss der Übung empfiehlt es sich, die Hände kurz gefaltet an das Hinterhaupt zu legen und den Kopf nach vorne, mit dem Kinn auf die Brust zu ziehen.

Der Rücken wird dabei gegen den Boden gedrückt. Dies sollte 2–3 x wiederholt werden.

Halswirbelsäulenmobilisation

8

Indikation:

Bewegungseinschränkung der Halswirbelsäule, Schulter-, Nacken-, Kopf-, Gesichtsschmerzen, Ausstrahlungsschmerz in die Arme und Hände, Durchblutungsstörung der Hände, Konzentrationsstörung, Seh- und Hörprobleme, Tinnitus, Übelkeit, Verdauungsstörung, Migräne, Schwindel, Kompression der Schilddrüse u. a.

Position:

Die Halswirbelsäule verlagert sich bei nahezu allen Patienten mit Problemen in dieser Region nach rechts außen (selbst bei den Linkshändern). Daher liegt der Kopf mit der **rechten** Halsseite auf. Die linke Hand umfasst den Kopf seitlich von oben. Der Ellbogen zeigt zur Decke.

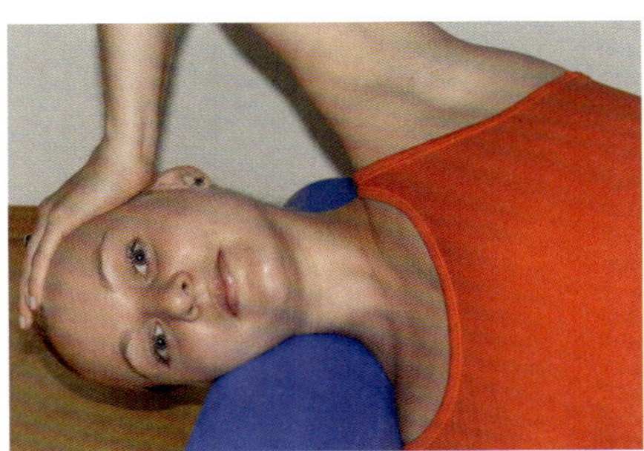

Ausführung:

Durch den sich wiederholenden und wegnehmenden Druck der Hand auf den Kopf wird die Halswirbelsäule mobilisiert und die Fehlstellung korrigiert. Mit einer kleinen Bewegungsamplitude sollte begonnen werden, die dann immer größer wird.

Häufige Fehler:

Mit nicht zu großer Bewegung und nicht zu starkem Druck beginnen.

In der Praxis haben wir festgestellt, dass nahezu alle Patienten – auch die Linkshänder – eine seitliche Verlagerung (Rechtskonvexität) der Halswirbelsäule aufweisen. Wir führen dies auf eine starke, einseitige und rechtsbetonte Belastung im Alltag zurück (Maustätigkeit, Schalten, Schreiben etc.). Durch die einseitige oben aufgeführte Mobilisationstechnik wird die Halswirbelsäule begradigt und dadurch Gefäße und sogar die Schilddrüse vom einengenden Druck befreit.

Mobilisation der ersten beiden Halswirbel und der Verbindung zum Hinterhaupt (Occiput-Atlas-Axis-Region)

Indikation:

Bewegungseinschränkung der Halswirbelsäule, Kopfschmerzen, Migräne, Gesichtsschmerzen, Konzentrationsstörung, Seh- und Hörprobleme, Tinnitus, Übelkeit, Verdauungsstörung, Schwindel, u. a.

Position:

Der maximal zur Seite gedrehte Kopf liegt mit der Wange auf dem Pilates-Roller auf.

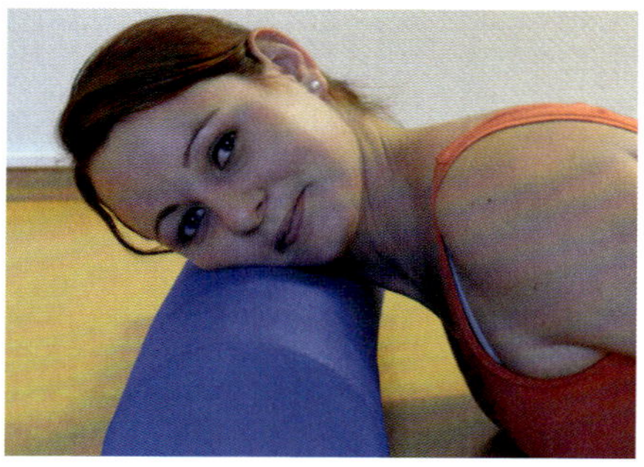

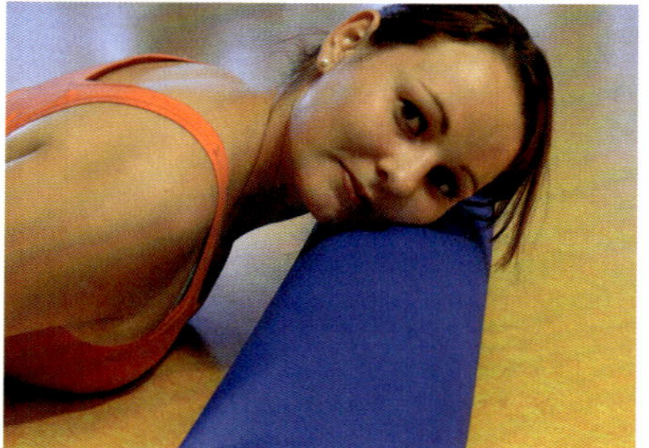

Ausführung:

Das Kinn wird in der Seitlage mit der Wange aufliegend hoch- und runtergeführt (wie beim Jasagen). Es empfiehlt sich, erst die beweglichere Richtung und dann die eingeschränkte Seite zu nehmen!

Häufige Fehler:

Die Halswirbelsäule sollte nicht abgeknickt werden und nur waagerecht aufliegen.

Bei dieser Übung wird die übrige Halswirbelsäule fixiert, sodass nur die Blockade der oberen beiden Halswirbel korrigiert wird.

8.2 Brustwirbelsäule/Rippen

Indikation:

Schulter-Nacken-Probleme, einschlafende Arme und Hände, Impingement, Thoracic-Outlet-Syndrom u. a.

Position:

Die Unterschenkel liegen knienah auf dem Pilates-Roller. Der Oberkörper wird auf die Oberschenkel durch Umfassen der Unterschenkel mit den Armen angedrückt. 8

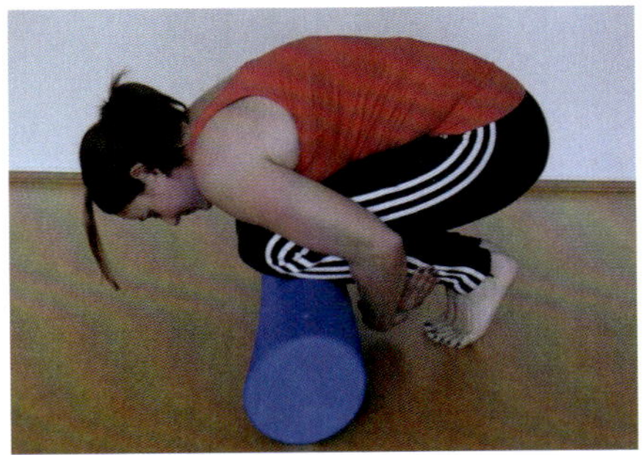

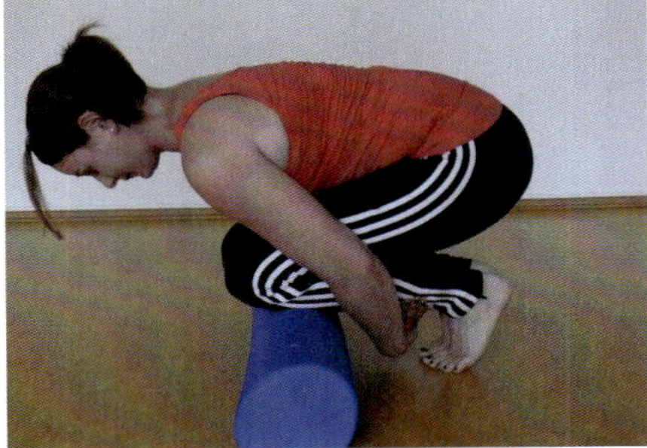

Ausführung:

Die oben genannte Haltung wird verstärkt und dabei gleichzeitig der Hinterkopf gerade nach oben hochgedrückt.

Häufige Fehler:

Der Kopf wird zu stark gebeugt oder in den Nacken genommen.

Bei dieser Übung werden der Übergang von Hals- und Brustwirbelsäule (Cervico-Thorakaler-Übergang) mobilisiert und Blockaden in dieser Region gelöst. Gleichzeitig korrigiert sich auch ein Hochstand der Oberbauchorgane (u. a. Leber/Magen) sowie das Zwerchfell nach unten.

Mobilisierung der Brustwirbelsäule im Vierfüßlerstand

Indikation:

Blockaden der Wirbelsäule, Unbeweglichkeit, Steifigkeitsgefühl der Wirbelsäule, z. B. nach längerer sitzender Tätigkeit u. a.

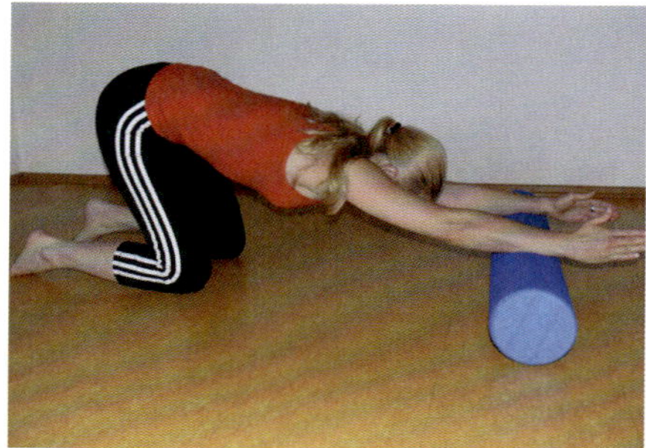

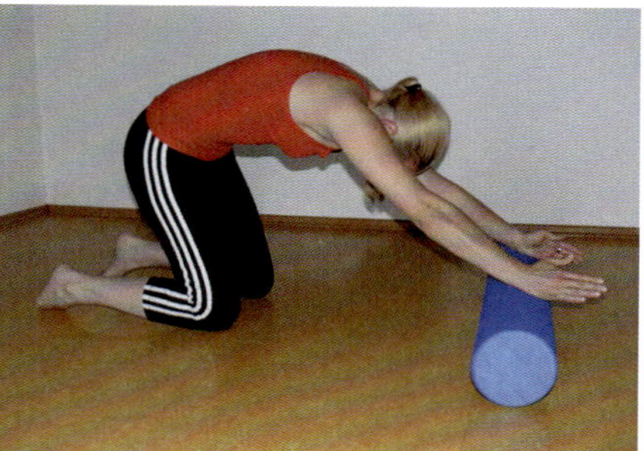

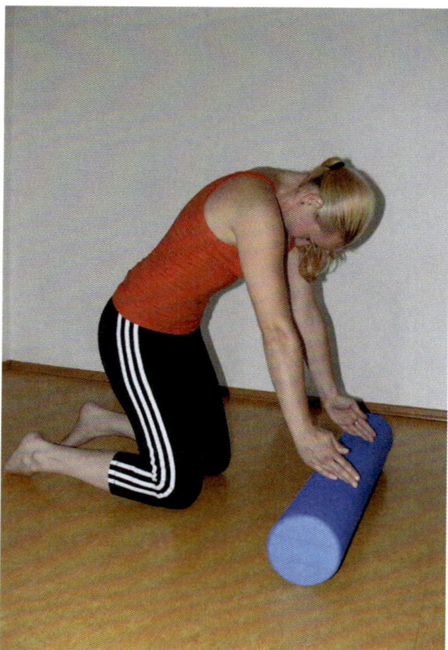

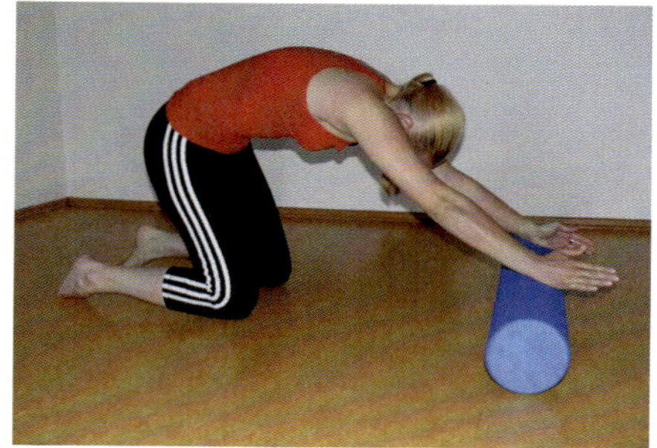

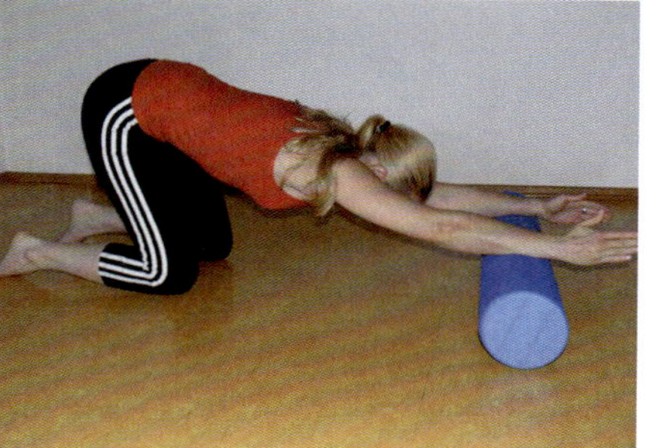

Position:

Knie und Füße stützen hüftbreit. Sollte das Knien auf dem Boden zu hart sein, wird eine Matte oder Decke als Unterlage empfohlen. Die Unterarme liegen mit der Kleinfingerseite auf dem Pilates-Roller.

Ausführung:

Ausgehend von der fast waagerechten Ausgangsstellung wird der mittlere Teil der Wirbelsäule in Richtung Decke bewegt und dann Wirbel für Wirbel abgerollt.

Häufige Fehler:

Die Bewegungen werden zu schnell durchgeführt.

Im Zuge mehrerer Bewegungszyklen werden sowohl die Quantität (Beweglichkeit) als auch die Qualität (Anspannung und Entspannung der Muskulatur) verbessert.

Dehnung der Brustmuskulatur und Mobilisation der Rippen

Variante a)

Indikation :

Verkürzung der Brustmuskulatur, Schmerzen im Bereich der Brustwirbelsäule, insbesondere bei einseitiger beruflicher oder sportlicher Tätigkeit u. a.

Position:

Das Gesäß, die Wirbelsäule und der Hinterkopf liegen auf dem Pilates-Roller. Die Füße stehen breit auf dem Boden, außerhalb des Hüftbereichs. Die Arme liegen seitlich gestreckt und bilden etwa einen 90° Winkel zum Körper.

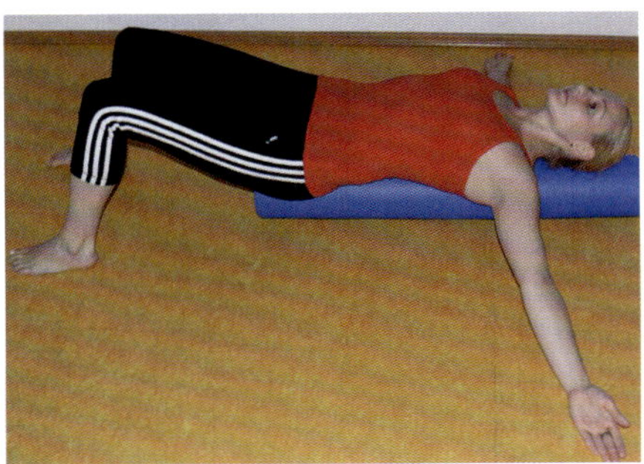

Ausführung:

Wenn es möglich ist, berühren die Handrücken den Boden.

Durch das Eigengewicht der Arme findet eine Dehnung der Brustmuskulatur statt, in dieser Position vor allem der Fasern zwischen Oberarm und dem Brustbein.

Dehnung der Brustmuskulatur und Mobilisation der Rippen

Variante b)

Position:

Das Gesäß, die Wirbelsäule und der Hinterkopf liegen auf dem Pilates-Roller. Die Füße stehen breit auf dem Boden, außerhalb des Hüftbereichs. Die Handrücken liegen möglichst seitlich vom Körper und über dem Kopf auf dem Boden auf.

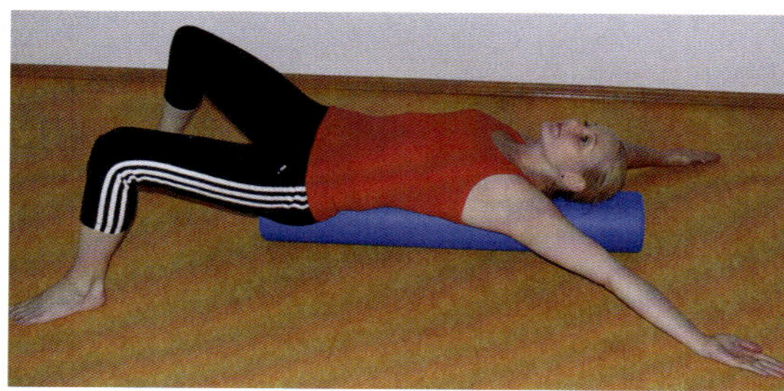

Ausführung:

Wie bei der Übung zuvor geben die Brustmuskeln langsam durch die Schwerkraft und unterstützt durch die Atmung nach.

Variante c)

Hierbei variiert der Trainierende die Position seiner Arme, um die unterschiedlichen Anteile der Brustmuskulatur zu dehnen. Zu beachten ist, dass ein stufenloses Verschieben der Positionen möglich ist, jedoch sollte dies nicht zu schnell geschehen. Der Muskulatur sollte auf jeden Fall genügend Zeit gegeben werden, um in der jeweiligen Position zu entspannen.

Häufige Fehler:

Die Positionen werden zu schnell gewechselt

Indikation:

Hochstand der oberen Rippen, eventuell in Einatemstellung (Inspiration), Schmerzen im oberen Brustkorb, Atemeinschränkung, Schulterschmerzen u. a.

Position:

Der obere Rippenrand der zu behandelnden Seite liegt etwas niedriger als die andere Körperseite auf dem Pilates-Roller auf.

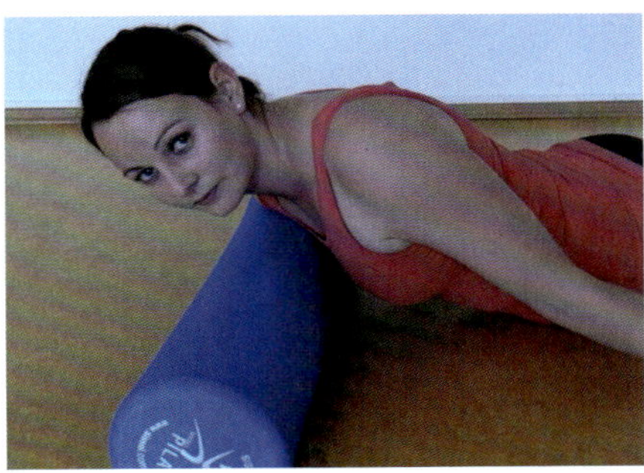

Ausführung:

Möglichst beim Ausatmen wird der Druck auf den Pilates-Roller verstärkt und beim Einatmen gehalten. Die Übung sollte so lange durchgeführt werden, bis sich die Rippenlage verändert und das Gewebe entspannt.

Häufige Fehler:

Eine präzise Lage wird nicht eingenommen.

Bei dieser Übung werden zu hoch stehende Rippen wieder reguliert, die sich meist durch „Über-Kopf-Sportarten" (z. B. Tennis, Volleyball) oder vergleichbare berufliche Tätigkeiten (Anstreichen der Decke, bohren etc.) verschieben.

8.3 Lendenwirbelsäule

Mobilisierung der Lendenwirbelsäule im Stand

Indikation:

Nahezu alle Schmerzzustände im Bereich der Lendenwirbelsäule.

Position:

Der Pilates-Roller liegt auf einem Tisch oder einer Bank, etwa hüfthoch. Die Unter-arme werden auf den Pilates-Roller gestützt.

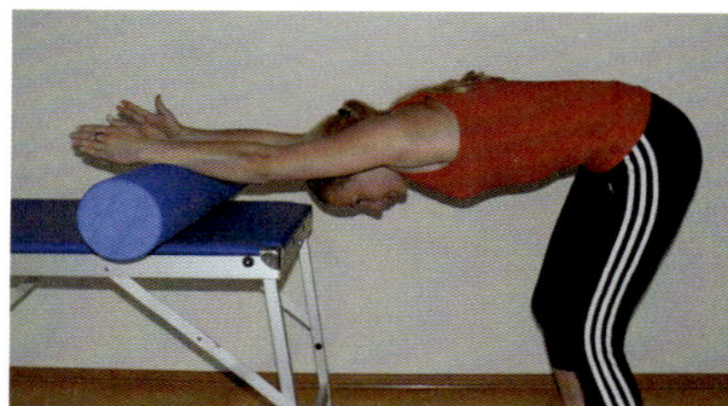

Ausführung:

Durch Beugung des Oberkörpers wird eine Entlastung der Lendenwirbelsäule hergestellt. Diese Position sollte für mindestens 30 s gehalten werden.

Variante:

Der Pilates-Roller wird senkrecht auf den Boden gestellt.

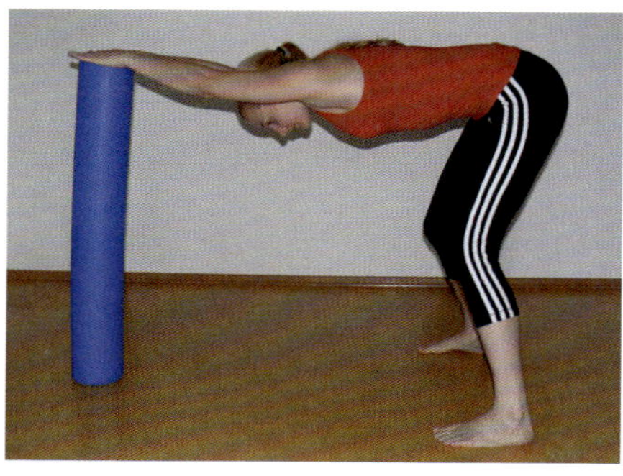

Häufige Fehler:

Die Hals- und Brustwirbelsäule wird nicht konsequent nach unten und damit gerade durchgedrückt.

Mit dieser Übung wird die Wirbelsäule von oben nach unten aufgerichtet, sodass sich blockierte Wirbelkörper im Übergang Brust-Lendenwirbelsäule und schließlich in der Lendenwirbelsäule selbst normalisieren können. Verspannte Muskulatur wird entspannt (detonisiert).

Mobilisation der Lendenwirbelsäule

Indikation:

Schmerzen durch Hartspann der lumbalen (unteren) Rückenmuskulatur, muskuläres Ungleichgewicht, Blockaden (Wirbelbogengelenke, Iliosakralgelenke), venöse Stauungen im kleinen Becken, Verstopfung (Obstipation), Unterleibsbeschwerden u. a.

Position:

Der Kopf und die Schulterblätter liegen auf dem Boden oder einer weicheren Unterlage auf. Der Pilates-Roller befindet sich im Übergang von Kreuzbein und Lendenwirbelsäule oder, falls es vertragen wird, direkt auf der Lendenwirbelsäule auf. Die Hände greifen seitlich den Pilates-Roller. Knie- und Hüftgelenke sind gebeugt.

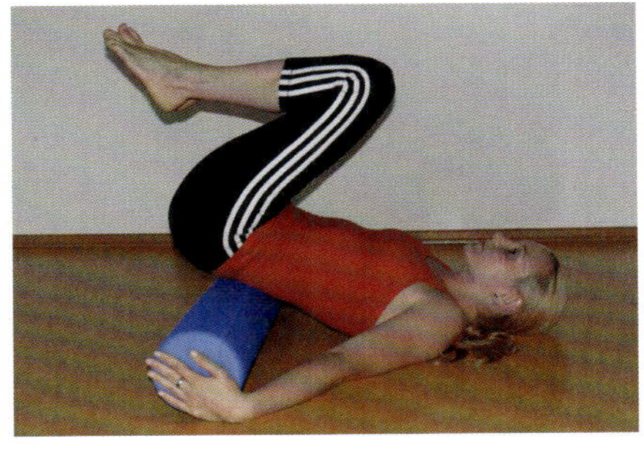

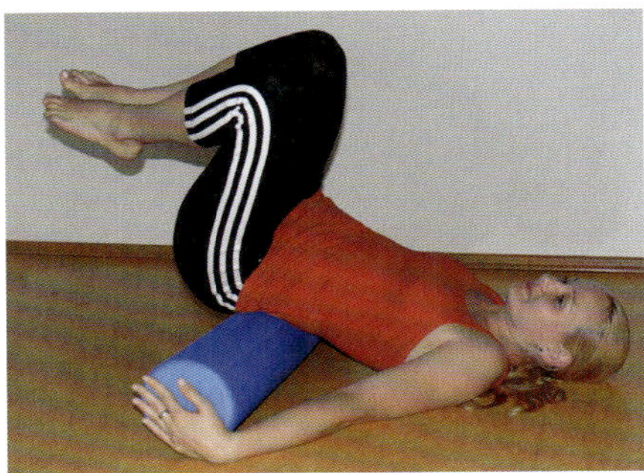

Variante a:

Alternativ können die Hände auch verschränkt hinter dem Kopf liegen, falls dies als angenehmer empfunden wird.

Ausführung:

Zunächst werden die Knie abwechselnd in Richtung Brust gezogen und wieder nach vorne zurückbewegt.

Variante b:

In der zweiten Phase der Übung beschreiben die weiterhin zusammenliegenden Knie in der Luft kleine Kreisbewegungen, wobei die Rotationsrichtung ständig gewechselt werden sollte, um eine optimale Wirkung zu erzielen.

Häufige Fehler:

Die Hüftgelenke werden zu weit gestreckt, sodass ein belastender Zug im unteren Rücken entsteht.

Die Lendenwirbelsäule wird durch diese sehr effizienten Übungen in alle Richtungen mobilisiert, insbesondere in die entlastende Lordose. Tief sitzende und die Nerven einklemmende Organe werden ebenfalls entlastet.

Mobilisation der Lendenwirbelsäule in Rotation

Indikation:

Einschränkungen in der Rotation der Lendenwirbelsäule und des Übergangs zur Brustwirbelsäule, Schmerzen der lumbalen (unteren) Rückenmuskulatur, muskuläres Ungleichgewicht, Blockaden der Wirbelbogengelenke und der Iliosakralgelenke

Position:

In Bauchlage befindet sich der Pilates-Roller längs unter dem Körper. Die Beine sind eng zusammengeführt. Die Hände und Arme stützen gestreckt in Schulterhöhe seitlich neben dem Körper.

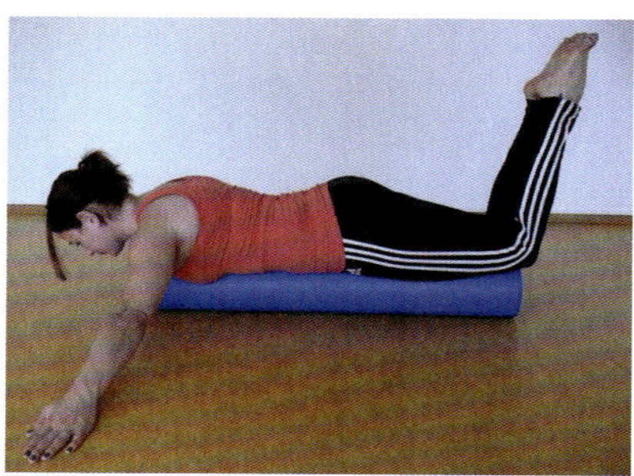

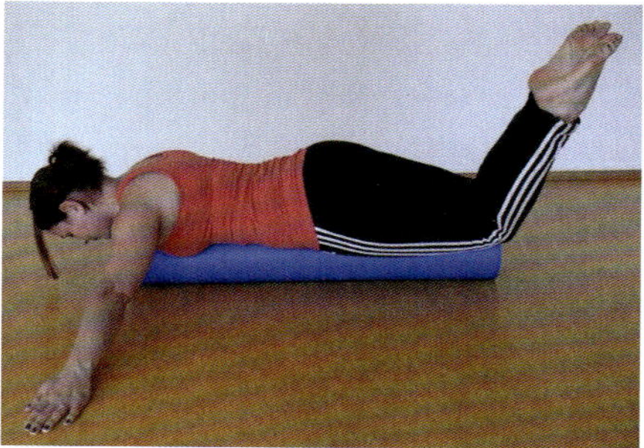

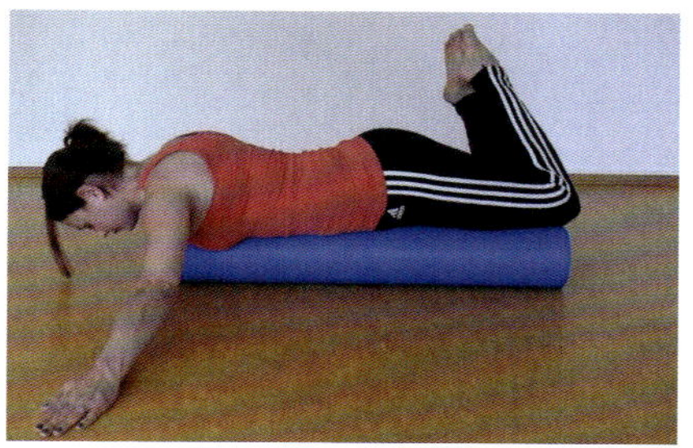

Ausführung:

Die Beine werden im Knie angewinkelt und nach links und rechts bewegt, für die untere Brustwirbelsäule eher unter 90° und für die Lendenwirbelsäule um 90° und leicht darüber hinaus.

Häufige Fehler:

Die Beine bleiben nicht zusammen. Der Kopf wird zu sehr überstreckt und bleibt nicht in der Verlängerung des Rückens.

Variante:

Die Füße können wahlweise angezogen oder gestreckt werden und die Position der Arme sowohl nach oben als auch nach unten variiert werden.

8

Die Übung verbessert die Lendenwirbelsäulenbeweglichkeit und hilft Blockaden und damit schmerzhafte Zustände zu lösen.

Mobilisierung der Lendenwirbelsäule und der Beckenorgane

Indikation:

Eingeschränkte Beweglichkeit und Schmerzzustände in der Lendenwirbelsäule und des Übergangs zur Brustwirbelsäule, Schmerzen der lumbalen (unteren) Rückenmuskulatur, muskuläres Ungleichgewicht, Blockaden der Wirbelbogengelenke u. a.

Bei starker Osteoporose und starkem Übergewicht sollte vorab Rücksprache mit den entsprechenden Fachleuten erfolgen.

Position:

Die Lendenwirbelsäule liegt auf dem Pilates-Roller auf. Die Füße befinden sich in den Schlaufen des Band-OMs.

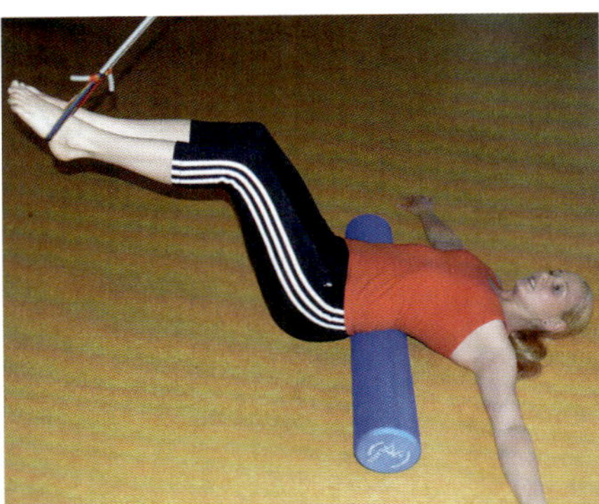

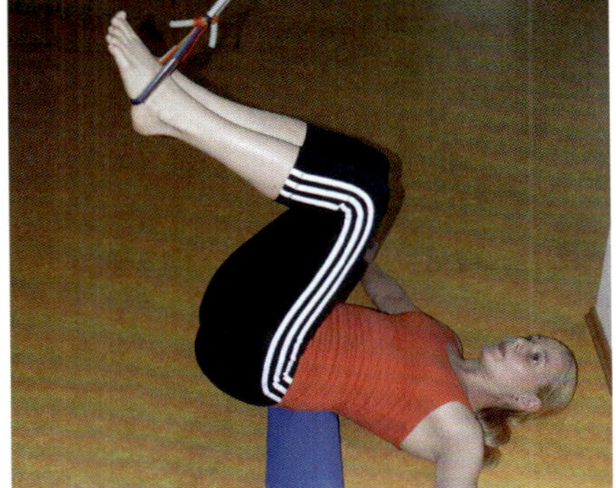

Ausführung:

Über Beugung und Streckung der Hüftgelenke wird eine Mobilisierung der Lendenwirbelsäule und der Beckenorgane erreicht.

Durch den Einsatz des Bandes werden die Hüftbeuger (M. iliopsoas) weitestgehend entlastet. Sie neigen in Verbindung oder als Auslöser von Schmerzen in der Lendenwirbelsäule zur Verkürzung. Mithilfe dieser Übung werden die Hüftbeuger mobilisiert und gedehnt. Blockaden der Wirbelbogengelenke lassen sich ebenfalls sehr effizient beheben und die Nierenlager und Unterbauchorgane (Gebärmutter, Prostata, Blase) in ihrer Lage korrigieren und anheben.

8

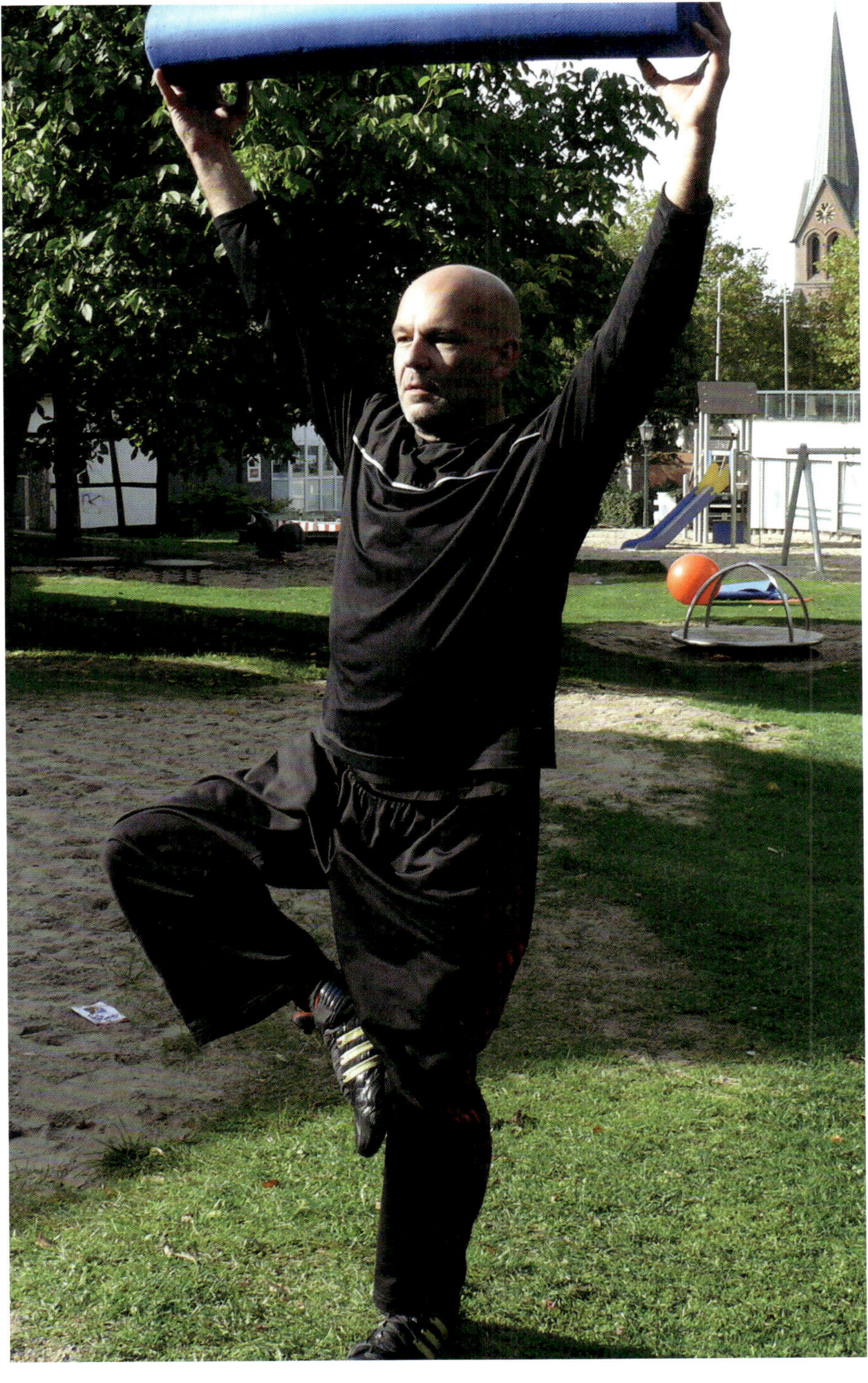

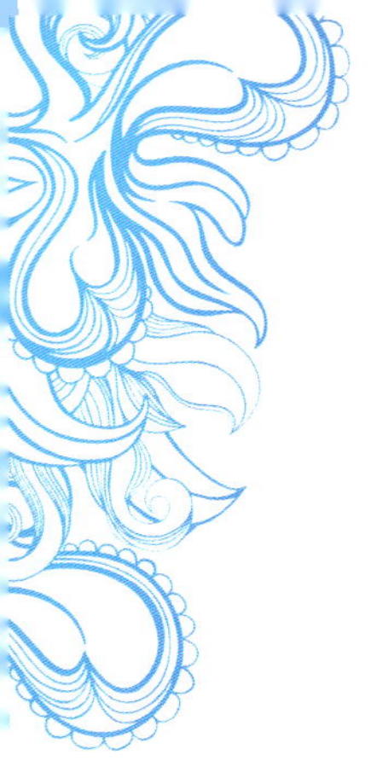

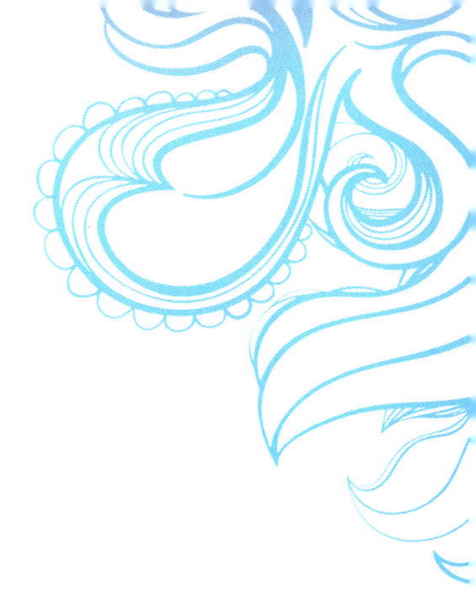

Kapitel 9

ÜBUNGEN FÜR DAS BECKEN

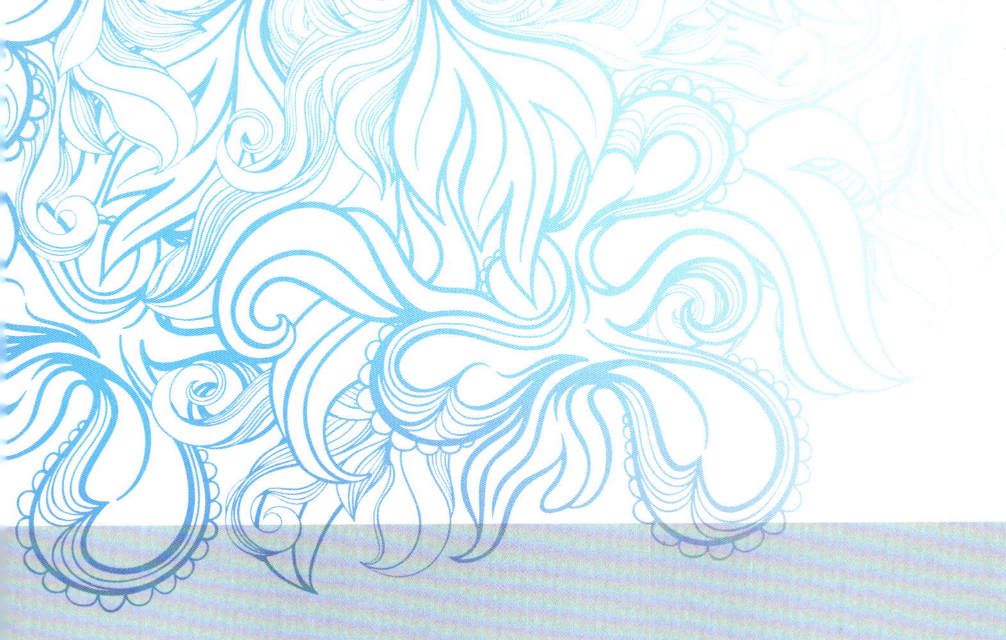

9. Übungen für das Becken

Indikation:

Schmerzen im Becken, Gesäß, in den Hüften (fälschlicherweise als Schleimbeutelentzündung an den Hüftknochen diagnostiziert), Schmerzen in und an der Lendenwirbelsäule, Bandscheibenschaden, „Hexenschuss", akutes Lumbago, Piriformissyndrom, Leistenschmerzen u. a. Ursache sind in vielen Fällen gesenkte Unterleibsorgane. Daher sollte vorher die Mobilisation der Brustwirbelsäule erfolgen (s. Grundübungen).

Position:

Der Pilates-Roller liegt erhöht auf einem Tisch oder einer Liege auf. Im Stand wird **nur das rechte** Bein in Wadenhöhe auf den Roller gelegt. Die Einseitigkeit erklärt sich aus der Verschiebung des Beckens, die aufgrund der Organverschiebung nur rechts nach vorne und links nach hinten erfolgt.

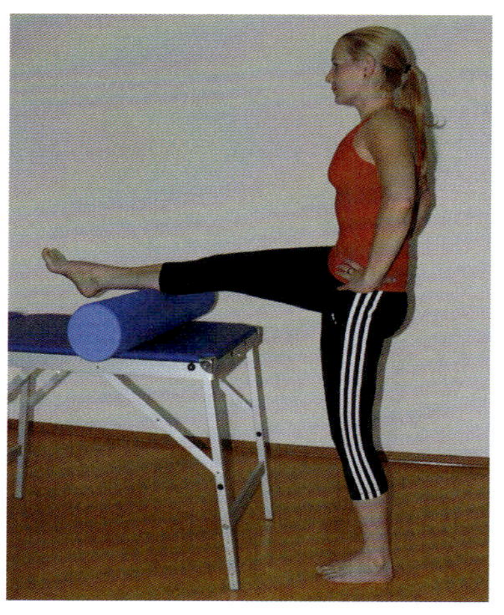

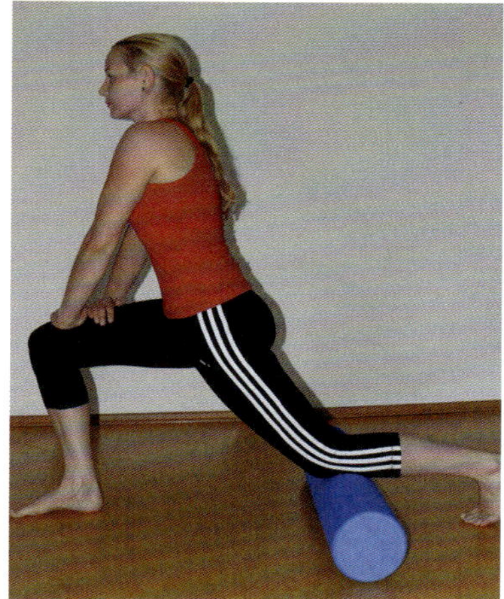

Ausführung:

Das aufliegende Bein wird auf dem Unterschenkel nach vorne und hinten gerollt.

Variante:

Die Höhe der Auflagefläche des Pilates-Rollers kann je nach Beweglichkeit variiert werden.

Bei einer Unsicherheit im Stand darf sich der Trainierende festhalten.

Häufige Fehler:

Das Becken sollte nicht verschoben, sondern gerade auf einer Höhe gehalten werden.

Position:

9

Im halben Kniestand liegt **nur das linke Bein** knienah auf dem Pilates-Roller auf. Das andere Bein befindet sich in 90° aufgestellt auf dem Boden. Die Hände stützen sich auf dem Oberschenkel ab.

Ausführung:

Das linke Bein rollt vor und zurück und dabei möglichst weit nach hinten.

Variante:

Ein Festhalten an anderen Gegenständen ist ebenfalls möglich.

Häufige Fehler:

Das Becken sollte nicht seitlich verschoben werden, sondern gerade sein.

Aufgrund der unterschiedlichen Organlagen neigt das Becken zu einer gegenläufigen Verschiebung, nämlich rechts nach vorne und links nach hinten. Allein Verdrehungen oder Verletzungen können das immer gleiche Schema verändern. Verantwortlich für die Beckentorsion zeichnet sich die Darmstellung. Rechts liegt der Übergang von Dünndarm und Dickdarm (Iliozoekalklappe) exponiert unten und vorne sowie die rechte Niere tiefer als die linke. Sie reagiert eher auf statische Verschiebungen. Links liegt der Darmausgang des Dickdarms (Sigmoideum, Rectum, Anus) bekanntermaßen weit hinten unten und die höhere linke Niere reagiert eher auf Verlagerung der Unterleibsorgane. Durch z. B. das runde, vorgeneigte Bücken verschieben sich die Organe. Auch ein voller Darm oder Blähungen stellen ebenfalls einen raumfordernden Prozess dar. Der Körper möchte lebenswichtige Organe nicht einklemmen und reagiert mit der Beckenverschiebung, die im Sport, in den Fitnessstudios und selbst im Leistungssport nahezu keine Berücksichtigung findet.

Durch die vorgenannten Übungen wird die Fehlstatik erfolgreich korrigiert und Schmerzzustände behoben. Skeptikern sei gesagt, dass sie sich seit vielen Jahren sowohl bei

Spitzensportlern, die unser Haus durchlaufen haben, als auch bei älteren Menschen bewährt haben. Viele Patienten geben sehr positive Rückmeldungen. Um die Effizienz zu stärken, sollte vorab die Mobilisation der Brustwirbelsäule erfolgen (s. Grundübungen).

Lösen von Blockaden des Schambeins

Indikation:

Leistenschmerzen, Fehlstellungen im Bereich des Beckens, einseitige Schmerzen im Bereich der Oberschenkelinnenseiten, eventuell mit Ausstrahlung bis zur Knieinnenseite

Position:

In der Rückenlage sind die Hüft- und Kniegelenke gestreckt. Zwischen den Innenknöchel liegt mit den Enden quer der Pilates-Roller.

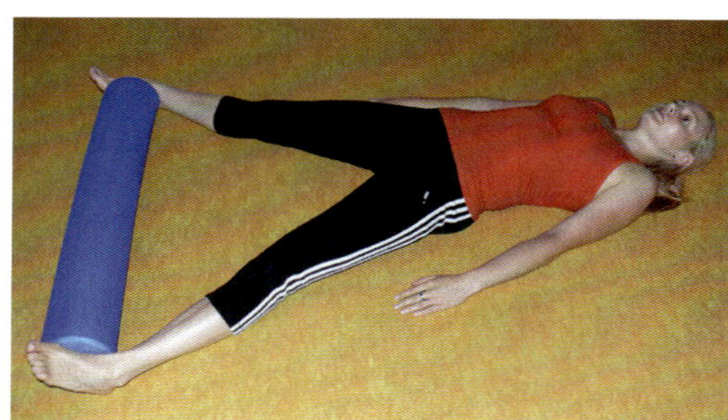

Ausführung:

Es wird eine muskuläre Spannung mit beiden Füßen gegen die Enden des Pilates-Rollers aufgebaut, als wollte man sie zusammendrücken. Diese wird für ca. 3-5 s gehalten.

Häufige Fehler:

Das Becken sollte nicht in der Höhe verschoben werden, sondern gerade sein, ebenso wie die Beine.

Durch diese Übung werden bestehende Koaptationskräfte durch Muskeln an den Oberschenkelinnenseiten (Adduktoren), die seitlich am unteren Schambeinast (Symphyse) ansetzen, kurzzeitig gelöst. Dadurch korrigieren sich Fehlstellungen, die durch Überbelastungen, beispielsweise bei sportlichen Betätigungen, aber auch durch Stürze entstehen können. Auch durch Geburten kann eine derartige Dysfunktion entstehen.

Korrektur des Beckens, speziell der Sitzbeinhöcker

Indikation:

Schmerzen an den Sitzbeinhöckern, am Schambein, der Lendenwirbelsäule, in den Leisten und am Oberschenkel.

Position:

Sitz auf dem quer liegenden Pilates-Roller. Die Beine sind angestellt.

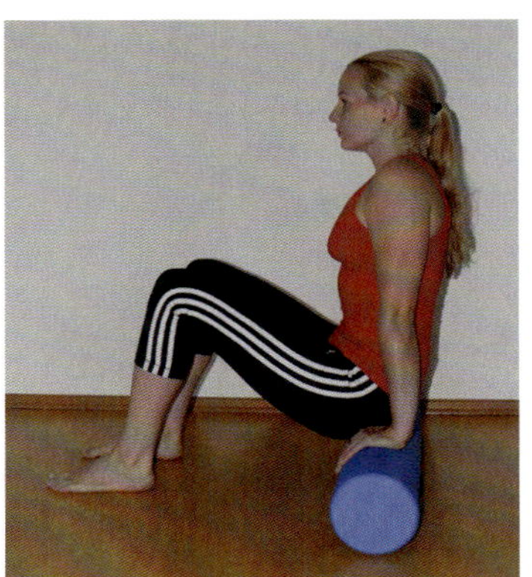

Ausführung:

Durch das Beugen der Knie wird die Belastung der Sitzbeinhöcker nach vorne und hinten verlagert.

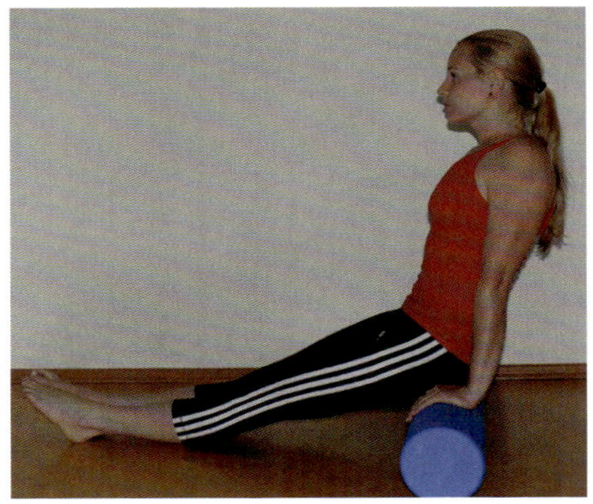

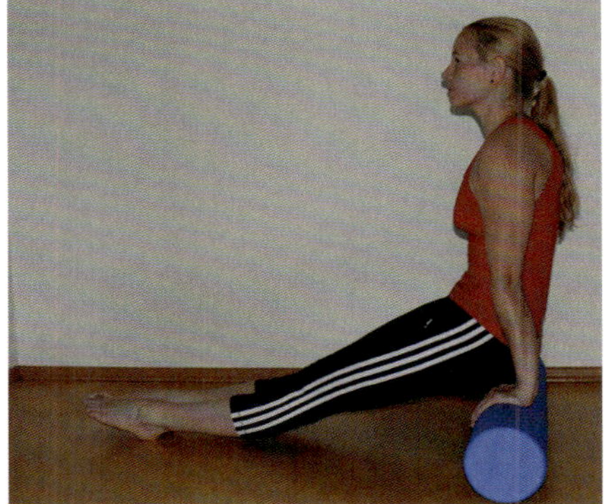

Variante:

Die Beine können auch gestreckt werden.

Die Haltung des Oberkörpers kann nach vorne und hinten variieren. Die Füße dürfen sowohl nach unten gestreckt als auch nach oben angewinkelt werden.

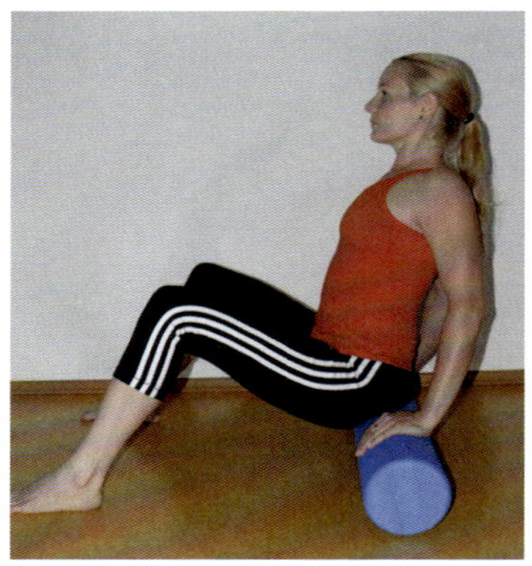
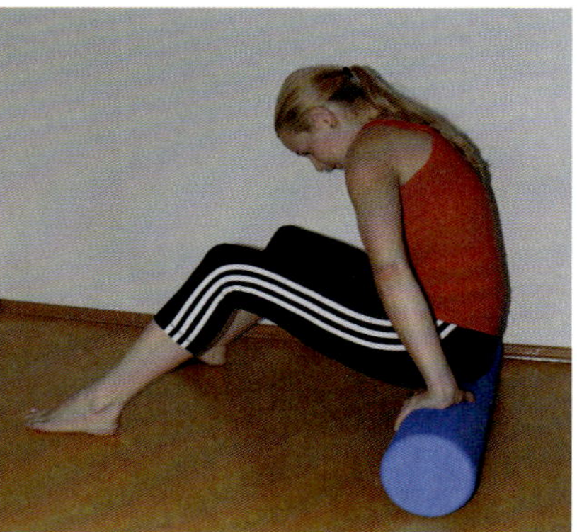

Häufige Fehler:

Der Sitz befindet sich nicht genau auf den Sitzbeinhöckern und der Körper weist zu wenig Spannung auf.

Durch das gleichmäßige Aufliegen der Sitzbeinhöcker auf dem Pilates-Roller wird das Becken begradigt und die muskulären Ansatzstellen, z. B. der Ischiocruralen Muskeln (oder Hamstrings), bearbeitet und massiert (friktioniert).

Übungen für das Kreuzbein-/Darmbein-Gelenk (ISG = Iliosakralgelenk)

Indikation:

Schmerzen links und/oder rechts am Kreuzbein und/oder auf dem Gesäß, meist als Anlaufschmerz mit Besserung unter Bewegung, Verschlechterung beim Sitzen und Stehen.

Position:

Kniend im Vierfüßlerstand mit den Unterschenkeln knienah auf dem Pilates-Roller.

Ausführung:

Das Becken wird nach links und rechts bewegt.

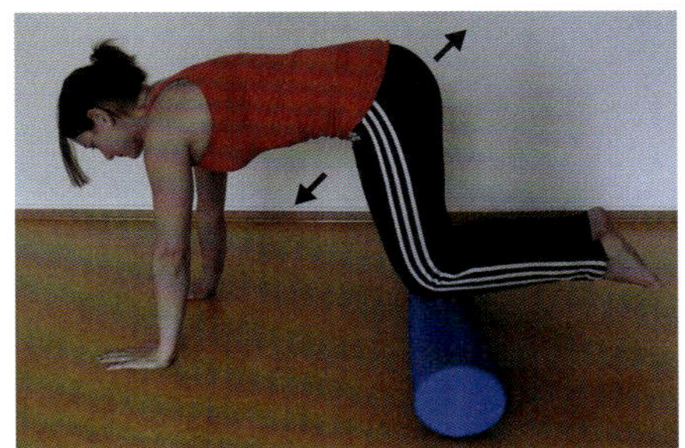

Häufige Fehler:

Das Becken sollte bei der Ausführung fast waagerecht gehalten werden und nicht zu sehr zur Seite abkippen. Die Bewegungen sind klein und genau im Anschlag des Gelenks zu spüren.

Variante:

Das Knie der zu mobilisierenden Seite bleibt auf dem Pilates-Roller. Der Fuß des anderen Beins ist auf dem Boden aufgestellt oder wird in der Luft gehalten. Das Becken wird hoch- und runterbewegt (s. unten)

Das Kreuzbein-/Darmbein-Gelenk (ISG) blockiert häufig, wenn die Beine beim Gehen und Laufen wegrutschen oder durch rotierende Bewegungen im Sport (z. B. Tennis oder Golf). Die Schmerzen werden sehr häufig mit „Bandscheibenschäden" verwechselt, insbesondere, wenn in der Kernspintomographie-(MRT-)Untersuchung ein alter, aber nicht schmerzauslösender Bandscheibenvorfall festgestellt wird. Nicht selten wird zu früh und fälschlicherweise zu einer Operation geraten. ISG-Blockierungen verstärken in vielen Fällen Symptome in der Lendenwirbelsäule. Bandscheibenvorwölbungen und -vorfälle sind häufig das letzte Glied von Dysfunktionen, die sich in der Regel rückführend regenerieren. Bandscheibenprovokationtests sind fast immer aussagekräftiger als bildgebende Verfahren.

Weitere Übungen für die Iliosakralgelenke

Position:

Der Pilates-Roller liegt quer unter dem Kreuzbein. Die Knie sind in ca. 90° angewinkelt.

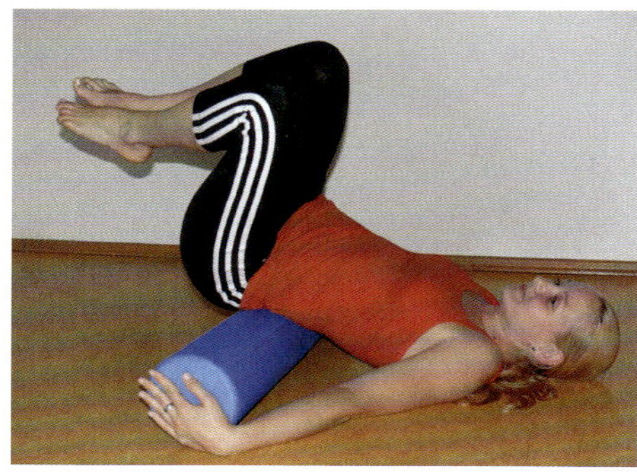

Ausführung:

Beide Knie werden nach links und rechts zur Seite bewegt und außen gehalten, sodass das Becken nur noch auf dem Darmbein aufliegt und sich das Kreuzbein abhebt. Dort gleitet der sich jeweils leicht oben befindende Oberschenkel auf dem darunterliegenden mehrmals vor und zurück.

Häufige Fehler:

Das Iliosakralgelenk sollte genau getroffen werden.

Position:

Der Körper befindet sich im Vierfüßlerstand. Das Bein der zu mobilisierenden Seite liegt allein auf dem Pilates-Roller auf. Das andere Knie befindet sich frei in der Luft, neben dem Pilates-Roller.

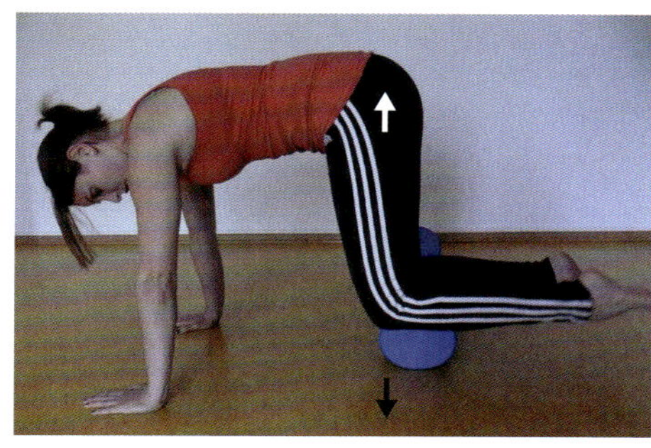

Ausführung:

Das freie Bein wird rauf und runter zur Decke und zum Boden geführt. Dies kann auch stoßweise geschehen.

Häufige Fehler:

Das Becken wird in der Ausgangsposition nicht gerade gehalten.

Siehe oben.

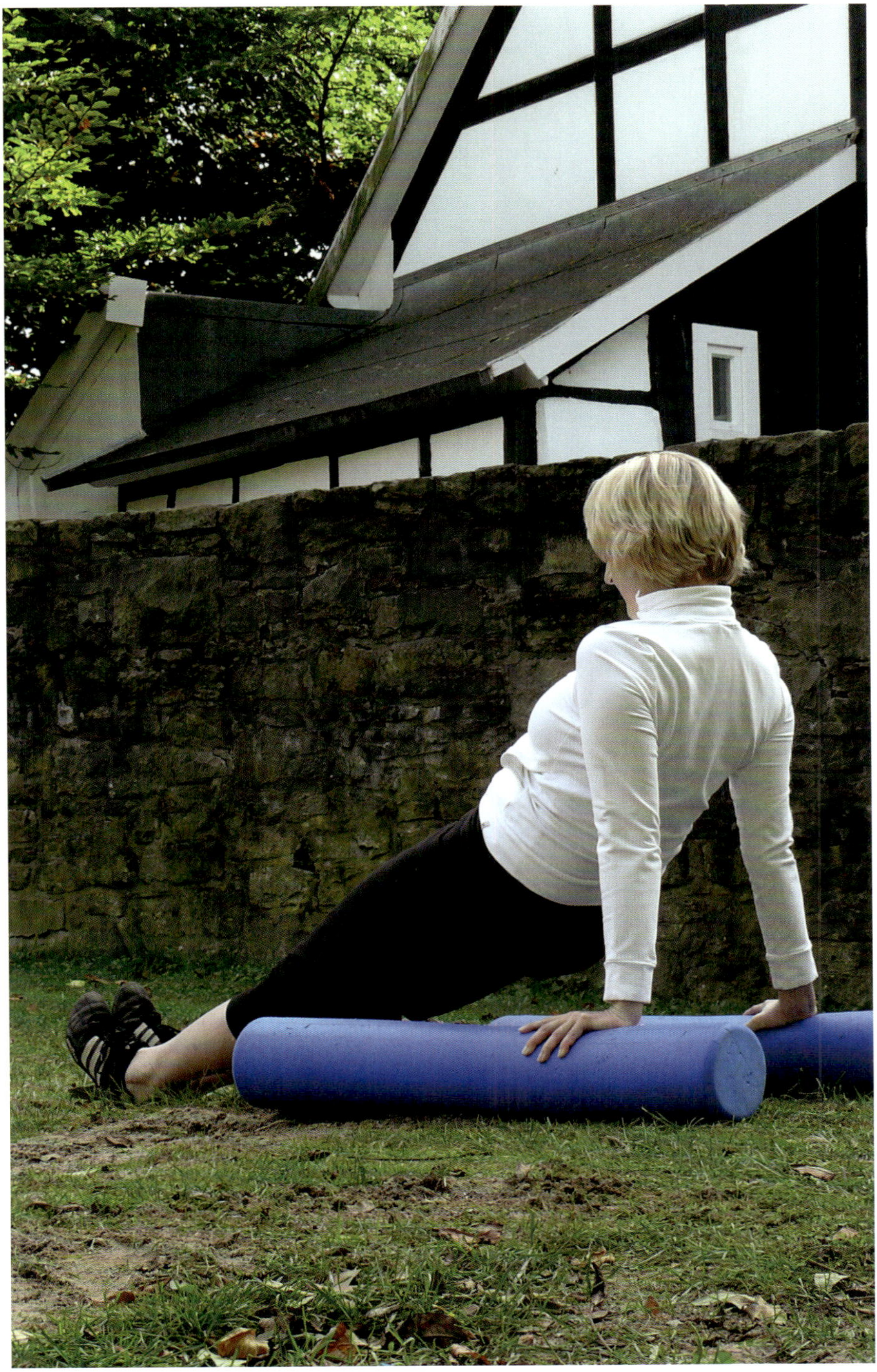

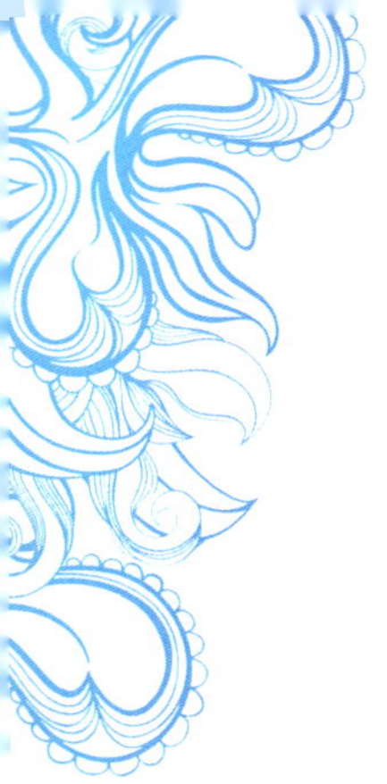

Kapitel 10

ÜBUNGEN FÜR DAS BEIN

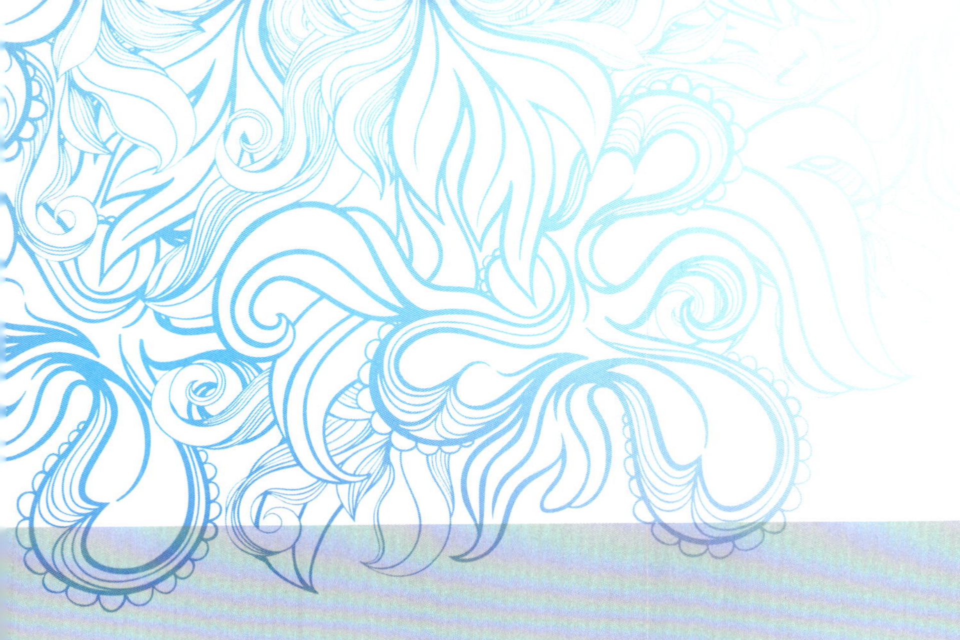

10. Übungen für das Bein

10.1 Hüfte

Mobilisierung der Lendenwirbelsäule, der Hüfte und der Beckenorgane

Indikation:

Eingeschränkte Hüftgelenkbeweglichkeit und Schmerzzustände in der Lenden-Becken-Hüftregion

Trainierende mit Osteoporose bzw. starkem Übergewicht sollten Rücksprache mit Ärzten oder Therapeuten halten.

Position:

Die Lendenwirbelsäule liegt auf dem Pilates-Roller und die Füße befinden sich in den Schlaufen des Band-OMs.

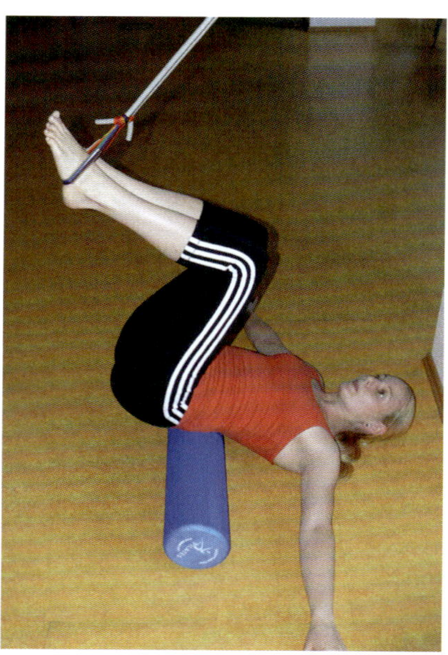

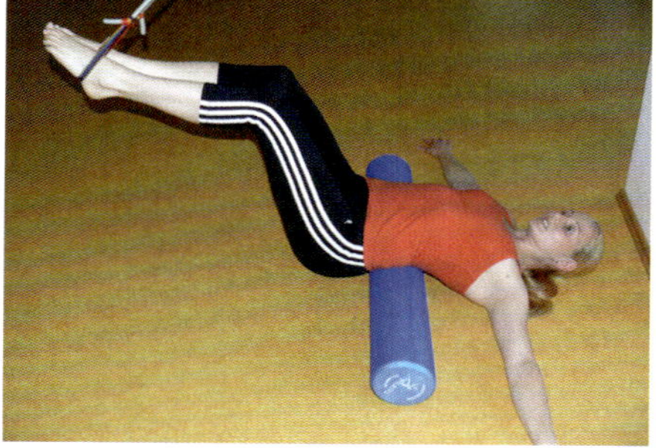

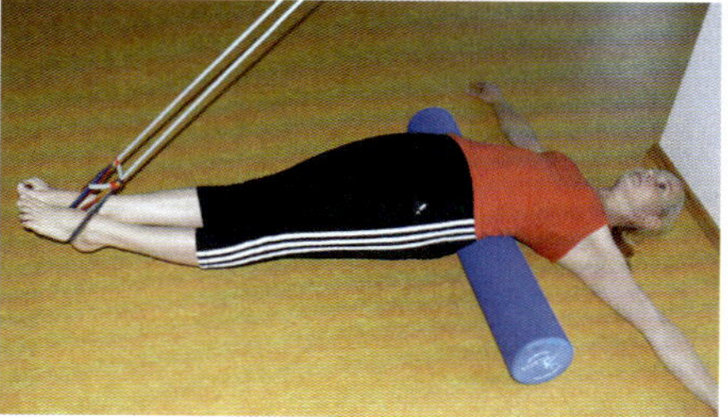

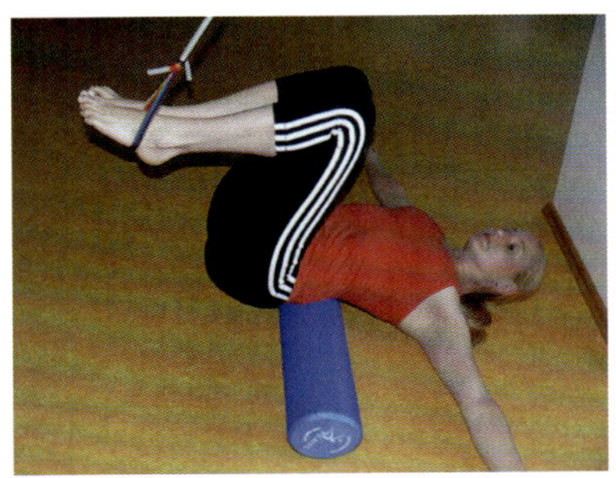

Ausführung:

Bei dieser Variante werden die Hüftgelenke so weit gestreckt, bis die Fersen den Boden berühren.

Mit dieser Übung lässt sich komplex die gesamte Lenden-Becken-Hüftregion unter Ausschaltung der sich häufig verkürzenden Hüftbeuger mobilisieren. Gleichzeitig eignet sie sich sehr, um Senkungen im Unterleib, z. B. bei Gebärmutterentfernung, zu kompensieren sowie die Mobilität und Funktion der Organe, z. B. Dünndarm, Blase oder Prostata, zu verbessern.

10.2 Knie

Kniemobilisation

Indikation:

Knieschmerzen, Knieschwellung, Verschiebung des Schienbeins nach vorne (Tibia anterior), Dehnung des vorderen Kreuzbands, Patellaspitzensyndrom, Patellofemorales Schmerzsyndrom, Morbus Osgood-Schlatter, Pes-anserinus-Syndrom, Baker-Zyste, Gonarthrose u. a.

Position:

Im Vierfüßlerstand liegen die Unterschenkel knienah auf dem Pilates-Roller auf. Der Rücken bleibt gerade. Die Zehen sind aufgestellt.

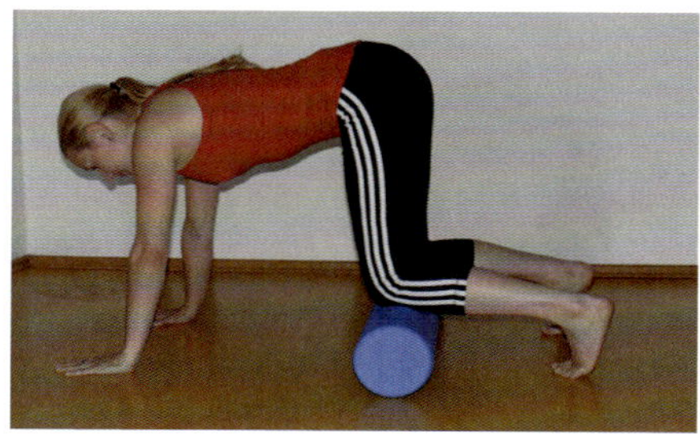

Ausführung:

Die Unterschenkel werden durch das Beugen und Strecken im Sprunggelenk nach vorne und hinten bewegt.

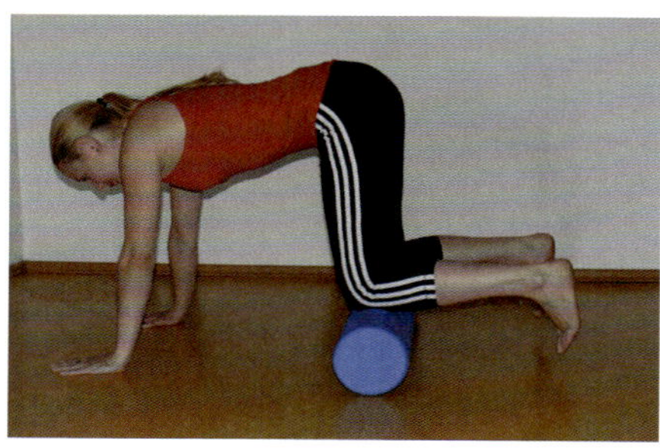

Variante:

Die Füße sind ganz abgehoben und über die Kraft der Arme und des Rückens werden die Unterschenkel auf dem Pilates-Roller vor- und zurückbewegt.

Häufige Fehler:

Die 90°-Einstellung der Hüfte und Knie wird zu Beginn der Übung nicht korrekt gehalten. Der Kontaktpunkt der Beine zum Pilates-Roller liegt zu weit von den Knien entfernt.

Das Verschieben des Schienbeins nach vorne kann durch vielerlei Ursachen entstehen, wie Beckenschiefstand, einen verkürzten Oberschenkelstrecker (M. rectus femoris), einseitiges Kniestrecken an einem Trainingsgerät im offenen System, durch Schüsse und Pressschläge beim Fußball, um nur einige zu nennen. Versetzt sich das Schienbein nach vorne, löst es Schmerzzustände aus, die in der nicht enden wollenden Skala von Diagnosen zahlreiche Bezeichnungen finden (s. o.). Mit dieser Übung lässt sich ein vorgeschobenes Schienbein in die ursprüngliche Position zurückversetzen.

Kniemobilisation

Indikation:

Knieschmerzen, Knieschwellung, Verschiebung des Schienbeins nach vorne (Tibia anterior), Dehnung des vorderen Kreuzbands, Patellaspitzensyndrom, Patellofemorales Schmerzsyndrom, Morbus Osgood-Schlatter, Pes anserinussyndrom, Baker-Zyste, Gonarthrose u. a.

Position:

Im Kniestand liegt der Pilates-Roller möglichst nah am Knie zwischen Unter- und Oberschenkel eingeklemmt. Die Füße sind aufgestellt.

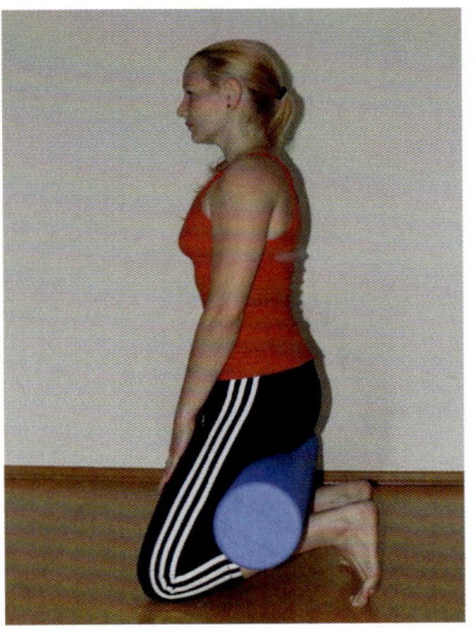

Ausführung:

Der Druck des Gesäßes auf dem Pilates-Roller wird für einige Sekunden erhöht und wieder weggenommen.

Variante:

Sollte der Druck auf dem Boden zu stark sein, dürfen die Knie mit einem Kissen oder einer Matte abgepolstert werden und die Lage in Richtung Vierfüßlerstand auch verändert werden, sodass zu Beginn der Übung die Hände auf dem Boden stützen.

Die Fußrücken können auch ganz aufliegen (ggf. mit Polsterung) und dadurch auch noch die Dehnung des Fußrückens (Plantarflexion) verstärken.

Häufige Fehler:

Der Pilates-Roller liegt zu weit von den Knien entfernt.

Mithilfe dieser Übung werden kurzfristig leicht verschobene Gelenkflächen im Knie zwischen Schienbein und Oberschenkel sowie zum Wadenbein, verschobene Menisken sowie bestehende Koaptationskräfte kurzfristig gelöst und wieder normalisiert.

10.3 Fuß

Fußmobilisation

Indikation:

Schmerzen, Hallux valgus, Fersensporn, Blockaden der Fußknochen, Sprunggelenkdistorsionen, Bänderläsionen, Fußdeformitäten u. a.

Position:

Im Kniestand liegt das Sprunggelenk auf dem Pilates-Roller auf. Das Gesäß befindet sich auf den Fersen.

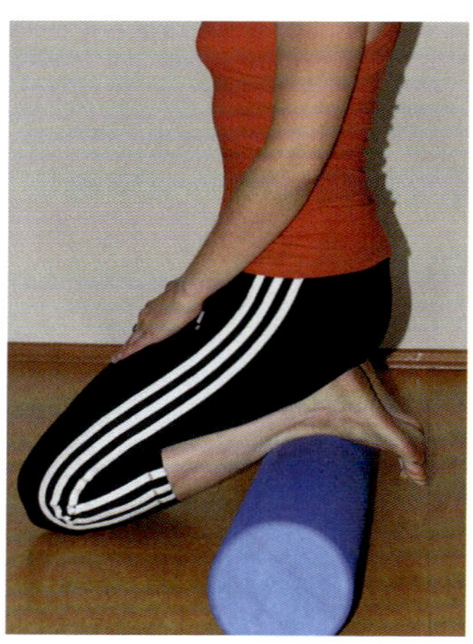

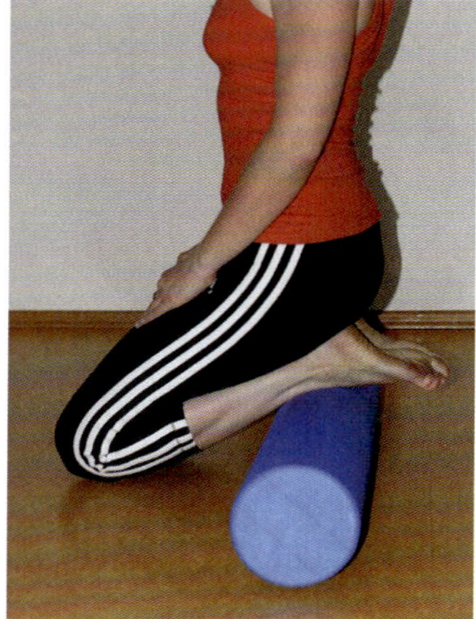

Ausführung:

Das Gesäß drückt im Wechsel und rollend auf die Fersen und das Sprunggelenk. Die Übung lässt sich nur mit intakten Knien realisieren.

Weitere Variante:

Ein leichtes Bewegen des ganzen Körpers nach vorne und hinten ist möglich und die Füße können sowohl nach hinten geführt werden (Plantarflexion) als auch gegen den Pilates-Roller gedrückt werden (Dorsalextension). Eine Unterpolsterung der Knie ist zu empfehlen.

Häufige Fehler:

Der Pilates-Roller sollte genau unter den Knöcheln liegen.

Häufig passiert es, dass die Sprunggelenke geringfügig oder stärker umknicken bis hin zum Riss der Bänder. Bei diesen kleinen und großen Verletzungen verschieben sich nicht selten auch unbemerkt die Knochen, wie die Sprungbeinrolle (Talus) gerne nach vorne oder die Innen- und Außenknöchel in nahezu alle Richtungen. Mithilfe dieser Übung erfahren die Knochen wieder eine Reorganisation.

Sprunggelenkmobilisation

Indikation:

Schmerzen, Hallux valgus, Fersensporn, Blockaden der Fußknochen, Sprunggelenkdistorsionen, Bänderläsionen, Fußdeformitäten u. a.

Position:

Der Spann liegt auf dem Pilates-Roller auf.

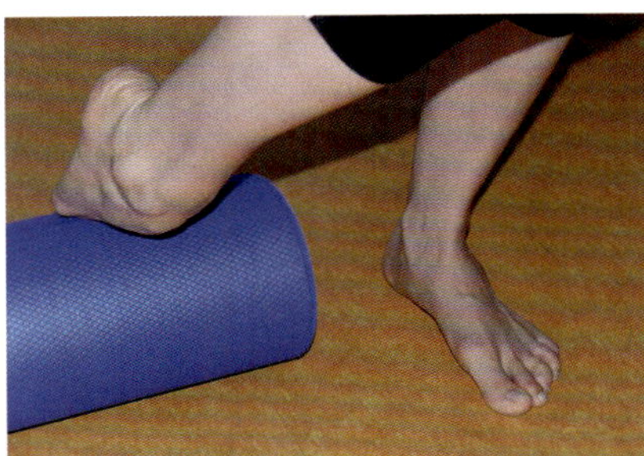

Ausführung:

Der Fuß wird vor- und zurückbewegt.

Variante:

Sollte die Position des Pilates-Rollers auf dem Boden zu schwierig und belastend für das Knie des Standbeins sein, kann er auch auf eine Erhöhung (z. B. Couchtisch) platziert werden. Die Zehen können mit in die Bewegung integriert und sowohl nach vorne als auch hinten mobilisiert werden.

Häufige Fehler:

Der Pilates-Roller sollte exakt quer zum Fuß liegen.

Das zweite oder mittlere Keilbein (Os cuneiforme II) verschiebt sich häufig aufgrund seiner V-Form nach oben, wenn der Fuß auf einen kleinen Gegenstand tritt. Diese Situation wird übrigens durch Einlagen mit einer Erhöhung in der Mitte (Pelotte) begünstigt. (Daher haben sich Tausende von „birkenstocktragenden" Menschen, insbesondere Therapeuten in den 1970er-Jahren den klassischen Senk-Spreiz-Fuß zugezogen). Liegt bei dieser Übung der Pilates-Roller mehr unter dem Fußrücken, kann das verlagerte mittlere Keilbein, das sich fast jeder bildgebenden Untersuchung entzieht und nicht erkannt wird, wieder in seine Ausgangsstelle gebracht werden.

Fußmobilisation

Indikation:

Schmerzen, Hallux valgus, Fersensporn, Blockaden der Fußknochen, Sprunggelenkdistorsionen, Bänderläsionen, Fußdeformitäten u. a.

Position:

Im Stand wird ein Fuß auf den quer liegenden Pilates-Roller gelegt.

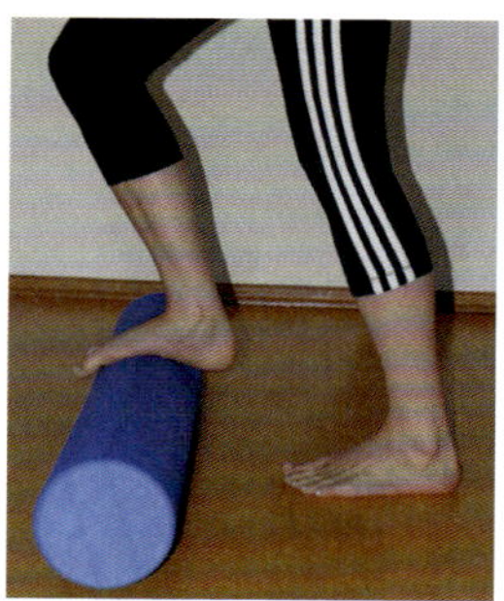

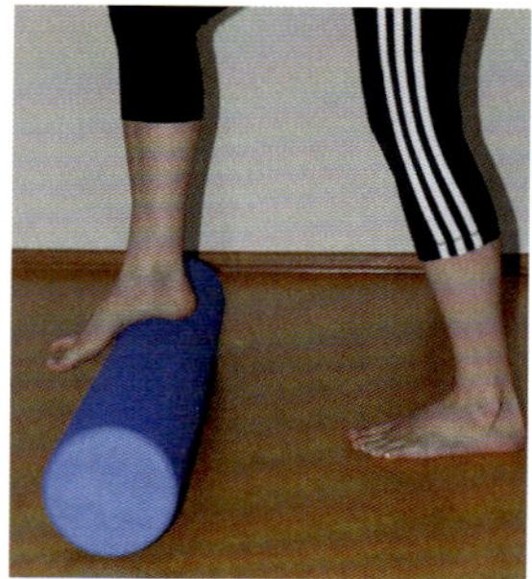

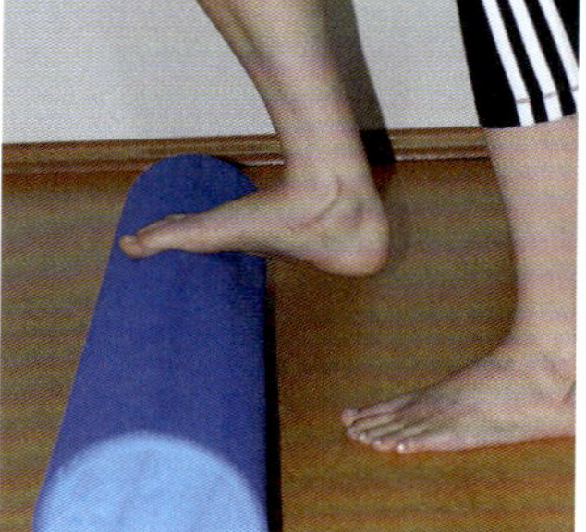

Ausführung:

Der Fuß wird auf dem Pilates-Roller nach vorne und hinten gerollt, wobei auch Vor- und Rückfuß belastet werden.

Variante:

Innen- und Außenkante des Fußes lassen sich ebenfalls mobilisieren (in der sogenannten *In-/Eversion*).

Häufige Fehler:

Der Pilates-Roller darf nicht auf zu glattem Boden verwendet werden, da er sonst bei Fehlbelastung wegrutschen kann.

Fußmobilisation

Indikation:

Siehe oben

Position:

Ein Fuß steht auf dem längs liegenden Pilates-Roller.

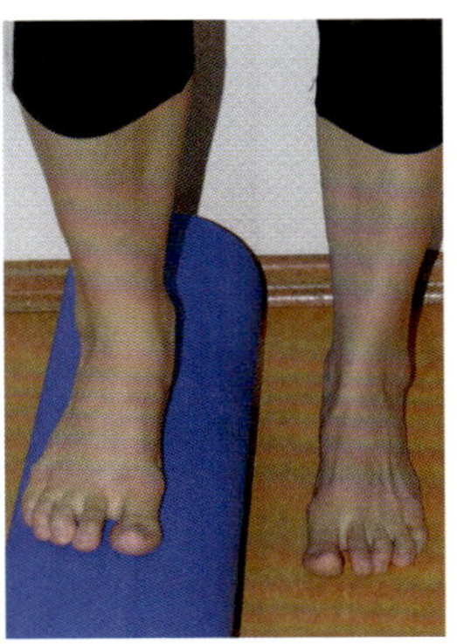

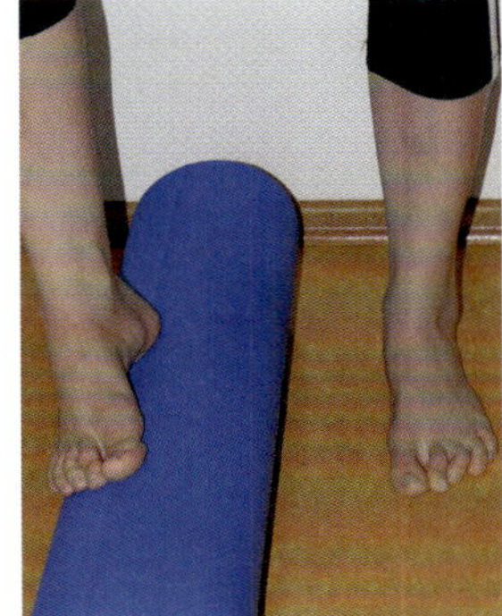

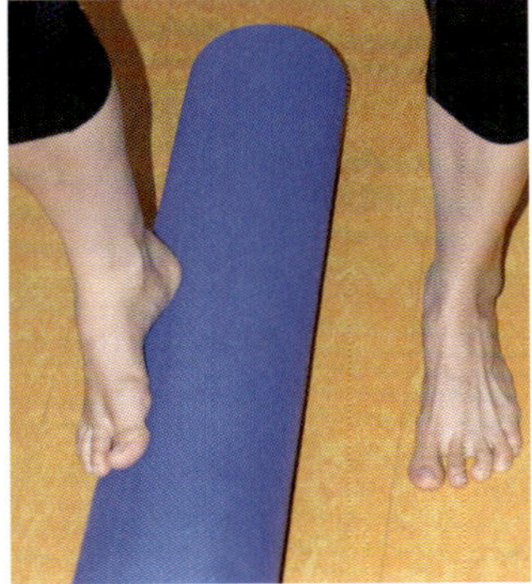

Ausführung:

Der Fuß wird nach innen und außen geführt.

Variante:

Die Weite der Bewegungsamplitude sollte erst gering sein und sich dann vergrößern.

Häufige Fehler:

Der Stand sollte sehr stabil sein und das Knie ruhig in der Mitte gehalten werden und nicht zu stark der Fußbewegung nach außen und innen folgen.

Diese Übungen bewirken eine Mobilisation und möglicherweise Reorganisation nahezu aller Fußwurzelknochen einschließlich der Knöchel.

Fußkräftigung

Position:

Stehend auf dem quer liegenden Pilates-Roller. Vorsicht: siehe Ausführung!

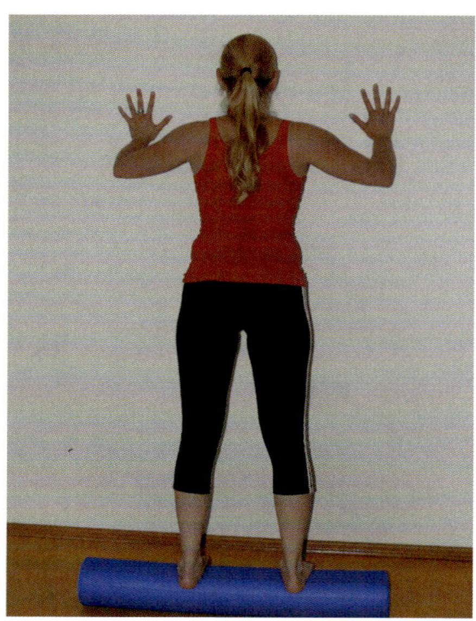

Ausführung:

Diese Position ist äußerst gefährlich und sollte nur mit Hilfestellung durchgeführt werden oder zumindest mit festem Halt der Hände z. B. an einem Tisch oder einer Sprossenwand. Die Füße rollen in kleinen zügigen Bewegungen vor und zurück.

Variante:

Die Bewegungen können sowohl langsam haltend als auch schnell und kurz durchgeführt werden sowie gegenläufig, als würde man eine Gehbewegung simulieren.

Häufige Fehler:

Das Festhalten sollte (nicht wie im Bild) an stabilen Gegenständen erfolgen.

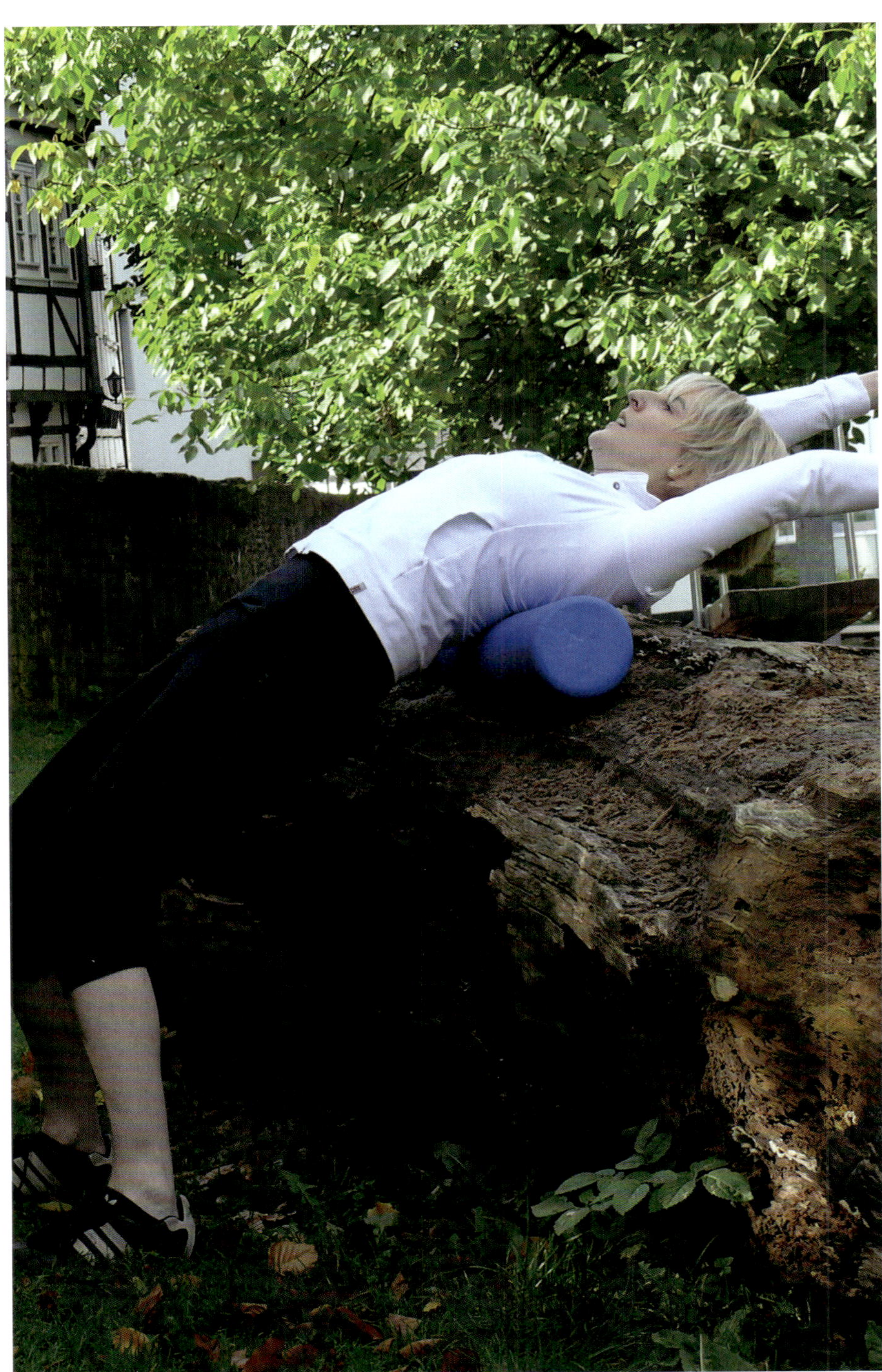

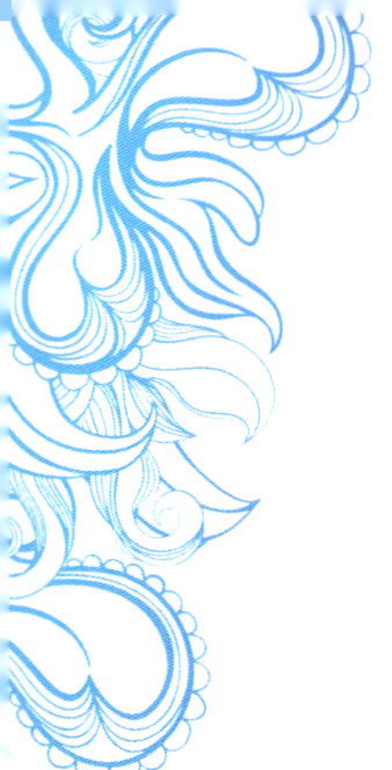

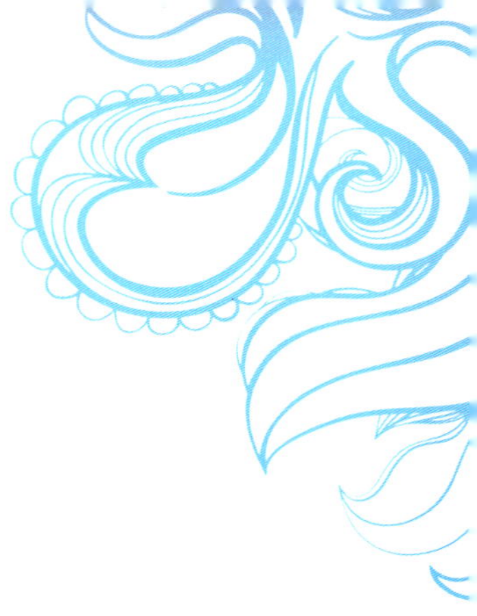

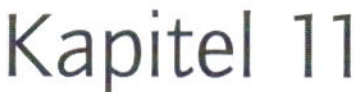

Kapitel 11

ÜBUNGEN FÜR DAS ZWERCHFELL

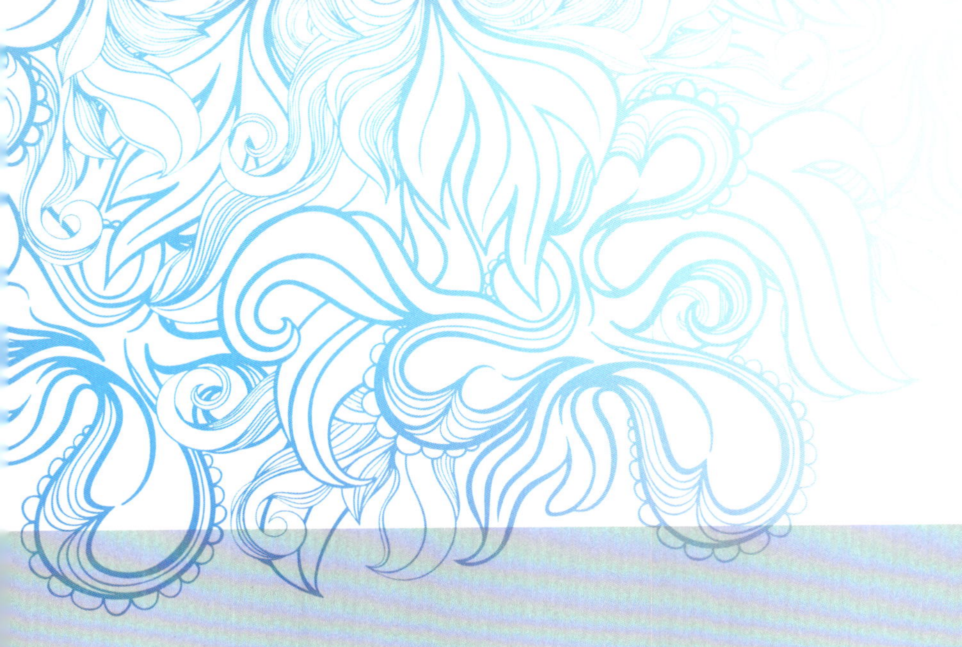

11. Übungen für das Zwerchfell

11.1 Aufbau, Lage und Funktion des Zwerchfells

Das Zwerchfell bildet den Boden des Brustraums und das Dach des Bauchraums. Es stellt den wichtigsten Atemmuskel im Sinne der Einatmung dar. Es senkt sich bei der Einatmung und vergrößert somit den Brustraum, wobei es hierdurch der Lunge ermöglicht, sich zu entfalten. Man unterscheidet zwischen Zwerchfellkuppel, dem Centrum tendineum (sehniger Anteil) und dem muskulären Anteil, dem pars muscularis. Entsprechend den Muskelursprüngen unterscheidet man drei Teile: pars sternalis, Pars costalis und Pars lumbalis.

Die Pars sternalis hat seinen Ursprung innen, am unteren Ende des Brustbeins, dem sogenannten *Schwertfortsatz* (Processus xiphoideus). Die Pars costalis entspringt an der Innenseite der Knorpel der 7. - 12. Rippe. Die Pars lumbalis entspringt von den Lendenwirbeln. Der gemeinsame Ansatz aller muskulären Anteile bildet das Centrum Tendineum, eine Sehnenplatte. Die Pars lumbalis liegt beidseits der Lendenwirbelsäule und gliedert sich in zwei Teile: Crus dextrum (rechter Schenkel) und crus sinistrum (linker Schenkel). Während das Zwerchfell eine in etwa horizontal verlaufende Struktur darstellt, treten in vertikaler Richtung Strukturen hindurch. Der Begriff *Zwerchfell* setzt sich im Übrigen aus zwei Begriffen zusammen: dem alten deutschen Wort *Zwerch*, was so viel wie *quer* bedeutet und dem Wort *Fell*, was so viel wie *Haut* bedeutet. Somit bedeutet Zwerchfell, „Querhaut". Im Lateinischen wird das Wort *diaphrama* verwendet. Im Niederländischen benutzt man den Begriff *middenrif*, was so viel wie *Mittelplatte* bedeutet. Bei den Strukturen, die in vertikaler Richtung das Zwerchfell passieren, handelt es sich um Nerven, Blutgefäße, Muskeln und die Speiseröhre. Probleme entstehen häufig beim Durchtritt der Speiseröhre, es kann zu Sodbrennen durch Reflux von Magensäure in die Speiseröhre kommen (häufig beim Liegen). Zudem kann die untere Hohlvene, die größte Vene unseres Körpers, unter Spannung geraten. Die Folgen können Stauungen in den Beinen sein. Neben der Funktion als wichtigster Atemmuskel ist aus osteopathischer Sicht die zirkulatorische Funktion des Zwerchfells zu erwähnen. Bei jeder Ein- und Ausatmung bewegt sich das Zwerchfell jeweils um etwa 4-7 cm.

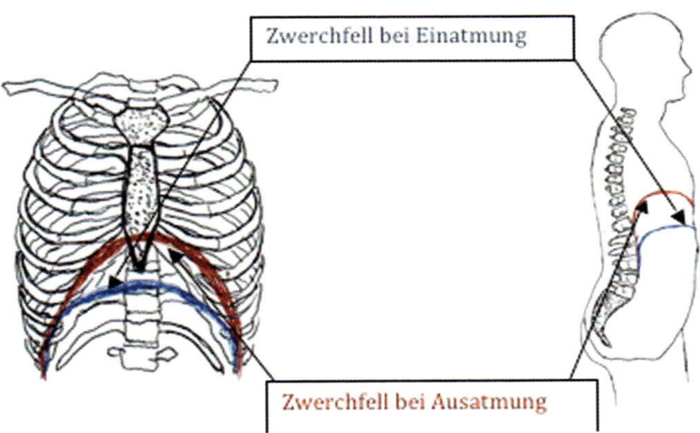

Durch diese Bewegungen wird zum einen ein Sog erzeugt, der venöses Blut aus den Beinen und dem Becken zum Herzen zurücktransportiert, zum anderen werden hierdurch Organe des Abdomens (Leber, Magen, Darm) bewegt. Geht man von 14 Atemzügen pro Minute aus, so hebt und senkt sich das Zwerchfell täglich etwa 20.000 x pro Tag. Legt man eine Bewegungsamplitude von 6 cm zugrunde, so bewegt sich das Zwerchfell bei jeder Ein- und Ausatmung um 12 cm. Somit beträgt die tägliche Gesamtbewegungsamplitude der Zwerchfellkuppel 2.400 m. Das sind im Jahr über 880.000 m, also 880 km! Im Laufe des Lebens eines 80-Jährigen bewegt sich demnach das Zwerchfell, genauer gesagt, die Zwerchfellkuppel, 70.000 km. Aus diesen Zahlen ergibt sich die immense Wichtigkeit des Zwerchfells und rechtfertigt im Rahmen des vorliegenden Buches auf entsprechende Übungen hinzuweisen, die zum einen eine Kräftigung, zum anderen eine Vergrößerung der Bewegungsamplitude des Zwerchfells mit sich bringen. Bei der Ausführung aller Atemübungen ist darauf zu achten, dass sich die Bauchmuskulatur bei der Einatmung entspannt und somit eine Weiterleitung der Zwerchfellbewegung auf die Bauchorgane möglich ist. Die Bauchmuskulatur stellt im Übrigen den Gegenspieler der Einatemmuskeln dar, sie dient somit der Ausatmung. Der Vollständigkeit halber sei an dieser Stelle erwähnt, dass neben dem Zwerchfell die Zwischenrippenmuskulatur (Musculi intercostali externi) für die Einatmung von Bedeutung ist. Durch das Heben der Rippen wird zusätzlich das Volumen des Brustraums vergrößert. Zu einer vollständigen Atmung, der sogenannten *Vollatmung*, gehört somit ein Heben der Rippen, ein Senken des Zwerchfells und ein Vorwölben des Bauchs. Man nennt dies die *costo-ab-*

dominelle Atmung. Angespannte Bauchmuskeln während der Einatmung würden dies behindern. Wird bei der Einatmung sogar der Bauch eingezogen, spricht man von *paradoxer Atmung*. Aus den geschilderten anatomischen Zusammenhängen ergibt sich die Notwendigkeit für spezielle Atemübungen.

Schwachstellen des Zwerchfells stellen diverse Durchtrittsstellen von Nerven, Blutgefäßen, Muskeln und der Speiseröhre dar. Zudem können penetrierende Strukturen an diesen Stellen durch unphysiologischen Druck irritiert bzw. behindert werden. Zur Verdeutlichung dieser Beziehungen soll ein kurzer Überblick über die Strukturen gegeben werden, die durch das Zwerchfell hindurchtreten.

Durchtrittsstelle	Hindurchtretende Struktur
Hiatus oesophageus	Speiseröhre, linker Phrenicusnerv, Ramus phrenico-abdominalis sinister, Vagusnerv
Hiatus aorticus	Aorta
Foramen venae cavae	Hohlvene
Hiatus aorticus	Ductus thoracicus
Foramen venae cavae	rechter Phrenicusnerv, Ramus phrenico-abdominalis dexter Quadratusarkade M. Quadratus lumborum
Psoasarkade	M. Psoas major
Quadratusarkade	M. Quadratus lumborum
Larray Spalte	rechte und linke A. epigastrica superior rechte und linke V. epigastrica superior nach Durchtritt A. u. V. thoracica interna
medialer Lumbalspalt	N. Splanchnicus major und minor V. Azygos und Hemiazygos zwischen Crus dextrum und sinistrum
lateraler Lumbalspalt	Grenzstrang, Lage zwischen pars medialis und lateralis

11.2 Organbeziehungen des Zwerchfells

Herz

Das Herz ist über die sogenannten *phrenico-perikardialen* Bänder mit der Vorderseite des Zwerchfells verbunden.

Leber

Die Leber ist im Bereich der area nuda mit dem Zwerchfell verwachsen. Zusätzliche Verbindungen bestehen durch Bänder, die sog. Ligamenta coronare dexter und sinister.

Magen

Der Magen ist durch die Speiseröhre mit dem Zwerchfell verbunden. Eine zusätzliche Verbindung besteht über ein Band, das Ligamentum gastrophrenicum.

Dickdarm

Der Dickdarm ist im Bereich seiner Flexuren mit dem Zwerchfell verbunden. Durch die Bewegungen des Zwerchfells bei der Atmung werden diese Flexuren geöffnet. So kann beispielsweise eine schlechte bzw. zu schwach ausgeführte und somit zu flache Atmung Verdauungsstörungen und die Verengung der Flexuren des Dickdarms begünstigen.

Speiseröhre

Die Speiseröhre ist über Muskelschlingen mit dem Zwerchfell verbunden, diese Verbindung ist besonders wichtig für ein Verschließen der Speiseröhre. Ist dies nicht gewährleistet, so kann beispielsweise Magensäure in die Speiseröhre geraten und dort erheblichen Schaden anrichten.

Blut und Lymphe

Durch die Sogwirkung des Zwerchfells bei der Atmung wird der Rücktransport des Blutes aus der unteren Körperhälfte über die Vena cava unterstützt. Der Rücktransport der Lymphe über den Milchbrustgang (Ductus thoracicus) wird verbessert. Eine gestörte Zwerchfellfunktion kann somit zu einer Überbelastung des rechten Herzens führen, da die Entlastung durch das Zwerchfell weitestgehend ausbleibt. Zum anderen können ebenfalls Ödeme, also Schwellungen in den Beinen und dem kleinen Becken entstehen, da der Rücktransport der Lymphe zum Herzen nicht zusätzlich durch den Sog des Zwerchfells unterstützt wird.

Blase, Mastdarm und Gebärmutter

Durch die Bewegung des Zwerchfells ist diese an der Entleerung von Blase, Mastdarm und Uterus beteiligt. An der sogenannten *Bauchpresse* ist neben der Bauchmuskulatur ebenfalls das Zwerchfell beteiligt. Somit stehen die Strukturen Beckenboden, Bauchmuskulatur, bzw. Bauchwand und Zwerchfell in engem Zusammenhang.

11.3 Übungen

Kräftigung des Zwerchfells

Indikation:

Zwerchfellhochstand, verringerte Bewegungsamplitude des Zwerchfells bei der Einatmung, Übersäuerung des Körpers, Bluthochdruck u. a.

Position:

Das Gesäß, die Wirbelsäule und der Hinterkopf liegen auf dem Pilates-Roller. Die Beine sind breit aufgestützt mit angewinkelten Knien und die Handflächen liegen locker neben dem Körper.

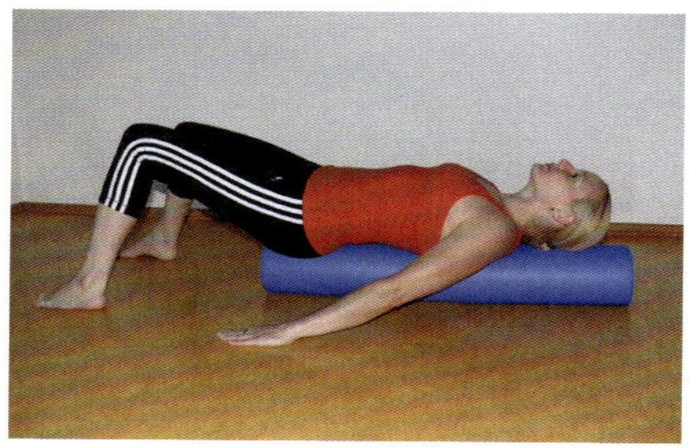

Ausführung:

Die Einatmung geschieht nicht in einem Zug, sondern in mehreren kleinen Zügen. Zwischen den einzelnen Atemzügen sollte eine Pause von etwa 1 s liegen, wobei die Luft nicht zwischendurch abgeatmet wird. Zu Beginn sind 4-5 kleine Atemzüge sinnvoll. Nach dem letzten Atemzug wird die Luft langsam ausgeatmet. Da es sich bei dem Zwerchfell um einen Muskel handelt, ist dieser wie jeder andere Muskel unseres Körpers trainierbar. Ein gut trainiertes Zwerchfell ist ohne Weiteres in der Lage, die Einatmung bei dieser Übung über deutlich mehr als fünf Teilatemzüge aufzuteilen.

Häufige Fehler:

Die Atmung wird insbesondere bei untrainiertem Zwerchfell so forciert, dass sich der Trainierende unwohl fühlt.

Häufig resultiert durch die verringerte Bewegungsamplitude des Zwerchfells bei der Einatmung eine Übersäuerung des Körpers, da die Atmung nicht ökonomisch erfolgt und die Sauerstoffaufnahme aus der Atemluft nicht optimal verläuft. Zusätzlich kann ein Zwerchfellhochstand einen unphysiologischen Druck gegen das Herz verursachen. Als Folge hiervon kann nach Auffassung der Autoren ein gesteigerter Blutdruck auftreten.

Dehnung des Zwerchfells

Bei dieser Variante wird mit einem Atemzug eingeatmet, bis die Lungen maximal mit Luft gefüllt sind. Anschließend erfolgt die Ausatmung über mehrere Stufen. Sinnvoll sind auch hier zunächst 4-5 Phasen, wobei die Ausatmung jeweils um etwa 1 s unterbrochen wird. Entsprechend der vorangegangenen Übung kann mit gesteigertem Trainingszustand die Anzahl der Ausatemphasen erhöht werden.

Kombinationsübung

Kräftigung-Dehnung Zwerchfell

Position:

Wie oben, mit den Händen zur Atemwahrnehmung auf dem Bauch.

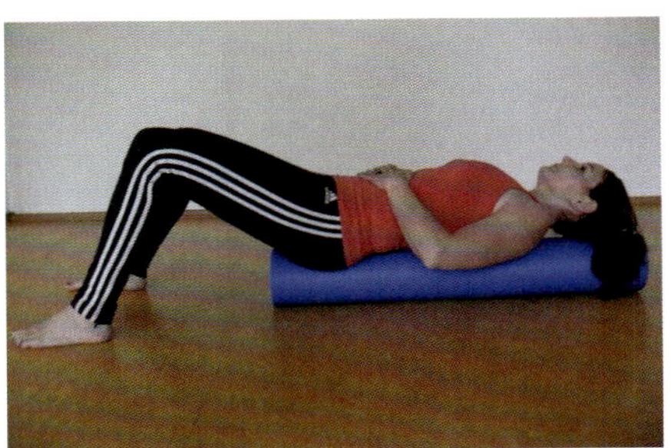

Gelingt die Umsetzung der beiden Einzelübungen, so können die Übungen miteinander kombiniert werden.

Mobilisation der Lungen und des Zwerchfells

Indikation:

Kurzatmigkeit, Sodbrennen, Aufstoßen, Bluthochdruck, Wirbelsäulen- und Rippenschmerzen, Bewegungseinschränkungen der Wirbelsäule, Magenhochstand(-hernie), Zwerchfellhochstand(„-bruch"), Schmerzen im Brust-/Lendenwirbelsäulenübergang (Ansatz des Zwerchfells), Kopfschmerzen u. a.

Position:

In Bauchlage liegt der obere Teil des Brustbeins auf dem quer zum Körper posito-nierten Pilates-Roller auf. Die Arme sind am Körper angelehnt oder stützen mit. Die Beine sind gestreckt und die Zehen aufgestellt.

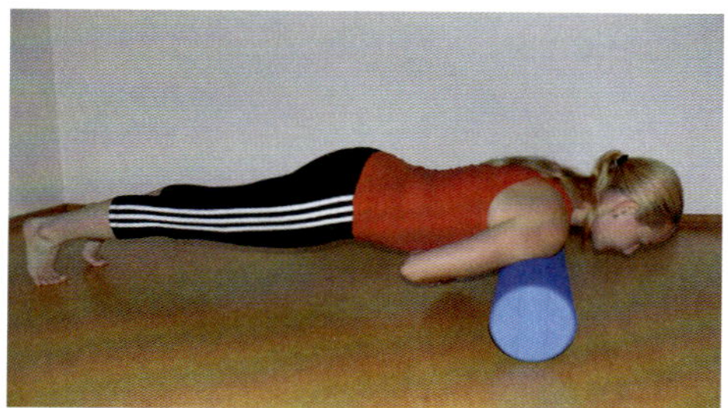

Ausführung:

Der gesamte Körper wird durch die Zehen- und Fußbewegung leicht vor- und zurückgerollt.

Häufige Fehler:

Die Bewegung wird zu weit über den oberen und unteren Rand des Brustbeins geführt. Der Kopf wird zu sehr nach oben überstreckt.

Das Brustbein wird durch den Pilates-Roller komprimiert und mobilisiert und damit alle darunter liegenden Organe sowie die Wirbelsäule.

Mobilisation der Lungen und des Zwerchfells

Indikation:

Kurzatmigkeit, Sodbrennen, Aufstoßen, Bluthochdruck, Wirbelsäulen- und Rippenschmerzen, Bewegungseinschränkungen der Wirbelsäule, Magenhochstand(-hernie), Zwerchfellhochstand(„-bruch"), Schmerzen im Brust-/Lendenwirbelsäulenübergang (Ansatz des Zwerchfells), Kopfschmerzen u. a.

Position:

In Bauchlage liegt der obere Teil des Brustbeins auf dem quer zum Körper positionierten Pilates-Roller auf. Die Arme stützen den Körper vor dem Pilates-Roller. Die Füße, Knie und das Becken liegen auf dem Boden auf.

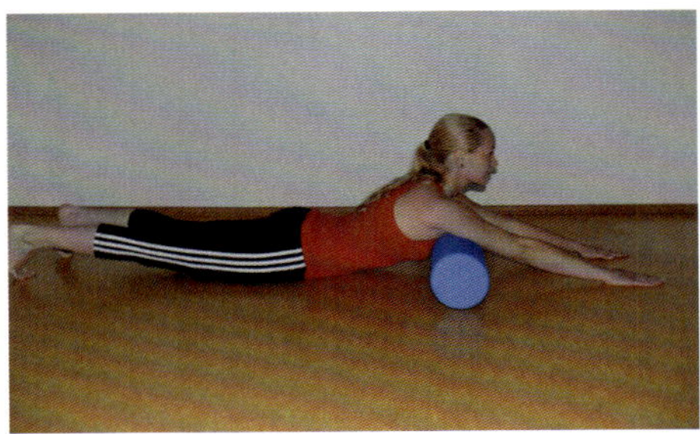

Ausführung:

Das Becken wird angehoben und herabgeführt und dadurch der Oberkörper leicht vor- und zurückgerollt.

Häufige Fehler:

Die Bewegung wird zu weit über den oberen und unteren Rand des Brustbeins geführt. Der Kopf wird zu sehr nach oben überstreckt.

Das Brustbein wird durch den Pilates-Roller komprimiert und mobilisiert 11
und damit alle darunter liegenden Organe sowie die Wirbelsäule.

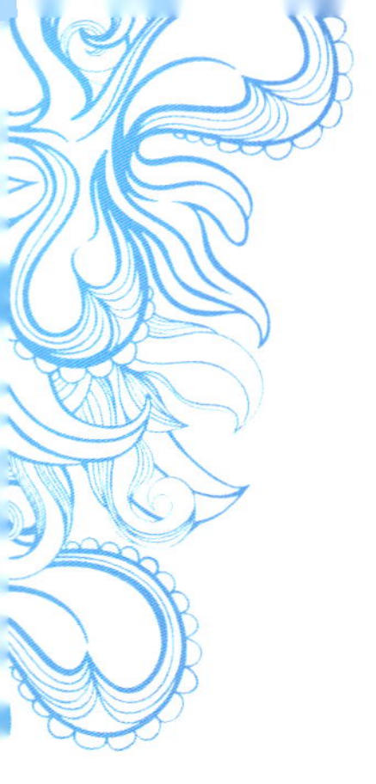

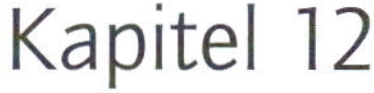

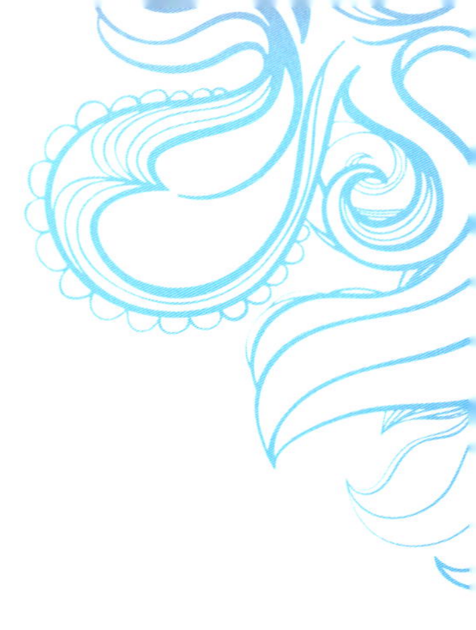

Kapitel 12

ÜBUNGEN FÜR DIE ORGANE

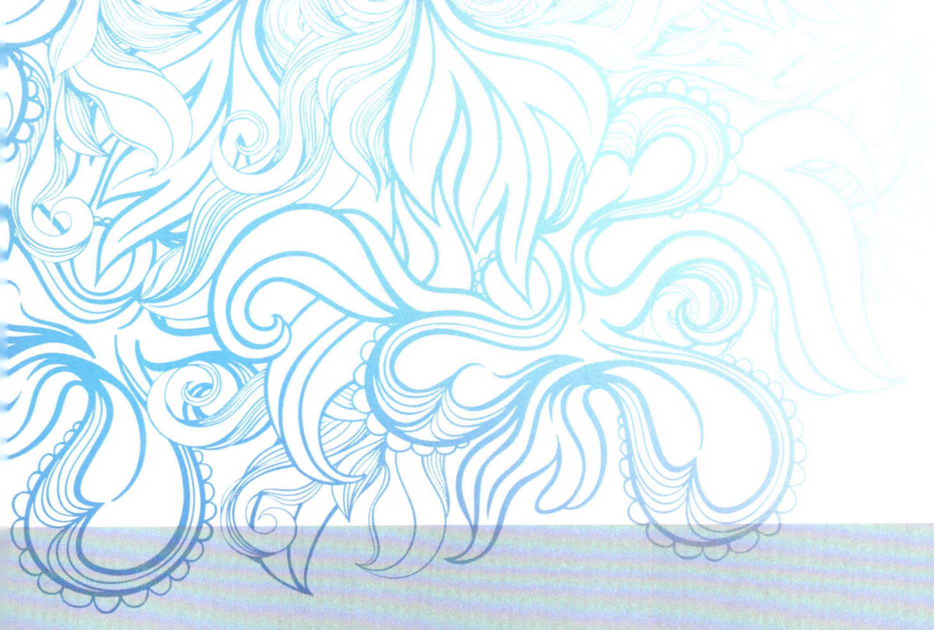

12. Übungen für die Organe

12.1 Magen/Leber

Magenmobilisation

Indikation:

Magenhochstand(-hernie), Druckgefühl im linken Oberbauch, Sodbrennen, Aufstoßen, Erbrechen, Kloß im Hals, Flankenschmerz links, Schluckbeschwerden, Wirbelsäulen- und Rippenschmerzen, Bewegungseinschränkungen der Wirbelsäule, Kurzatmigkeit, Bluthochdruck, Herzstolpern, Zwerchfellhochstand(„-bruch"), Schmerzen im Brust-/Lendenwirbelsäulenübergang (Ansatz des Zwerchfells), Kopfschmerzen am linken Auge, Schulter-/Armschmerzen linksseitig.

Position:

Der Pilates-Roller befindet sich unter den unteren Rippen, für den Magen auf der linken Flankenseite. Der Oberkörper wird leicht nach vorne gekippt. Die Seitlage ist stabil mit dem stützenden, unteren Arm und angewinkelten Beinen.

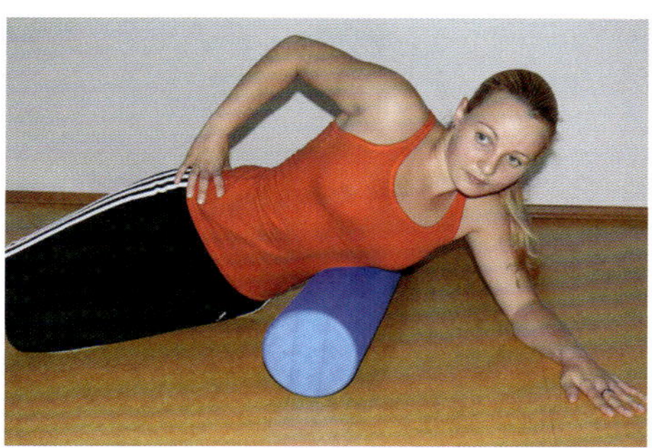

Ausführung:

Beim Ausatmen wird der Oberkörper nach unten gedrückt, beim Einatmen lässt der Druck nach.

Variante:

Durch eine geringfügige Bewegung des Beckens in Richtung Kopf und Füße kann beim Ausatmen leicht auf den Rippen gerollt werden. Schulter und Arm regulieren dabei den Auflagedruck auf den Rippen, der nicht zu intensiv sein sollte.

Häufige Fehler:

Der Auflagedruck darf nicht zu hoch und damit schmerzhaft sein. Es wird vergessen, dass sich der Oberkörper in einer leichten Vorneigung befindet. Die Ausatmung sollte mit dem Druck gleichzeitig erfolgen und nicht gegenläufig sein.

Bei dieser Übung wird der Magen gesenkt und gleichzeitig ausgedrückt. Sollte sich der Magen mit einer Art Blase durch das Zwerchfell durchgebrochen haben, wird er auf diese Weise erfolgreich und sogar dauerhaft behandelt. Kontraproduktiv sind bückende oder zusammenkauernde Bewegungen, die den alten Zustand wieder hervorrufen. Als vollkommen ungeeignet erweist sich die alte „Turnvater-Jahn-Übung", wobei versucht wird, mit getreckten Beinen im Stand die Hände auf den Boden zu bringen. In medizinischen Untersuchungen zur Beweglichkeit der Wirbelsäule bezeichnet man sie als Finger-Boden-Abstand-Test.

Lebermobilisation /Wechseljahresbeschwerden

Indikation:

Leberhochstand, Durchfall, Verstopfung (auch im Wechsel), stetige Gewichtszunahme bei gleichem Essverhalten, erhöhte Leberwerte (spez. Gamma-GT), erhöhte Cholesterinwerte, Gallenkoliken, beginnender Diabetes, erhöhte „Zuckerwerte", Schulterschmerzen, Kopfschmerzen am rechten Auge und Stirn (Leber), linkes Auge und Nacken (Galle), Schwellung der Augen, Hautveränderungen, schnelle muskuläre Ermüdung.

Position:

12

Der Pilates-Roller befindet sich unter den unteren Rippen, für die Leber auf der rechten Seite. Der Oberkörper wird leicht nach vorne gekippt. Die Seitlage ist stabil mit dem stützenden, unteren Arm und angewinkelten Beinen.

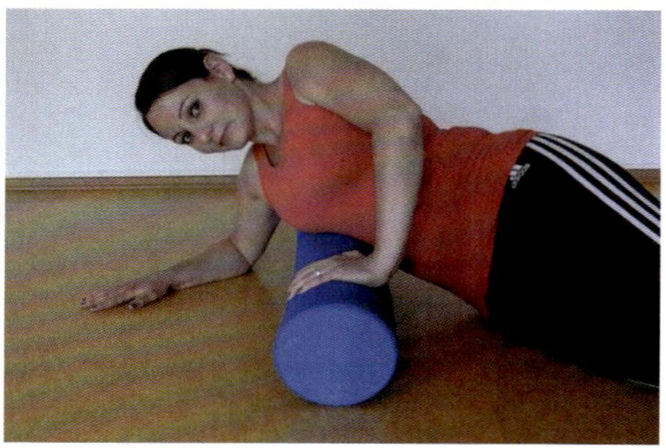

Ausführung:

Beim Ausatmen wird der Oberkörper nach unten gedrückt, beim Einatmen lässt der Druck nach.

Variante:

Durch eine leichte Bewegung des Beckens in Richtung Kopf und Füße kann beim Ausatmen leicht auf den Rippen gerollt werden. Schulter und Arm regulieren dabei den Auflagedruck auf den Rippen, der nicht zu fest sein sollte.

Häufige Fehler:

Der Auflagedruck darf nicht zu hoch und damit schmerzhaft sein. Es wird vergessen, dass sich der Oberkörper in einer leichten Vorneigung befindet. Die Ausatmung sollte mit dem Druck gleichzeitig erfolgen und nicht gegenläufig sein.

Bei dieser Übung wird die Leber gesenkt und sowohl die Leber als auch die Galle ausgedrückt. Die Spannung wird ebenfalls aus dem gemeinsamen Eingang von Galle und Bauchspeicheldrüse in den Zwölffingerdarm genommen (Vatersche Papille). Damit können sich die Enzyme wieder der Verstoffwechselung der Nahrung widmen. Die Betroffenen nehmen nicht mehr stetig zu und können erst jetzt (!) erfolgreich abnehmen, natürlich bei entsprechendem Essverhalten. Die Leberwerte normalisieren sich und Blähungen und Verstopfungen haben keine Chance mehr und das alles ohne die Einnahme von Medikamenten!

Indikation:

Sodbrennen, Aufstoßen, Magen-/Darmprobleme, Druck im Oberbauch, Verspannung der Zwischenrippenmuskeln u. a.

Position:

In Bauchlage liegt der Pilates-Roller längs unter dem Körper. Das obere Ende des Pilates-Rollers befindet sich exakt am unteren Brustbeinrand (Proc. xyphoideus). Die Handflächen stützen seitlich mit gestreckten Ellbogen auf dem Boden.

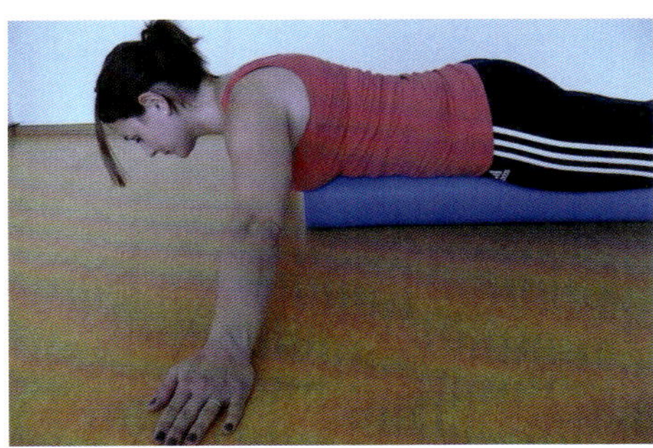

Ausführung:

Beim Ausatmen wird der Druck des Oberkörpers auf den Pilates-Roller erhöht.

Häufige Fehler:

Der Pilates-Roller wird nicht exakt positioniert und der Druck zu hoch gewählt.

Diese Übung bewirkt eine vegetative Stimulation im Bereich des Sonnengeflechts (Plexus solaris) mit Entspannung und Regulierung der Atmung und der Verdauung.

12.2 Mobilisierung der Unterbauchorgane (z. B. Gebärmutter/ Prostata) und des Darms

Indikation:

Schmerzen im Unterbauch, Verdauungsstörungen, Blasenschwäche, menstruelle Beschwerden, Prämenstruelles Syndrom (PMS), verlängerte Blutungen bei der Menstruation, Blasenschwäche, Prostatavergrößerung, Myome im Unterbauch, Blasen-, Gebärmuttersenkung, Kinderlosigkeit durch Gebärmutterkippung, Potenzstörungen, Migräne, Lendenwirbelsäulenschmerzen, venöse Stauungen (Varizen) der Beine u. a.

Position:

In Rückenlage liegt der Pilates-Roller quer unter dem Übergang von Kreuzbein und den unteren Lendenwirbeln. Die Hände halten die angewinkelten Knie.

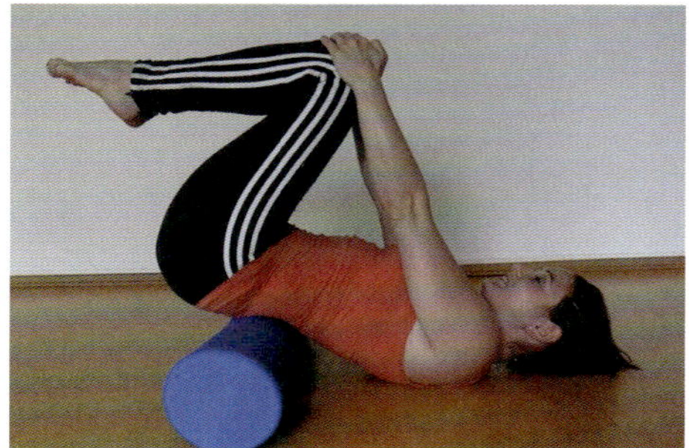

Ausführung:

Die Hände bewegen die Knie steigernd, zunächst mit kleiner, dann mit größerer Amplitude vor und zurück. Die Bauchmuskulatur bleibt entspannt.

Häufige Fehler:

Der Bauch sollte nicht eingezogen werden, sondern im Gegenteil, wenn sich die Beine nach unten bewegen, auch noch herausgedrückt werden.

Variante:

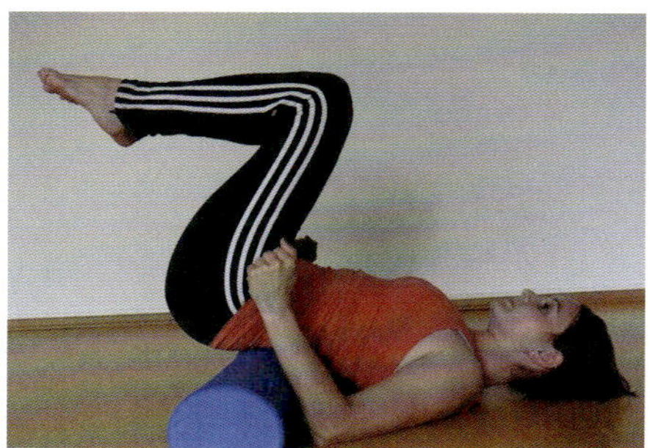

Position:

Die Lage entspricht der Vorübung. Die Beine werden nicht umfasst, sondern die Ellbogen drücken sich an dem Pilates-Roller ab.

Ausführung:

Mit der Kraft der Arme und der Bauchmuskulatur wird das Becken über dem Pilates-Roller vor- und zurückbewegt.

Häufige Fehler:

Die Oberschenkel sollten nur wenige Zentimeter vor die Senkrechte geführt werden. Bitte auf keinen Fall die Beine strecken. Während sich die Beine nach unten/vorne bewegen, wird der Unterbauch maximal herausgedrückt.

Durch die vorgenannten Übungen wird der Unterbauch mit samt den Unterbauchorganen mobilisiert und gesenkte Organe (z. B. Prostata) oder gar gekippte (z. B. Gebärmutter), die sich ins kleine Becken hineingedrückt haben, wieder angehoben und in ihre normale Lage gebracht. Häufig sind falsches Bauchmuskeltraining und unkoordiniertes Bücken der Auslöser für eine Verlagerung der Unterbauchorgane im Becken, ebenso, wie das Vorneigen aus dem Stand mit gestreckten Beinen, auch als Finger-Boden-Abstand-Test bekannt. Häufig finden sich in den Studios Geräte, bei denen das Abknicken des Oberkörpers nach vorne (Wirbelsäulenflexion) die Bewegung einleitet (z. B. beim sogenannten *Rückenstrecker*). Der Sitz ist meist nur mit angewinkelten, engen Beinen möglich. Diese Übungen sind ebenso abträglich für die Unterbauchorgane, wie so manche Übungen im Yoga, bei denen die Beine eng zum Körper geführt werden oder der Oberkörper auf die gestreckten Beine gedrückt wird.

Wer nicht ganz auf diese Übungen verzichten möchte, sollte unbedingt die oben genannten Übungen oder zumindest die „Kobra"-Übung aus dem Yoga zeitnah durchführen, um einer dauerhaften Fehlstellung der Unterbauchorgane entgegenzuwirken.

Sollte ein Sturz auf das Steißbein mit ein Auslöser für die Kompression der Unterbauchorgane sein, müsste diese Läsion von den Fachleuten (Ärzten, Heilpraktikern, Osteopathen) manuell korrigiert werden.

Variante mit dem Band-OM

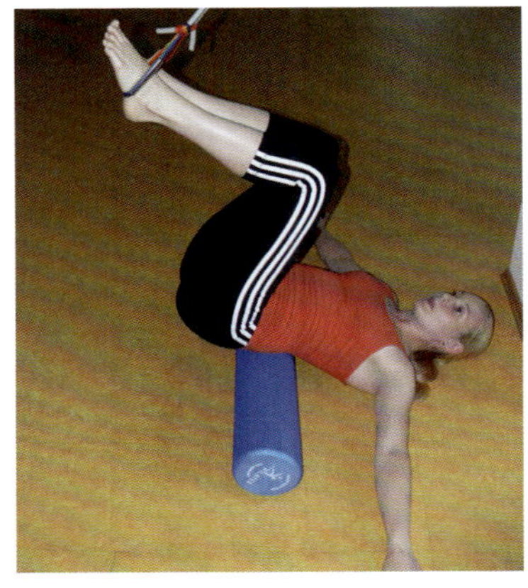

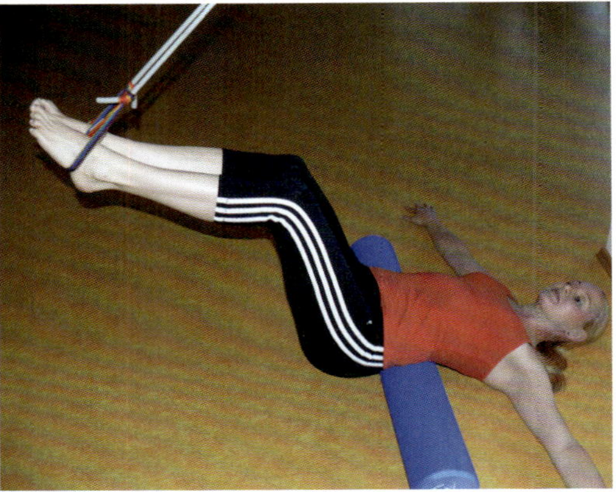

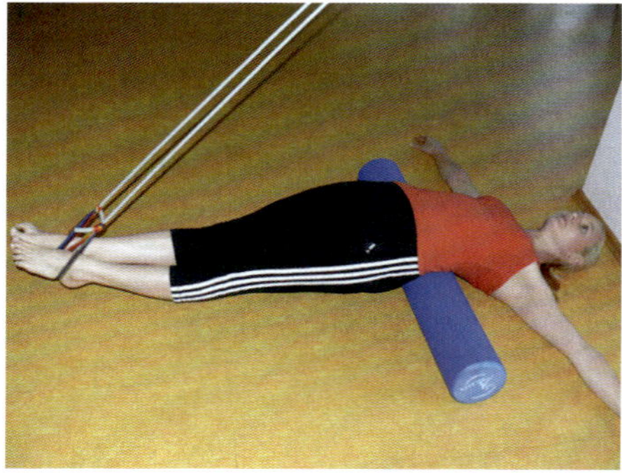

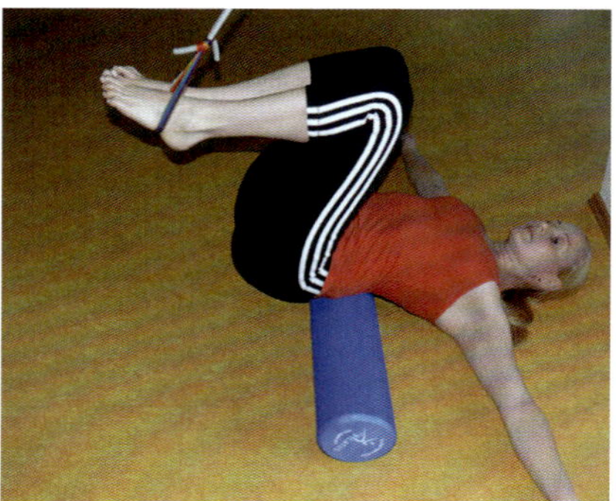

Position:

Der Pilates-Roller liegt quer unter der Lendenwirbelsäule. Die Füße befinden sich in den Schlaufen des Band-OMs. Das Band kann mit einem speziellen Anker an der oberen Türzarge angebracht werden. (Bitte das Abschließen der Tür nicht vergessen!)

Ausführung:

Bei dieser Variante werden die Hüftgelenke so weit gestreckt, bis die Fersen den Boden berühren.

Mithilfe des Bandes dürfen die Beine gestreckt werden. Ansonsten würden die Hüftbeuger zu sehr angespannt. Sie dienen als Gleitlager für die Nieren. Durch unphysiologische Anspannung, z. B. durch die immer noch im Training, trotz gegenteiliger Aufklärung, angewendeten „Klappmesser", können sich die Nieren festsetzen. Gleiches gilt für das Hängen an der Sprossenwand, wenn die Beine gestreckt und zusammen aus der Senkrechte in die Waagerechte geführt werden sollen (eine beliebte Übung im Schulsport, die schon früh die Kinder schädigt). Als Folge treten nicht selten große Probleme im Unterbauch und Rückenschmerzen auf.

Mithilfe der hier aufgeführten Übungen werden die Nieren wieder gelöst und gleichzeitig die Rückenmuskulatur gekräftigt. Im Gegensatz zur Schulmedizin sind in der Osteopathie die frei beweglichen „Wandernieren" nicht pathologisch, sondern extrem gesund!

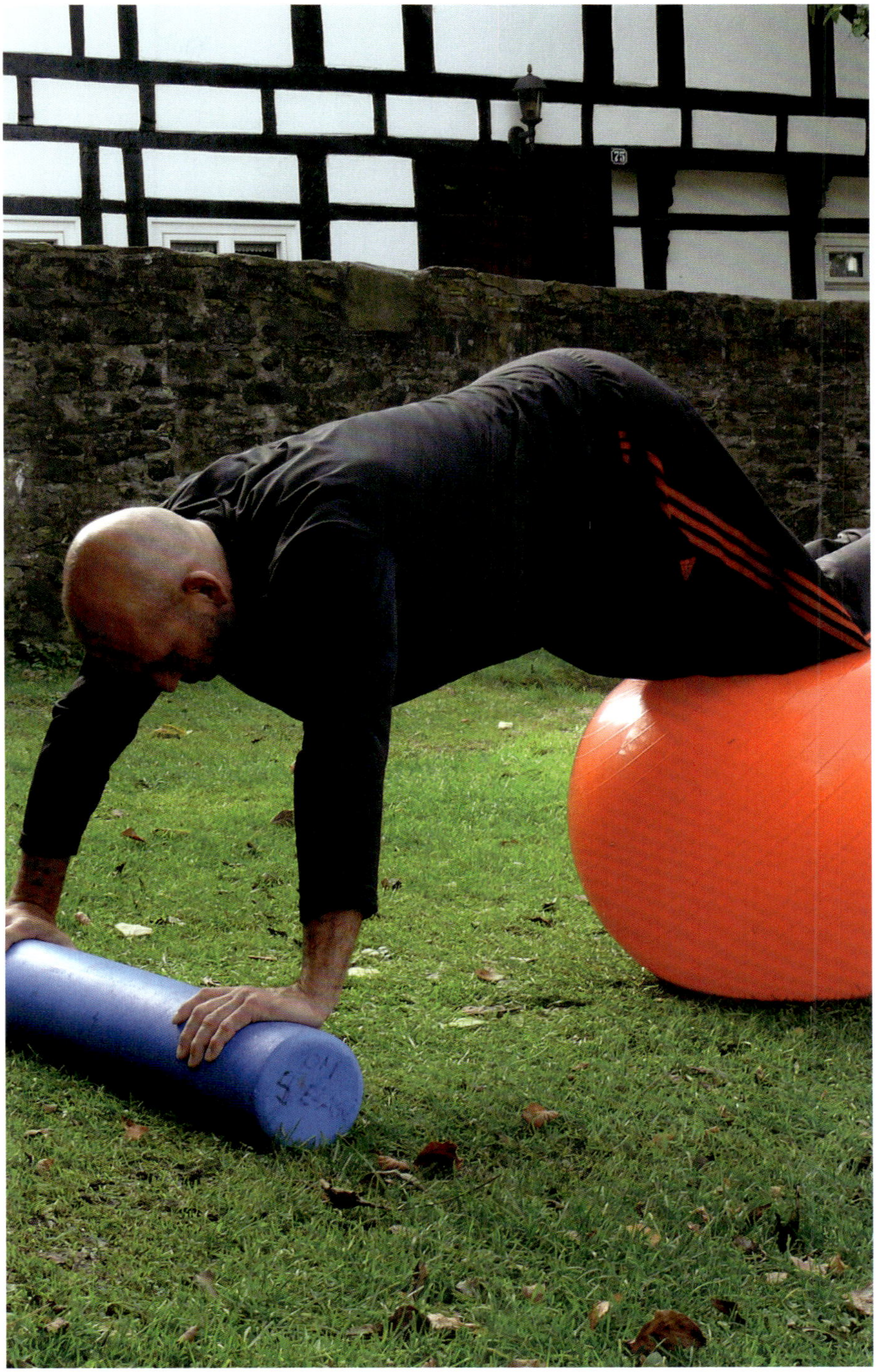

12

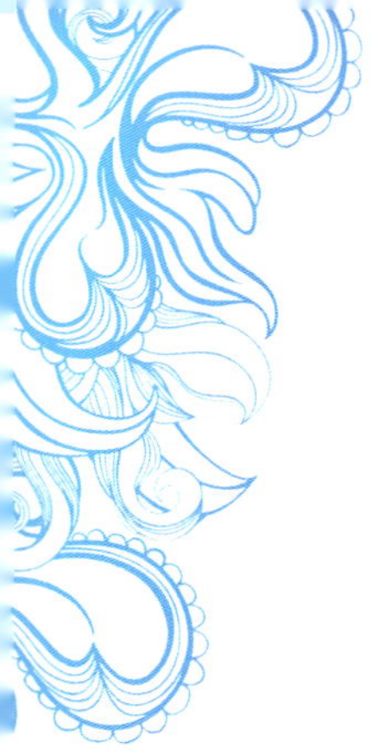

Kapitel 13

ÜBUNGEN FÜR DIE VENEN UND DIE ENTSTAUUNG

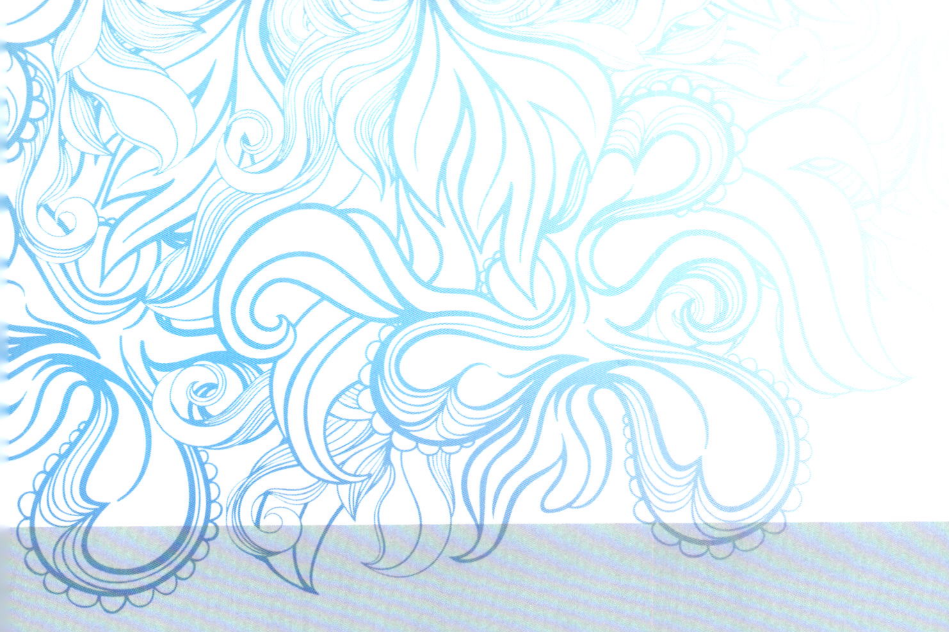

13. Übungen für die Venen und die Entstauung

Mobilisierung der Unterbauchorgane, Beseitigung von venösen Stauungen im kleinen Becken

Indikation:

Venöse Stauungen im kleinen Becken bis in die Beine, Krampfadern (Varizen), geschwollene Beine, Besenreiser, verminderte Beweglichkeit der Unterbauchorgane, Verdauungsprobleme u. a.

Position:

Die untere Lendenwirbelsäule liegt auf dem Pilates-Roller. Die Hände verhindern durch beidseitigen Griff an den Enden ein Verrutschen des Pilates-Rollers.

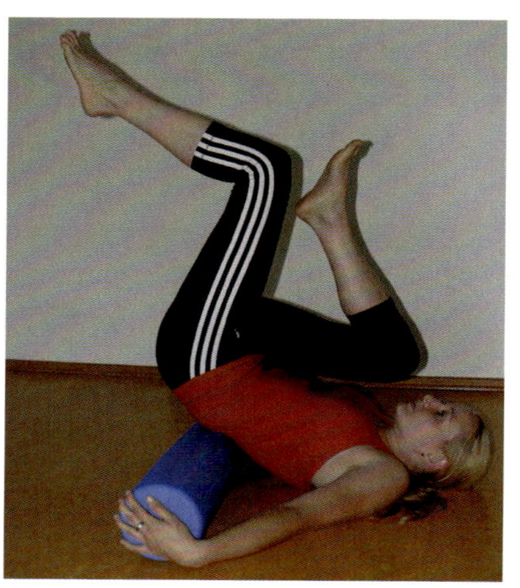

Ausführung:

Abwechselnd werden die Knie so weit wie möglich an den Oberkörper herangeführt und sowohl die Ein- als auch Ausatmung vertieft. Die Bewegungen sollten nicht zu schnell durchgeführt werden. Es empfiehlt sich die Bewegungen so mit der Atmung zu kombinieren, dass jeweils vier Bewegungen, sowohl während der Einatmung als auch während der Ausatmung, vollzogen werden.

Häufige Fehler:

Es wird zu schnell und nicht tief genug geatmet.

Alternative:

Übung mit dem Band-OM. (s. vorheriges Kapitel)

Durch die erhöhte Lage und die Muskelpumpe wird das venöse Blut aus den Beinen zurück zum Herzen transportiert und damit Krampfadern (Varizen) vorgebeugt und bestehende Durchblutungsprobleme verbessert. Diese Übung stellt eine echte Alternative zu Operationen (Venenstripping) und der Einnahme von Medikamenten dar!

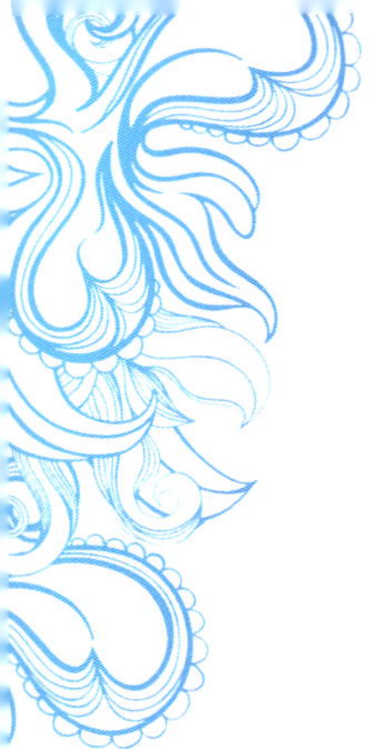

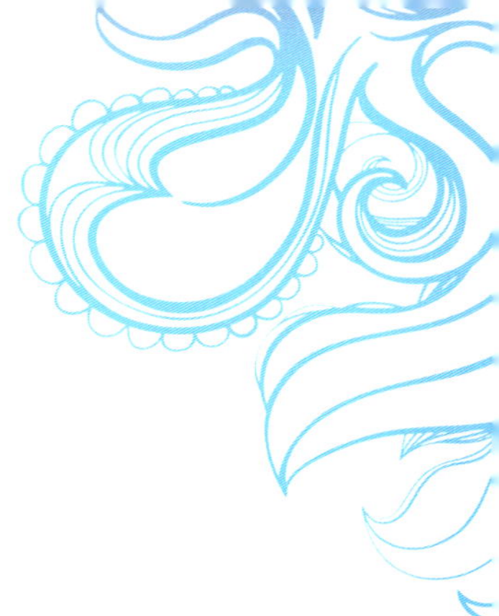

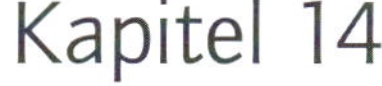

Kapitel 14

FASZIENTECHNIKEN

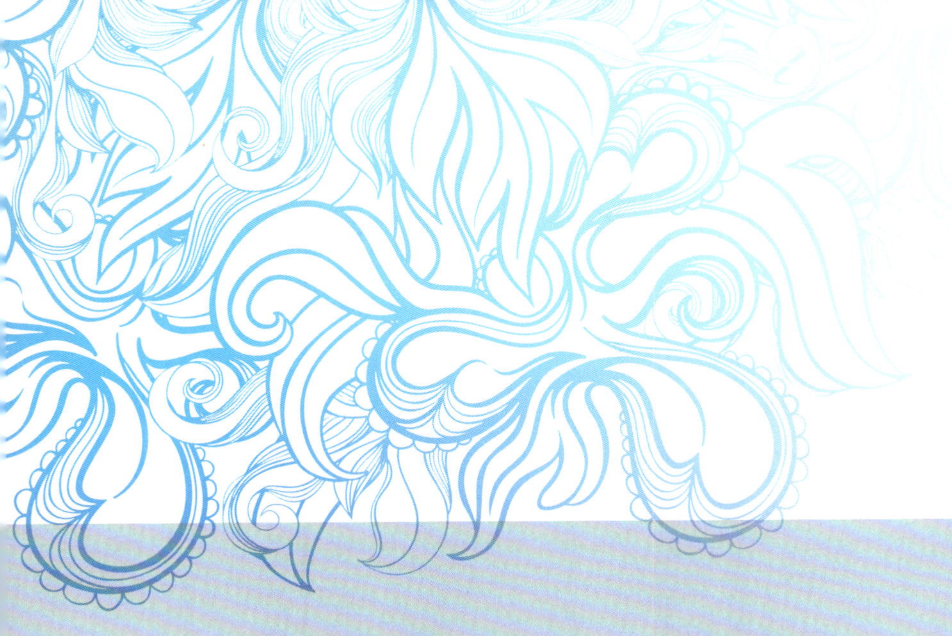

14. Faszientechniken

14.1 Was sind Faszien?

Betrachtet man die bestehende Literatur zu diesem Thema, so wird deutlich, dass innerhalb der medizinischen Literatur der Begriff *Faszie* häufig als Hülle des Muskels verwendet wird. In den Abbildungen der Anatomieatlanten sind die Faszien meistens entfernt, um freie Sicht auf die darunter liegenden Muskeln zu ermöglichen. In der neueren Literatur finden sich häufiger Begriffe wie „Fasziale Ketten", wodurch ange-deutet wird, dass verschiedene Faszien untereinander in Verbindung stehen und somit ein Kontinuum darstellen (vgl. Myers 2010). Dass von veränderten, zum Beispiel verkürzten Muskeln, Bewegungseinschränkungen resultieren, ist allgemein bekannt. Der Blickwinkel richtet sich immer mehr auf Veränderungen der Faszien als Ursache. Darunter fallen z. B. Verklebungen, Verkürzungen, Verdickungen und Mikrotraumatisierungen (kleine Risse). Im Gegensatz zu den Muskeln spricht man den Faszien tendenziell eher plastische Eigenschaften als elastische Eigenschaften zu. Dies ist wohl ein Grund dafür, dass es in diesem Gewebe häufig zu Zerrungen und Rissen kommt. Die osteopathische Sichtweise geht davon aus, dass Faszien Verletzungen/Traumata speichern. Als Folge einer Verletzung und auch durch Überbelastung ausgelöst, besitzt die Faszie die Möglichkeit, auf diese Situation zu reagieren. Sie kann durch zusätzliche Bildung von Bindegewebe verstärkt werden. Leider wird sie dadurch nicht nur kräftiger, sondern auch unbeweglicher, bzw. unelastischer. Wahrscheinlich spielen diese faszialen Bewegungseinschränkungen bei der Entstehung von chronischen Schmerzzuständen des Bewegungsapparats eine große Rolle. Vieles deutet darauf hin, dass bei akuten Schmerzzuständen primär die Muskeln, die entscheidende Rolle spielen, hingegen bei chronischen Schmerzen eher die Faszien. Möglicherweise sind gerade die beschriebenen Veränderungen, Verdickung, Verkürzung und Bewegungseinschränkung für die Aufrechterhaltung von chronischen Schmerzzuständen verantwortlich.

Es sei an dieser Stelle erwähnt, dass, abweichend vom klassischen schulmedizinischen Begriff, Faszie in der Osteopathie von je her weiter gefasst wurde. Es ist nicht nur die bindegewebige Muskelhülle gemeint, sondern eher die Bindegewebshülle allgemein. Hierunter fallen auch Organhüllen, Bauchfell (peritoneum viszerale und parietale), Rip-

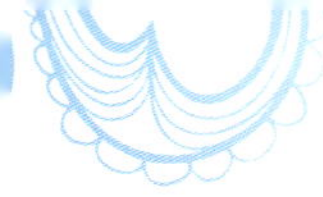

penfell (Pleura viszeralis und parietalis), die Zentralsehne, die sich von der Schädelbasis bis zum Zwerchfell erstreckt, aber auch die harte Hirn- und Rückenmarkshaut (Dura mater cranialis und spinalis). (vgl. Richter, Langer 2006).

An vielen Stellen des Körpers finden sich Übergänge von Muskelhüllen in Richtung Sehnen, sodass eine eindeutige Unterscheidung dieser Strukturen schwierig ist. Gerade auch deshalb, da Bänder häufig verstärkte Bereiche von Faszien darstellen, ist eine klare Abgrenzung der einzelnen Arten von Gewebe oft nicht möglich. Die Bedeutung des Begriffs Faszie wurde daher erweitert auf dem ersten Faszia Research Congress in Boston im Jahr 2007.

Demzufolge meint *Faszie* allgemein eine *Bindegewebshülle*.

Interessant ist im Übrigen die Tatsache, dass Akupunkturpunkte zu über 80 % identisch sind mit Durchtrittsstellen der Trias von Arterie, Vene, Nerv durch die Faszie (vgl. Schleip 2004). Im Klartext bedeutet dies, die meisten Akupunkturpunkte liegen auf Stellen, an denen Nerven und Blutgefäße die Faszie durchdringen.

Der neueren Forschung gelang es zwar, in Faszien glatte Muskelzellen nachzuweisen (zumindest gelang dies bei den großen Faszien (Faszia lata, Faszia thorakolumbalis, Rektusscheide) (vgl. ebd.). Dennoch soll nicht der Eindruck erweckt werden, dass Faszien „trainiert" werden sollen, wie es manchmal von Trainern oder Therapeuten vermittelt wird. Mit den nachfolgenden Übungen werden Faszien behandelt, ihre Beweglichkeit verbessert, Elastizitätsverluste ausgeglichen und dies auch im Hinblick auf bestehende fasziale Ketten, die Probleme aus nahezu allen Regionen des Körpers in andere Bereiche übertragen können (Fernwirkung), einschließlich der Speicherung von psychischen Problemen, sogenannten *energetischen Zysten*, die sich in der Behandlung und durch Übungen in Form von aufkommenden, meist zurückliegenden, belastenden Bildern, häufig verbunden mit Tränen lösen können. Patienten berichten nach Behandlungen ebenfalls häufig von Gefühlen wie „Muskelkater", bei denen es sich aus Sicht der Autoren um fasziale Strukturen handelt.

An dieser Stelle sei auch mit einem weiteren Vorurteil aufgeräumt, dass Faszien immer ganz tiefe Strukturen darstellen und darin ihre Bedeutsamkeit liegt. Tatsache ist, es gibt oberflächliche Faszien und es gibt tiefe Faszien, an vielen Stellen sogar drei Schichten, eine oberflächliche, eine mittlere sowie eine tiefe Schicht. Bedeutsam sind Faszien auf jeden Fall, aber es handelt sich nicht zwangsläufig um tief gelegene Strukturen.

Da Faszien in enger Verbindung zum vegetativen Nervensystem stehen, führt Stress zu faszialen Verkürzungen. Vieles deutet darauf hin, dass dies vor allem dann gilt, wenn der Stress über eine längere Zeit besteht. Auf das vegetative bzw. autonome Nervensystem bezogen, ist hierbei vor allem der Sympathikus von Bedeutung. Hierzu zählen sowohl die Nervenzellen im Bereich der Brustwirbelsäule als auch einige Stresshormone, die in der Nebenniere gebildet werden (z. B. Adrenalin).

Für die Behandlung der Faszien bedeutet dies, dass gerade die Einflüsse des Sympathikus ausgeschaltet bzw. minimiert werden sollen, indem dem faszialen Gewebe die zur Entspannung notwendige Zeit gegeben wird. Das Verhalten sollte eher passiv sein, bis zu spüren ist, dass das Gewebe unter dem Behandlungsdruck „weicher" wird. Dies geschieht häufig genau dann nicht, wenn bei den Übungen der Druck auf dem Pilates-Roller zu hoch gewählt wird, um eventuell Behandlungs- oder Trainingszeiten zu verkürzen. Das fasziale Gewebe erhält dann nicht die zur Reaktion notwendige Zeit. Das vegetative Nervensystem lässt sich eben nicht willkürlich ansteuern.

14.2 Übersicht über Strukturen des Körpers mit faszialem Gewebe

Diese Auflistung soll einen orientierenden Überblick geben, erhebt aber keinen Anspruch auf Vollständigkeit:

Muskulatur:	- Umhüllung, Abgrenzung, Verbindung, es entstehen Septen
Knochen:	- die äußere Umhüllung, das Periost stellt eine Faszie dar und steht in enger Verbindung mit den muskelumhüllenden Faszien. Diese setzen ebenfalls am Knochen an und bilden sogenannte *Septen* und *Kompartimente*.
Gelenke:	Innenhaut, Membrana synovialis

Bauchraum:	- inneres und äußeres Blatt des Bauchfells, Peritoneum (zweiblättrig) - Organhüllen - Leitstrukturen für organversorgende Strukturen, sogenannte *Mesos* (bandartige Strukturen)
Brustraum:	- Pleura viszeralis und parietalis (zweiblättrig, Lungenfell bzw. Rippenfell) - die sogennante *Zentralsehne*, die die Schädelbasis mit dem Zwerchfell verbindet, hierzu zählt ebenfalls die Speiseröhre - die Umhüllung des Herzens, das Perikard
Gefäßsystem:	- die äußere Schicht von Arterien, die Adventitia gilt als fasziale Umhüllung
Rückenmark:	- die tiefstgelegene Faszie unseres Körpers stellt die äußerste Umhüllung des Rückenmarks, die Dura mater spinalis, dar
Gehirn:	- Dura mater cranialis, die harte Hirnhaut kleidet das Innere des Schädels zweiblättrig aus - Falx cerebri, sie unterteilt das Großhirn in zwei Hemispheren - Falx cerebelli, sie unterteilt das Kleinhirn in zwei Hemispheren - Tentorium cerebelli, liegt wie ein Dach über dem Kleinhirn und trennt dieses vom Großhirn - Tentorium hypophysii, bedeckt die Hypophyse (Hormondrüse im Bereich der Schädelbasis)

14.3 Faszien als Speicher

Vieles deutet darauf hin, dass Faszien in der Lage sind, diverse Stoffwechselprodukte zu speichern. Hierzu zählen beispielsweise Säuren und Kalksalze. Diese werden in die wasserbindende Grundstruktur der Faszie eingelagert. Verweilen sie hier zu lange und in zu starker Konzentration, so können Veränderungen, wie Verdickungen und Elastizitätsverlust der Faszie die Folge sein. Diese chemischen Überbelastungen kommen sozusagen zu bestehenden mechanischen Überbelastungen hinzu. In der Summe wirken sie dann für die Betroffenen häufig unerträglich und bilden die Grundlage für den bestehenden Leidensdruck. Chronische Erkrankungen sind in vielen Fällen die Folge. Schon vor einiger Zeit entdeckte der österreichische Arzt Alfred Pischinger (1899-1983) die Bedeutung der interzellulären Matrix, also des Zwischenzellraums, für die Entstehung von Krankheiten. Der nach ihm benannte, sogenannte *Pischinger-Raum* stellt demnach die Grundlage für den ständigen Informationsaustausch zwischen den Zellen dar. Verweilen in diesem Raum beispielsweise zu viele Eiweißmoleküle, so finden strukturelle Gewebeveränderungen statt, die die notwendigen Filterfunktionen einschränken. Die Folge sind Fehlregulationen, die der Körper ab einem bestimmten Punkt von selbst nicht mehr ausgleichen kann. Schäden am Gewebe und Erkrankungen treten auf. Letztendlich verliert der Körper die Fähigkeit zur Autoregulation.

Die Folgen sind in vielen Fällen Leistungsminderung, Schlafstörungen, Verstimmungen, Angst und Depression. Als sichtbare Veränderung sei die Cellulitis genannt.

Eine Verbesserung der Eigenregulation wird durch die fasziale Behandlung mit dem Pilates-Roller plus ausreichender Wasserzufuhr und Vermeidung von übermäßigem Konsum von sauer verstoffwechselten Nahrungsmitteln erreicht. Hierzu zählen Zucker, Fleisch, Kaffee, Alkohol. Es mag überraschen, dass Zucker sauer verstoffwechselt wird, also ein „Säurelocker" ist.

Es sollte grundsätzlich eine Unterscheidung getroffen werden zwischen Nahrungsmitteln allgemein und Lebensmitteln, im Sinne von lebensnotwendig, wichtig und erhaltend für den Organismus.

14.4 Ausführung der Techniken zur faszialen Behandlung

Hierbei ist es besonders wichtig, in richtigem Maße zu dosieren. Unter Druck, der nicht zu schmerzhaft sein sollte, werden die Faszien mit dem Pilates-Roller behandelt. Bei entsprechendem Behandlungsdruck resultiert eine Entspannung der Faszie. Diese Entspannung ist allerdings nicht zu forcieren, d. h., es empfiehlt sich, mit einem eher geringen Druck zu beginnen, und dem Gewebe Zeit zur Entspannung, bzw. Anpassung zu geben. Im Grunde stehen grundsätzlich zwei Möglichkeiten der faszialen Behandlung zur Verfügung. Zum einen können Faszien ausgerollt werden, d. h. es werden Faszien über dem Pilates-Roller bewegt, wobei die Bewegung insgesamt relativ langsam ausfallen sollte. Am ehesten trifft der Begriff „Zeitlupentempo" zu. Zum anderen besteht die Möglichkeit darin, dass insbesondere an auffälligen, also schmerzhaften Stellen, die Bewegung gestoppt wird und einige Sekunden an dieser Stelle, unter Aufrechterhaltung eines nicht zu unangenehmen Behandlungsdrucks, verweilt wird. Im optimalen Fall ist zu spüren, wie das zunächst empfindliche Gewebe unter der Behandlung unempfindlicher wird.

Grundsätzlich gilt auch hier,

„zwischen etwas zu viel und etwas zu wenig, ist genau richtig."

Woran ist zu spüren, dass die Behandlung etwas überdosiert wurde?

Dies ist am ehesten daran zu merken, dass am nächsten Tag ein Muskelkater ähnliches Gefühl zu spüren ist. Dies liegt daran, dass unter der Faszie die Muskulatur reagiert. Bei leichtem Muskelkater am nächsten Tag kann die Behandlung unter etwas geringerem Druck und etwas verkürzter fortgesetzt werden. Bei stärkerem Muskelkater sollte mindestens ein Tag Pause eingelegt werden.

Sollte am nächsten Tag nichts dergleichen zu beobachten sein, besteht die Möglichkeit, in kleinen Schritten die Intensität zu steigern.

Im Folgenden sind einige Muskeln und deren Faszien aufgelistet, die für Störungen anfällig sind. Es empfiehlt sich, zunächst im Rahmen einer Probebehandlung die jeweilige Struktur wahrzunehmen und ein Gefühl für den möglichen Behandlungsdruck zu bekommen. Vielleicht lassen sich bereits bei einer derartigen Probebehandlung einzelne Bereiche oder kleinere Stellen lokalisieren, die vergleichsweise empfindlicher reagieren. Möglicherweise sind Unterschiede im Links-rechts-Vergleich festzustellen. Derartige Dinge sind zur Kenntnis zu nehmen, ohne bereits jetzt bewertet zu werden, bzw. bereits an dieser Stelle zu viel in die Körperwahrnehmung hineinzuinterpretieren. Nach einigen Behandlungseinheiten kann die Situation bereits völlig anders aussehen. Es sollte die Möglichkeit wahrgenommen werden, durch diese Techniken den Körper besser kennenzulernen, ein Gefühl für die Einheit von Muskel und Faszie, für die myofaszialen Strukturen zu erhalten. Es sollte allerdings nicht der Fehler begangen werden, in kritische Selbstbeobachtung zu verfallen, anstatt in den Körper hineinzuhorchen und von myofaszialen Reaktionen zu profitieren. Logischerweise werden durch die folgenden Techniken Regionen unseres Körpers, und damit auch Empfindlichkeiten, wahrgenommen, die in dieser Form bisher meist nicht bekannt waren. Durch die entsprechenden Übungen wird der Körper in die Lage versetzt, zu regenerieren und sich selbst zu regulieren. Es besteht kein Anlass zur Hypochondrie, nur weil empfindliche Strukturen ermittelt und wahrgenommen werden, und dies möglicherweise ungewohnt erscheint.

Die Folgen von Fehl- und Überbelastungen, die zum Teil über mehrere Jahre bestehen, lassen sich selbstverständlich nicht innerhalb von drei Tagen vollständig beseitigen. Von daher sei daran erinnert, dass der Körper Zeit zur Anpassung benötigt. Fehlende Geduld vonseiten des Anwenders sollte nicht durch gesteigerte Intensität kompensiert werden, frei nach dem Motto:

„Wenn es nicht weh tut, dann wirkt es auch nicht."

Stattdessen ist es nicht der Anwender der Übungen, der mit seinem Bewusstsein entscheidet, wann das Gewebe entspannt und wann eine Reaktion in den Faszien erfolgt, sondern dies geschieht durch den Körper. Häufig genau dann nicht, wenn eine Reaktion erzwungen werden soll, häufig allerdings dann, wenn dies gerade nicht erwartet wird. Die Konzentration sollte bei der Anwendung der beschriebenen Übungen auf dem Wesentlichen liegen. In diesem Fall eben auf der Wahrnehmung der zu behandelnden Strukturen, im Hinblick auf Spannung, Empfindlichkeit, Schmerzhaftigkeit und Seitendifferenz. Hierzu ist die gesamte Aufmerksamkeit notwendig. Aus diesem Grund sollten diese Übungen nicht nebenbei, wie zum Beispiel beim Fernsehen erfolgen. Multitasking ist an dieser Stelle sicherlich fehl am Platze. Im Übrigen stellt nach Auffassung neuester Forschung das myofasziale System (Muskulatur und Faszie) das größte Sinnesorgan des Körpers dar (vgl. Schleip 2004).

Somit liegt die Vermutung nahe, dass diese Kanäle der Wahrnehmung mehr Afferenzen als Auge, Gehör etc. liefern.

Während der Anwender auf eine Entspannung des Gewebes wartet und sich passiv verhält, kann von außen betrachtet der Eindruck von Faulheit oder mangelndem Ehrgeiz entstehen. In diesem Zusammenhang ist allerdings Passivität nicht mit Faulheit zu verwechseln, sondern eher zu sehen als Handeln durch Nicht-Tun. Dies entspricht dem taoistischen Prinzip des Wu Wei.

„Lieber nichts tun, als mit viel Anstrengung nichts erreichen"

14.5 Übungen

Tractus iliotibialis

Indikation:

Schmerzen und Spannungsgefühl an einem breiten Faserzug (Fascia latae) der Oberschenkelaußenseite.

a) Einfache Variante

Position:

Der Körper wird seitlich mit beiden Händen und dem Fuß des oberen, angewinkelten Beines abgestützt. Der Pilates-Roller befindet sich seitlich, unter dem Oberschenkel und unterhalb des großen Rollhügels (Trochanter major).

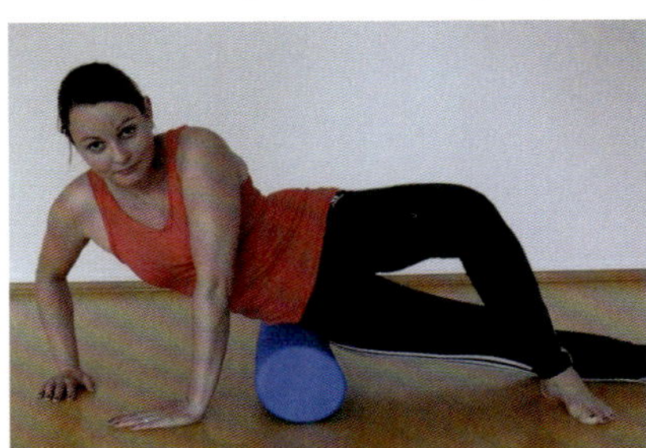

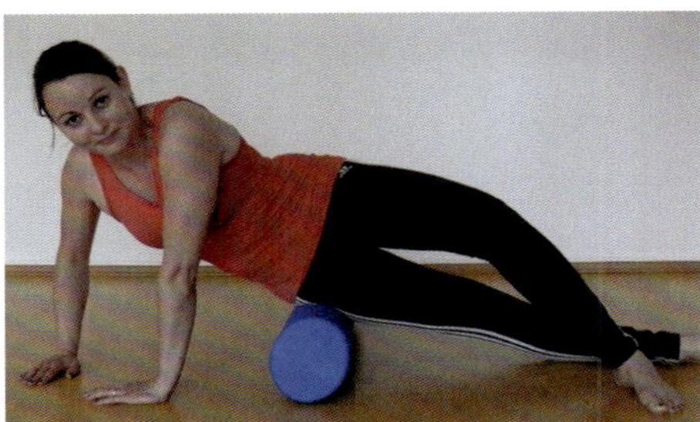

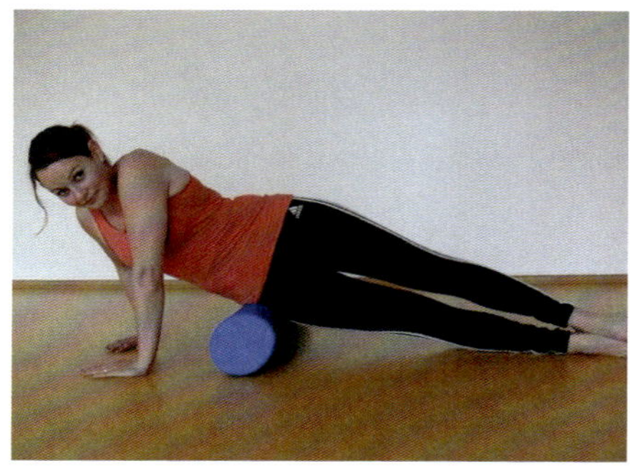

Ausführung:

Unter Aufrechterhaltung eines konstanten Drucks wird der seitliche Oberschenkel in seiner gesamten Länge über dem Pilates-Roller bewegt. Durch das seitliche Abstützen über die Arme und den Fuß der Gegenseite ist eine Dosierung des Behandlungsdrucks möglich.

b) Komplexe Variante

Position:

Beide Beine sind gestreckt, die Füße haben keinen Kontakt mit dem Boden.

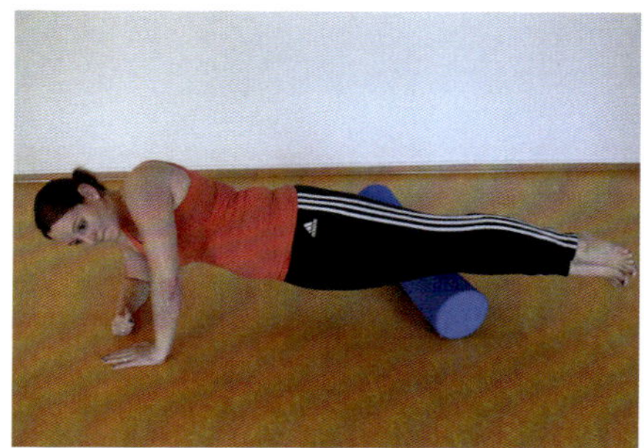

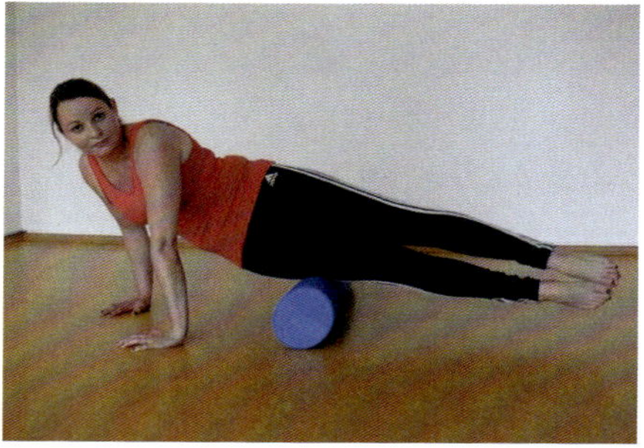

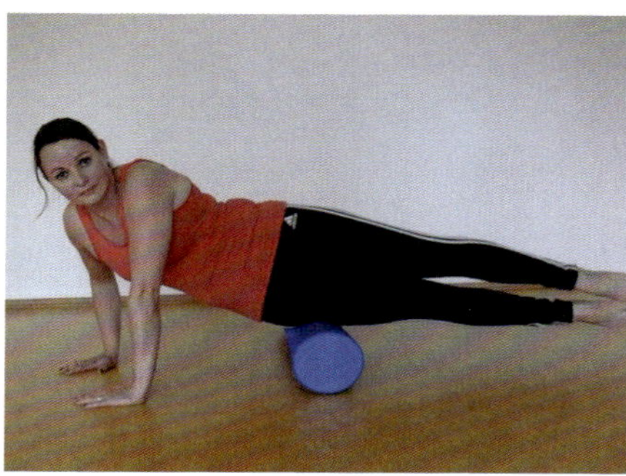

Ausführung:

Wie oben. Insgesamt ist diese Variante deutlich anspruchsvoller, allerdings auch deutlich anstrengender, was eine längere Ausführung einschränkt.

M . quadriceps

Indikation:

Schmerzen und Spannungsgefühl auf der Oberschenkelvorderseite mit den Faszien des vierköpfigen Oberschenkelmuskels, der in die Endsehne (Tuberositas tibiae) mit der Einbettung der Kniescheibe übergeht.

a) Einseitige Variante

Position:

Im Unteramstütz liegt der Pilates-Roller unter der Oberschenkelvorderseite des zu behandelnden Beines. Das andere Bein ist im Knie- und Hüftgelenk gebeugt und liegt neben dem Pilates-Roller.

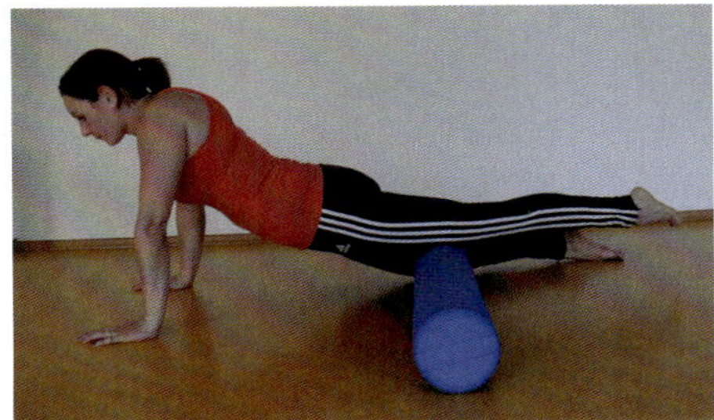

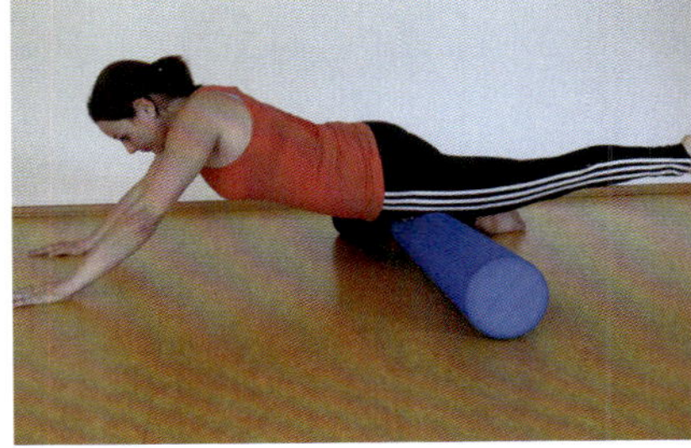

Ausführung:

Der Pilates-Roller wird auf der Oberschenkelvorderseite bis an den Bereich oberhalb der Kniescheibe vor- und zurückgerollt.

b) Beidseitige Variante

Position:

Beide Oberschenkel liegen auf dem Pilates-Roller. Die Knie- und Hüftgelenke sind gestreckt.

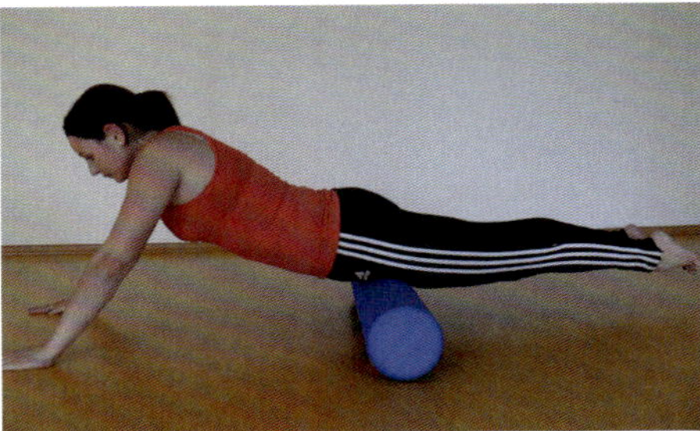

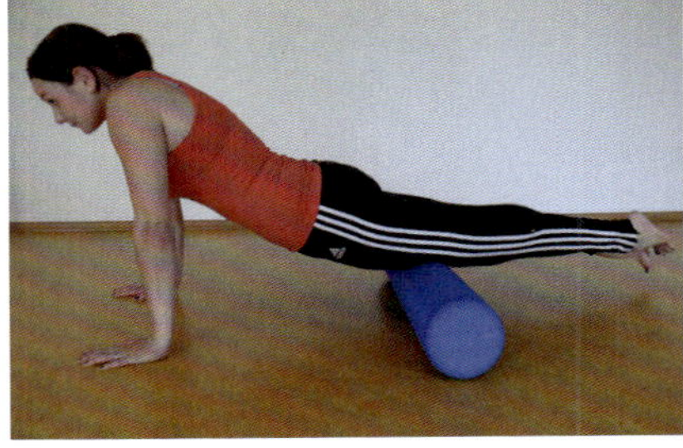

c) Variante Unterarmstütz

Position:

Das Stützen des Arms erfolgt auf dem gesamten Unterarm (Ellbogenstütz).

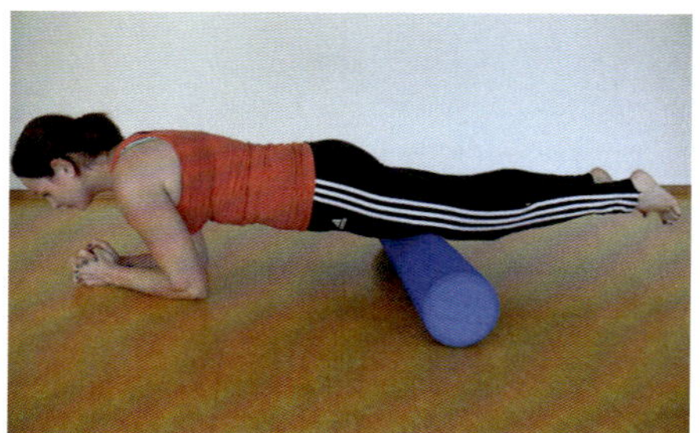

Oberschenkelrückseite

Indikation:

Schmerzen und Spannungsgefühl in den Faszien der ischiokruralen Muskulatur.

a) Einseitige Variante

Position:

Das zu behandelnde Bein liegt gestreckt auf dem Pilates-Roller. Das andere Bein ist

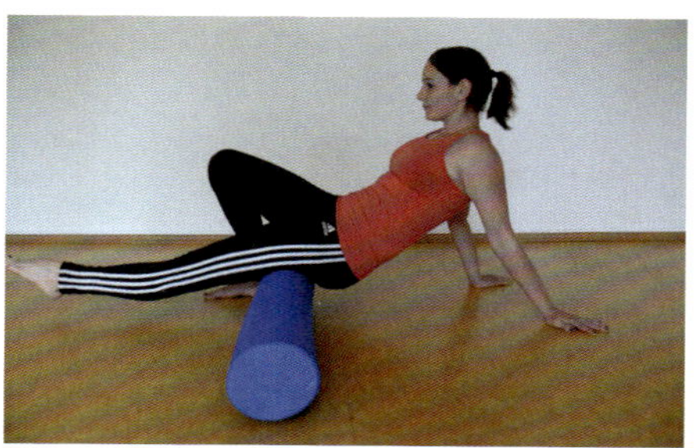

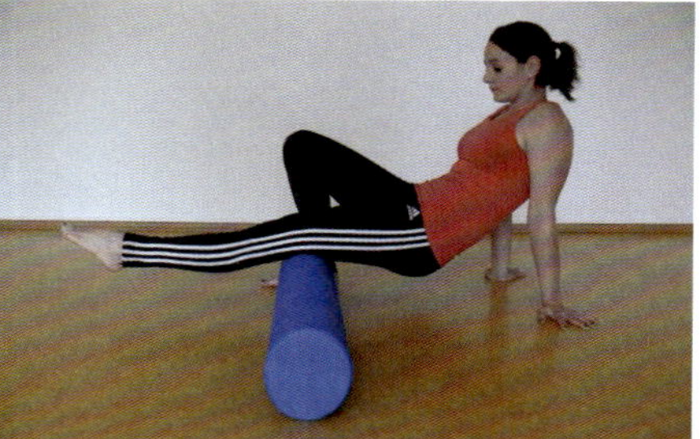

neben dem Pilates-Roller aufgestellt, der Fuß befindet sich auf dem Boden.

Ausführung:

Durch das Beugen und Strecken des aufgestellten Beines wird der Pilates-Roller unter dem Oberschenkel vom Gesäß bis zur Kniekehle vor- und zurückgerollt.

b) Beidseitige Variante

Position:

Beide Beine liegen auf dem Pilates-Roller.

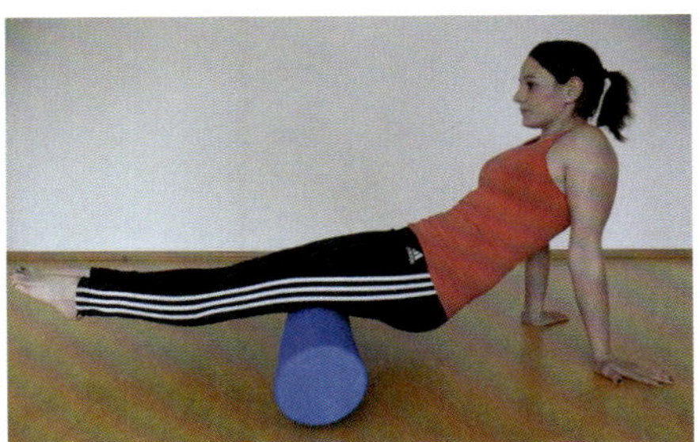

Ausführung:

Durch ein kräftiges Vorbeugen und Strecken des Rumpfs mit konzentrischer und exzentrischer Anspannung der Hüftbeuger wird der Pilates-Roller unter den Oberschenkeln vom Gesäß bis zur Kniekehle vor- und zurückgerollt.

Wade

Indikation:

Schmerzen und Spannungsgefühl in den Faszien der Wadenmuskeln (M. gastrocnemius und soleus). 14

a) Einseitige Variante

Position:

Der Körper wird rücklings auf den Händen mit gestreckten Armen und dem Fuß mit angewinkeltem Bein abgestützt. Die zu behandelnde Wade liegt auf dem Pilates-Roller mit gestrecktem oder angezogenem Fuß.

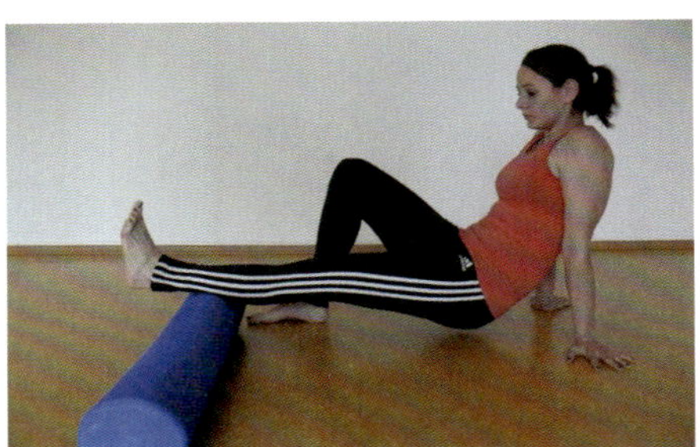

Ausführung:

Durch das Beugen und Strecken des Knies des aufgestellten, stützenden Beins wird die aufliegende Unterschenkelrückseite auf dem Pilates-Roller mit der gesamten Wadenmuskulatur vor- und zurückgerollt.

Achtung: Der Bereich der Achillessehne kann bei Bedarf auch mitgerollt werden, aber es sollte ein deutlich geringerer Auflagedruck verwendet werden!

b) Beidseitige Variante

Position:

Beide Waden liegen auf dem Pilates-Roller.

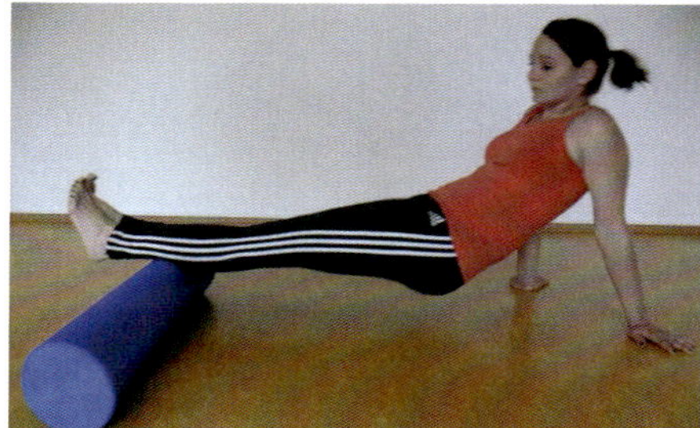

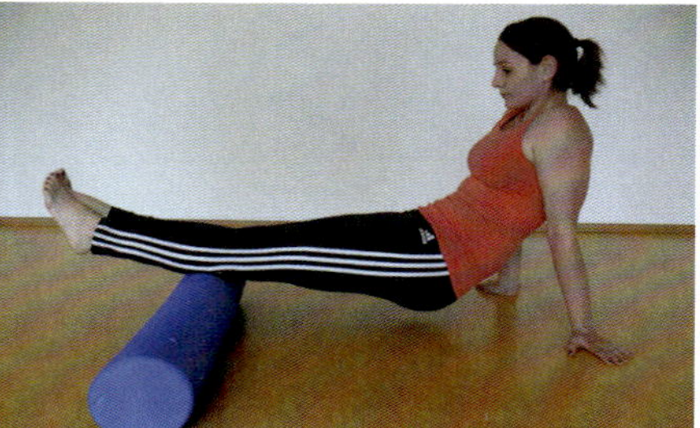

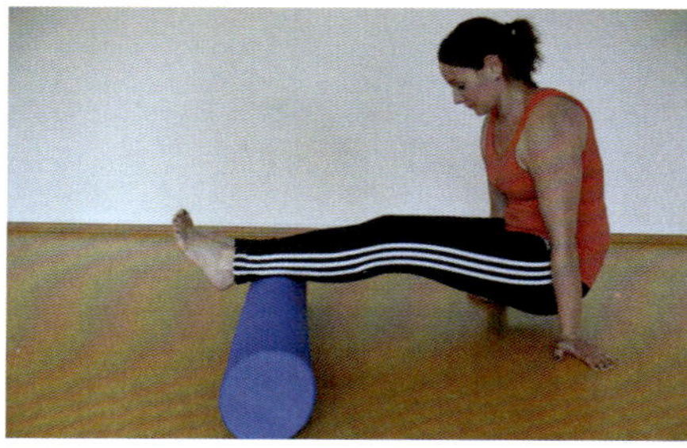

Ausführung:

Durch das Beugen und Strecken beider Knie werden die Waden vor- und zurückgerollt.

Achtung: Die Achillessehnen sollten unbedingt ausgespart werden, da eine Dosierung durch die Auflage des gesamten Körpergewichts nur schwer möglich ist.

Fußheber

Indikation:

Schmerzen und Spannungsgefühl an der Schienbeinvorderseite.

a) Beidseitige Variante

Position:

Wie im Vierfüßlerstand liegen die Unterschenkel mit dem seitlichen Anteil (nicht dem Schienbeinknochen) auf dem Pilates-Roller. Die gestreckten Arme stützen unterhalb der Schultern den Körper auf dem Boden.

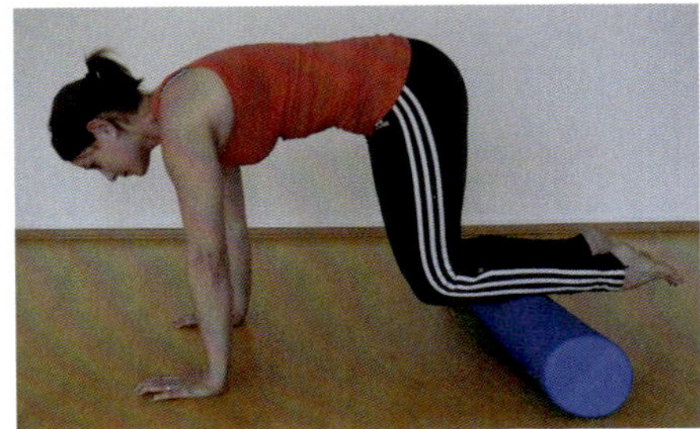

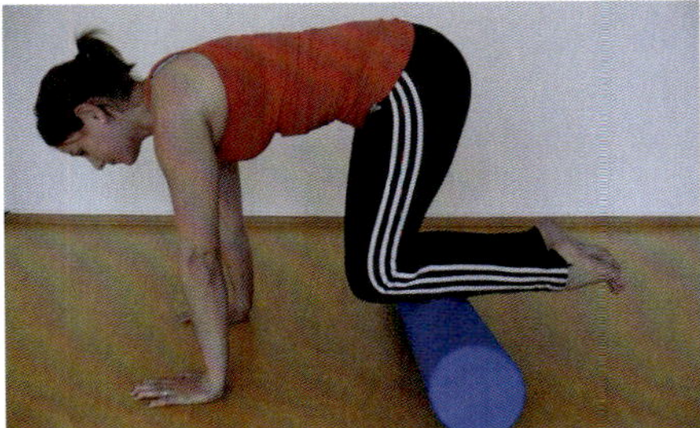

Ausführung:

Durch das Beugen und Strecken in den Hüften und Knien werden die Unterschenkel außen neben dem Schienbein (auf dem M. tibialis anterior) auf dem Pilates-Roller mit 14
beiden Beinen vor- und zurückbewegt.

b) Einseitige Variante

Position:

Im halben Kniestand oder im Vierfüßlerstand liegt der zu behandelnde Unterschenkel wie oben auf dem Pilates-Roller auf.

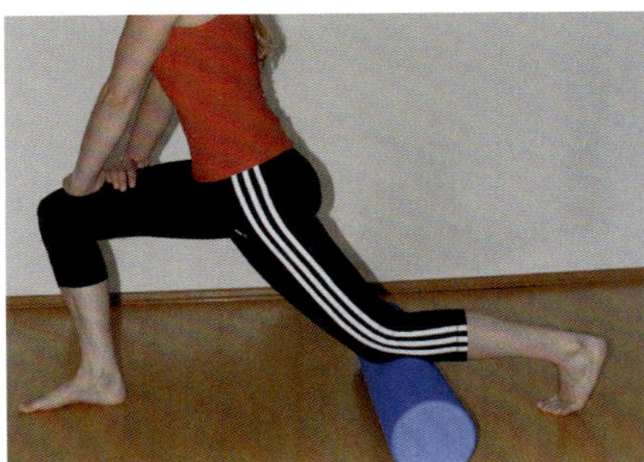

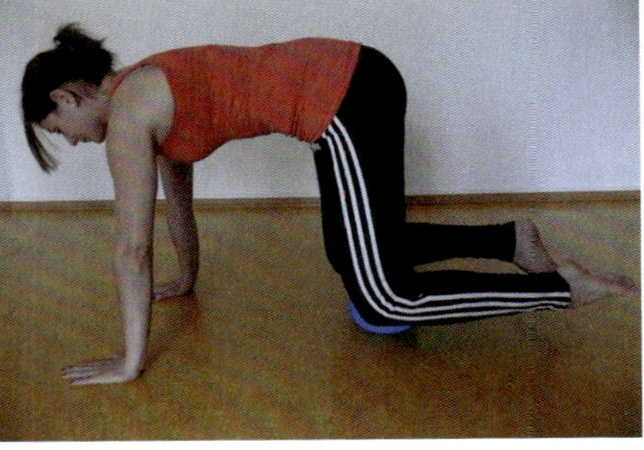

M. piriformis

Indikation:

Spannungsschmerz im äußeren Drittel des Gesäßes mit Irritation des Ischiasnervs, unter Umständen mit Ausstrahlung in das Bein.

Position:

Beide Arme und ein Bein stützen sich auf dem Boden ab. Der Pilates-Roller befindet sich seitlich am Becken/Gesäß der zu behandelnden Seite des übergeschlagenen Beins.

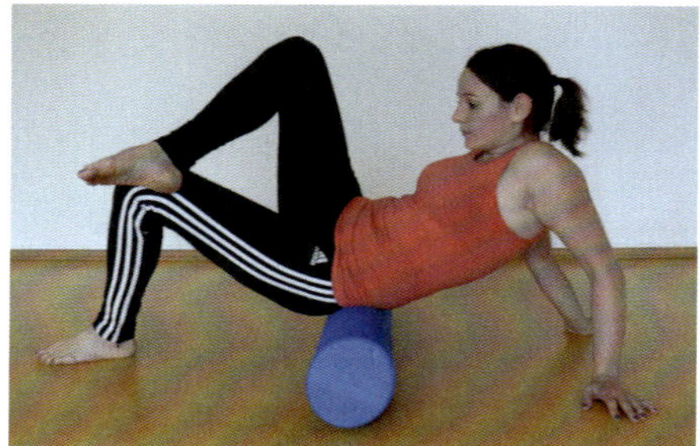

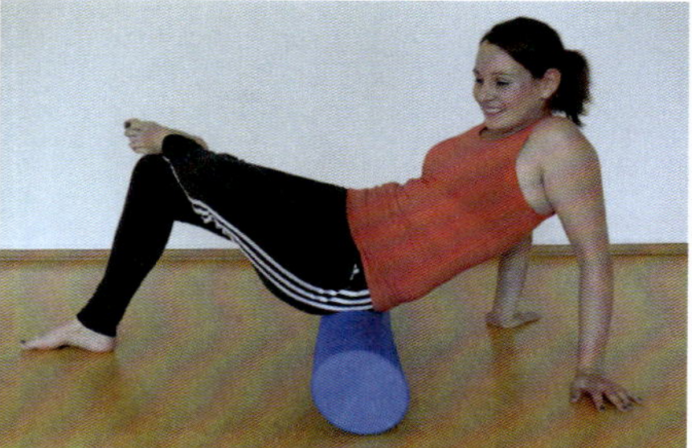

Ausführung:

Das Vor- und Zurückrollen erfolgt um einen relativ kleinen, zur Schmerzhaftigkeit neigenden Punkt. Es handelt sich um die Durchtrittstelle, die sogenannte *Loge*, des *Ischiasnervs* durch den M. piriformis. Im Verlauf der Behandlung sollte die Empfindlichkeit abnehmen, ansonsten ist der Druck zu stark.

Innere Oberschenkelmuskeln (Adduktoren)

Indikation:

Schmerzen und Spannungsgefühl auf den Adduktoren und/oder in der Leiste.

Position:

Die Ausgangsstellung ist die Seitenlage. Der Oberkörper wird wahlweise mit den Armen angewinkelt oder gestreckt abgestützt. Das stützende Bein befindet sich entweder vor oder hinter dem quer liegenden Pilates-Roller.

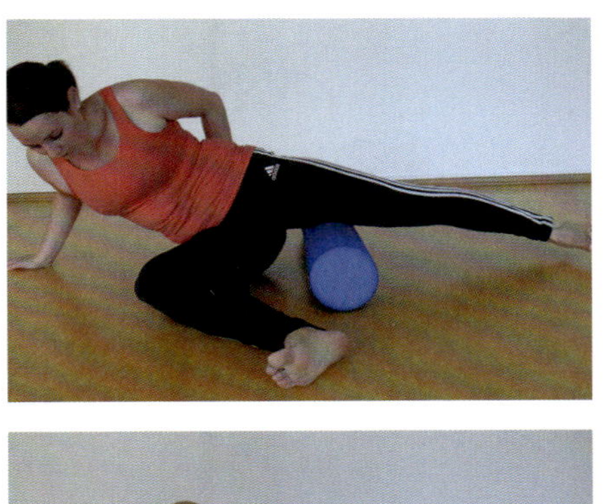
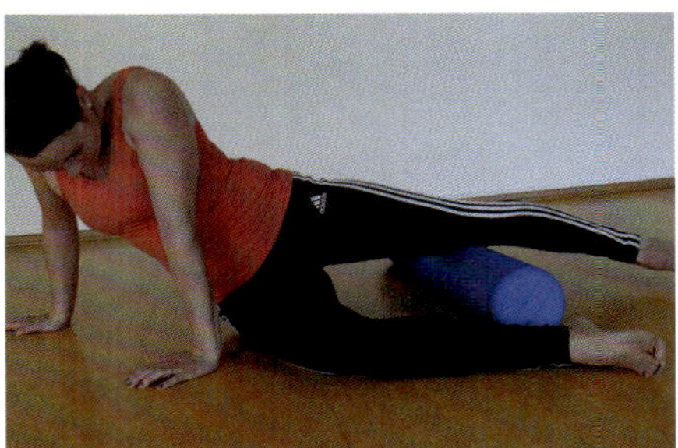
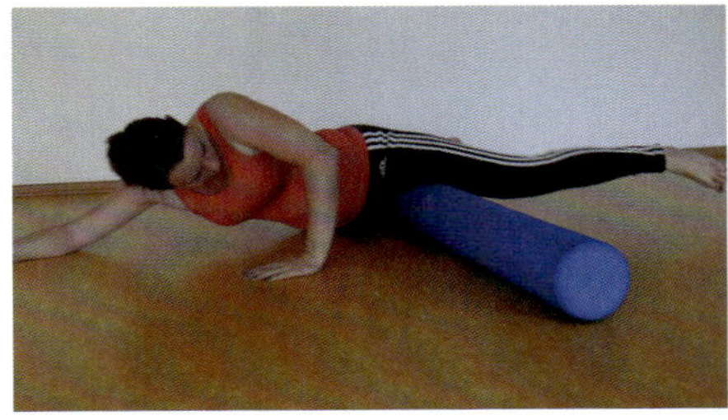
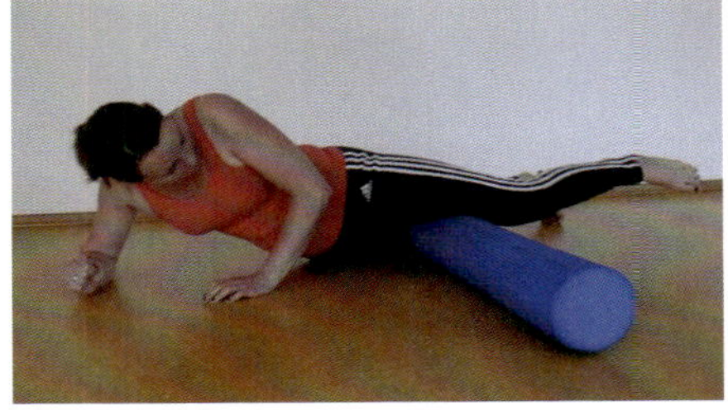

Ausführung:

Behandelt wird der gesamte innere Oberschenkel mit einer Gruppe von myofaszialen Strukturen, die teilweise von gemeinsamen Faszien umgeben sind. Teilweise besitzen sie eigene Faszien. Von daher stellen sich Bereiche mit unterschiedlichster Spannung dar. Hierbei ist zu beachten, dass es sich um eine insgesamt eher empfindliche Struktur handelt. Zu den inneren Oberschenkelmuskeln zählen: M. adduktor brevis („kurzer Schenkelanzieher"), M. adduktor longus („langer Schenkelanzieher"), M. adduktor magnus („großer Schenkelanzieher"), M. gracilis („schlanker Muskel"), M. sartorius („Schneidermuskel"). 14

Rückenstrecker, unterer Teil

Indikation:

Spannungsschmerzen entlang der Wirbelsäule.

Insbesondere in diesem Bereich finden sich starke fasziale Züge. Im Unterschied zu den Übungen aus dem Kapitel zur Mobilisierung, geht es hierbei um die Behandlung der Faszien, obwohl sich die dargestellten Ausgangsstellungen ähneln.

Position:

In Rückenlage befindet sich der Pilates-Roller quer oberhalb des Beckens auf der Muskulatur der Rückenstrecker. Die Beine sind angewinkelt. Die Ellbogen stützen sich entweder an dem Pilates-Roller ab oder umfassen die gebeugten Knie.

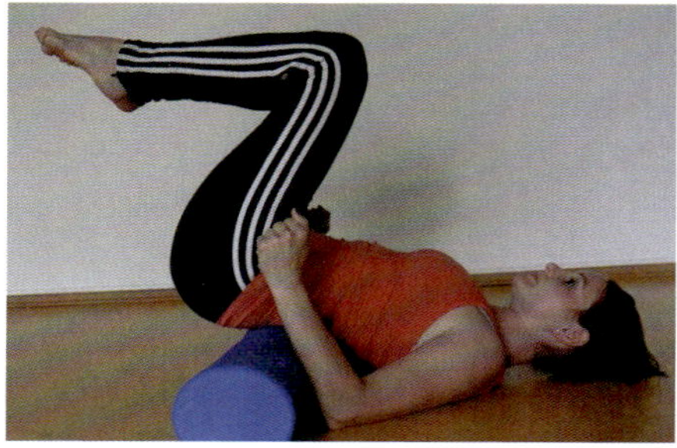

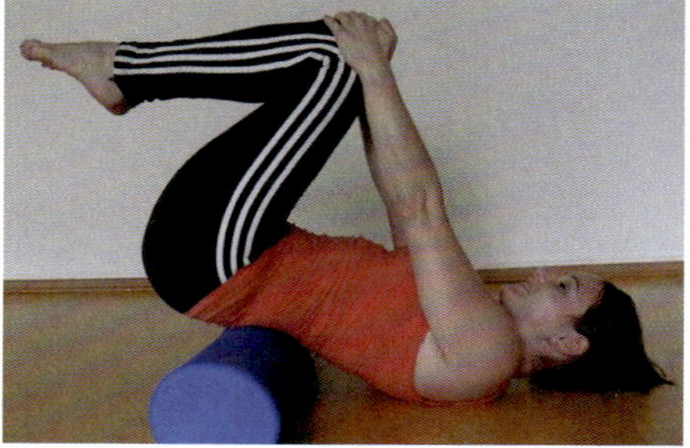

Ausführung:

Die Lendenwirbel werden entweder aktiv gebeugt und gestreckt oder die Bewegung wird durch das Heranziehen und Strecken der Arme auf den Knien eingeleitet.

Rückenstrecker, mittlerer Teil

Position:

In Rückenlage mit angestellten Beinen befindet sich der Pilates-Roller quer auf den Rückenstreckern im Bereich der Hauptrundung der Brustwirbelsäule. Die Hände unterstützen gefaltet die Halswirbelsäule. Die Ellbogen werden entweder nach vorne oder außen geführt.

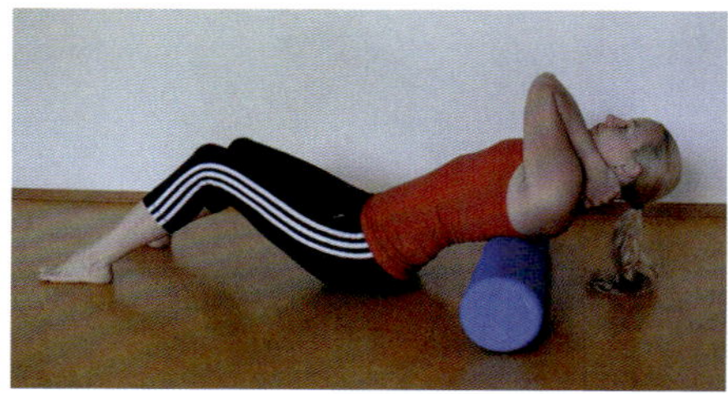

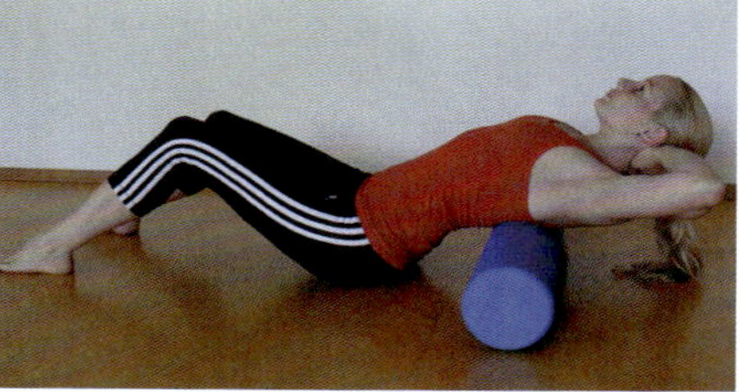

Ausführung:

Durch das Anheben des Gesäßes und das leichte Beugen und Strecken in den Kniegelenken wird der Oberkörper auf dem Pilates-Roller vor- und zurückbewegt. Der Oberkörper sollte möglichst waagerecht gehalten werden.

Rückenstrecker, oberer Teil

Position:

Wie oben. Der Pilates-Roller befindet sich quer auf dem Bereich der oberen Brust- und der unteren Halswirbelsäule.

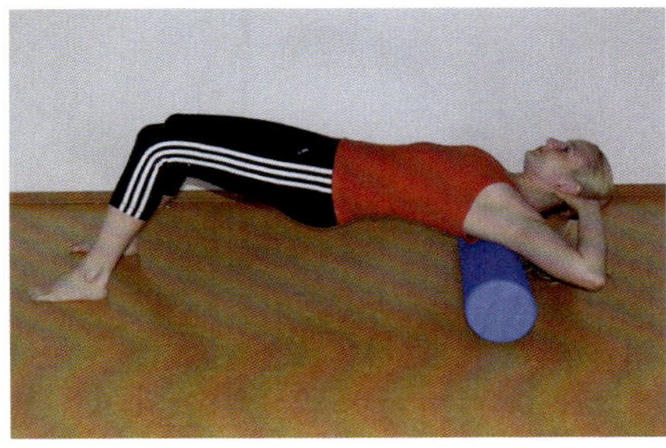

Ausführung:

Die Vor- und Rückbewegung im Halswirbelbereich sollte aufgrund der Empfindlichkeit dieser Struktur deutlich abgemildert werden. Eine Dosierung kann über ein tiefer gehaltenes Becken und ggf. durch Stützen der Arme auf dem Boden erreicht werden.

Gesäßmuskulatur

Indikation:

Spannungsschmerzen im Bereich des gesamten Gesäßes.

Hinterer Anteil

Position:

Der Körper wird rücklings durch die aufgestellten Fersen, die angewinkelten Knie und die gestreckten Arme aufgestützt. Der größte Teil des Körpergewichts befindet sich auf dem Gesäß über dem quer liegenden Pilates-Roller.

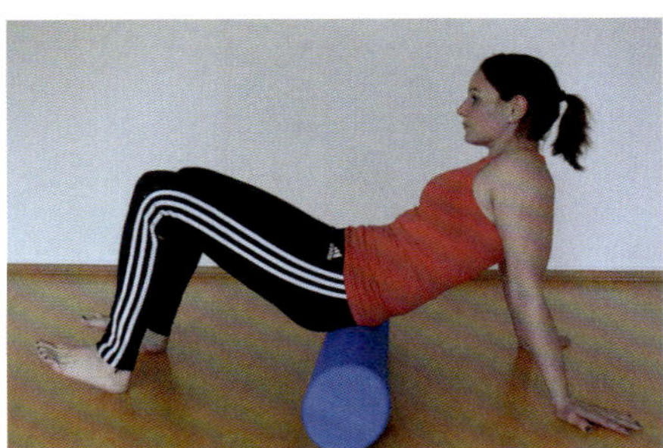

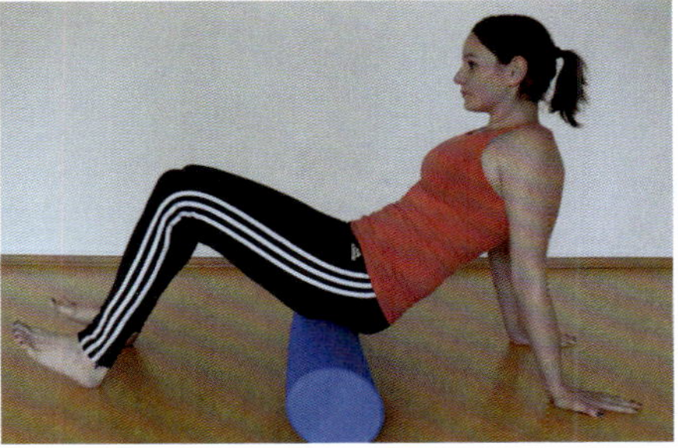

Ausführung:

Durch das Vor- und Rückschieben der Knie werden die Faszien des Gesäßes behandelt.

Seitlicher Anteil

Position:

Die Füße sind seitlich aufgestellt und das Körpergewicht befindet sich über dem äußeren Teil des Gesäßes.

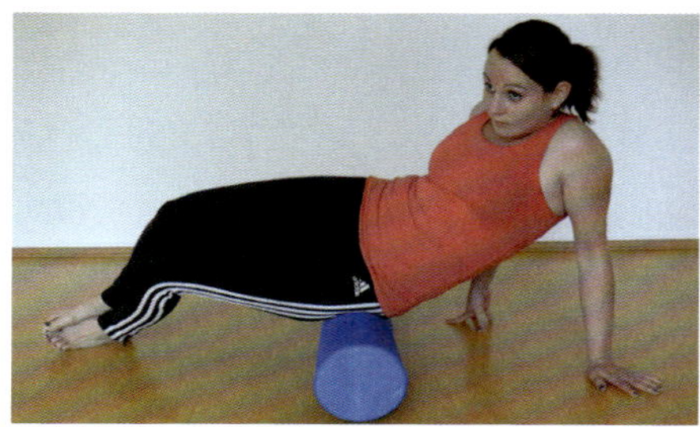

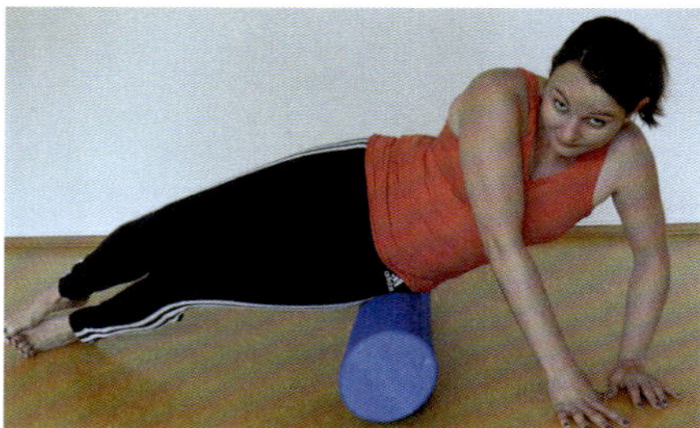

Ausführung:

Wie oben.

Faszie der Bauchwand, Bauchmuskeln, Peritoneum, Bauchorgane

Indikation:

Oberflächliche Spannungen im Bauchraum, insbesondere nach sportlichen Aktivitäten. Eine Einschränkung der Bauchmuskulatur kann die aufrechte Körperhaltung behindern, bzw. erschweren, sodass die Muskulatur des Rückens überfordert sein kann.

Position:

In Bauchlage und im Längsstütz der Arme befindet sich der Pilates-Roller quer unter dem Bauch.

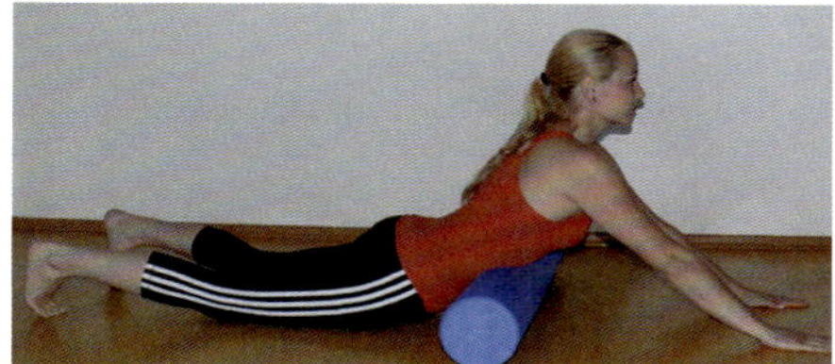

Ausführung:

Selbstverständlich sind die Faszien der Bauchmuskeln mit entsprechendem Respekt dem Gewebe gegenüber (einschließlich der darunter liegenden Strukturen) zu behandeln. Die Arme stützen mit so viel Gewicht, dass die Behandlung schmerzfrei ist. Die Intensität sollte sehr vorsichtig gesteigert werden, um dem muskulären und faszialen Gewebe Zeit zur Anpassung zu geben.

Unterarmfaszie

Indikation:

Schmerzen im Unterarm, insbesondere an der Innen- und Außenseite des Ellbogens.

Position:

Der Pilates-Roller befindet sich am besten auf einem stabilen Tisch. Als Ausgangsstellung bietet sich der Sitz an. Vor einem entsprechend hohen Tisch kann die Technik auch stehend angewendet werden.

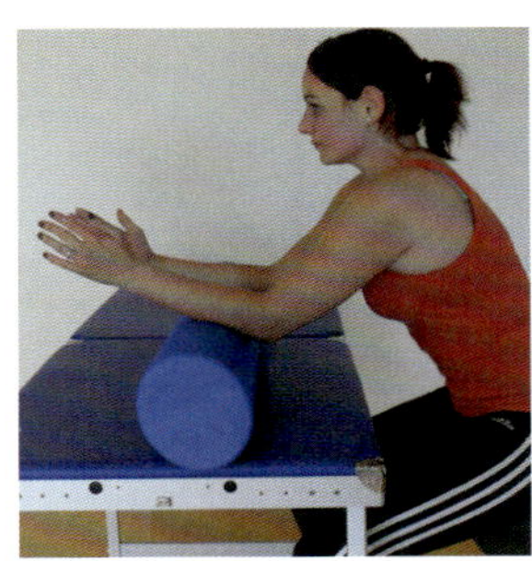

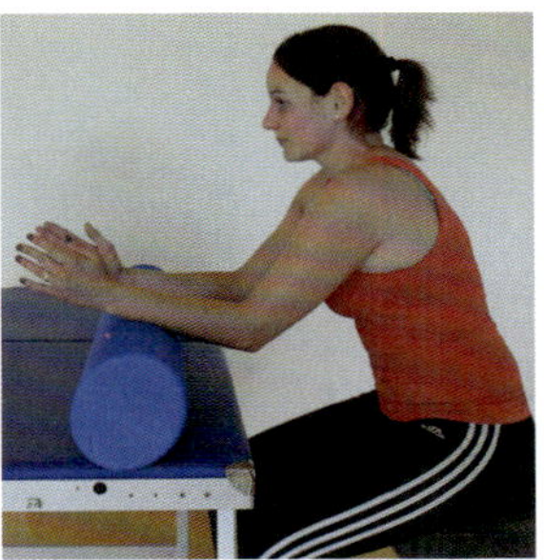

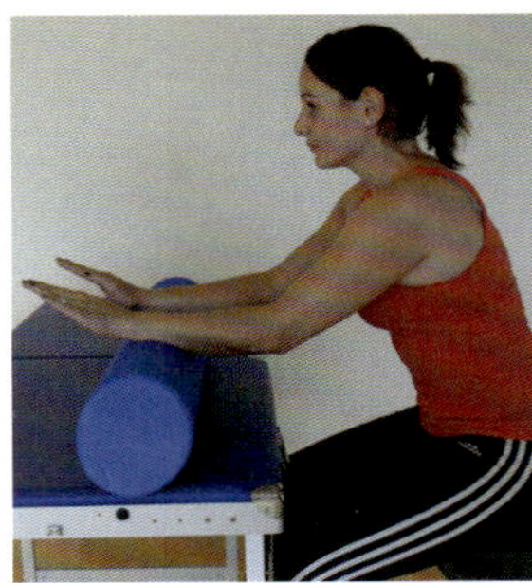

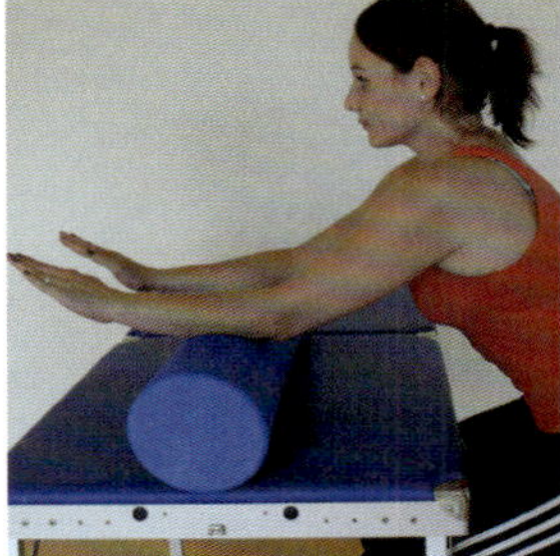

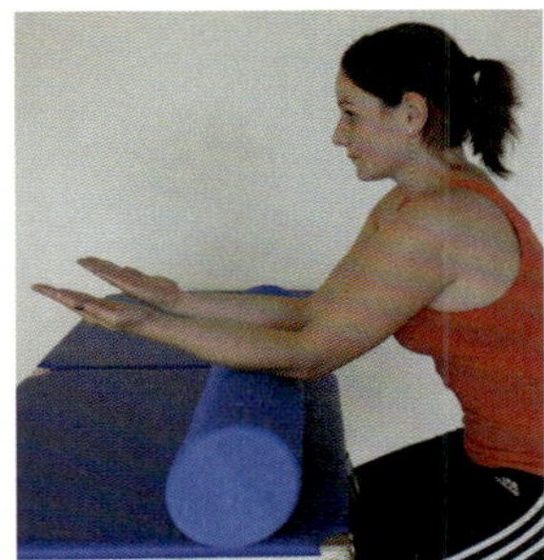

Ausführung:

Der Unterarm liegt in unterschiedlichen Positionen durch Drehung der Hand auf dem quer liegenden Pilates-Roller auf und wird vor- und zurückgerollt.

Variante mit gesteigertem Druck

Indikation:

Diese Technik kann zum Beispiel bei Schmerzzuständen im Bereich des Ellbogens angewendet werden, die auf faszialen Restriktionen beruhen, wie Tennisellbogen oder Golferellbogen.

Position:

Der zu behandelnde Unterarm liegt auf dem Pilates-Roller auf. Die Handinnenseite zeigt nach oben. Die andere Hand liegt zunächst mittig auf. Dann werden die Handballen der verstärkenden Hand jeweils nah am Ellbogen auf die Elle innen (Golferellbogen) gelegt und nah am Speichenköpfchen (Tennisellbogen) außen.

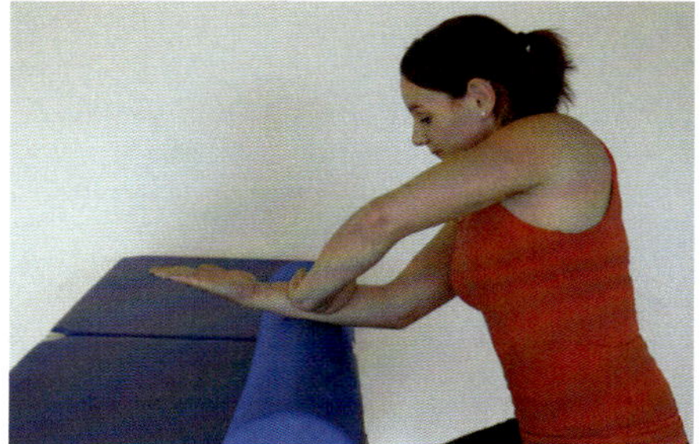

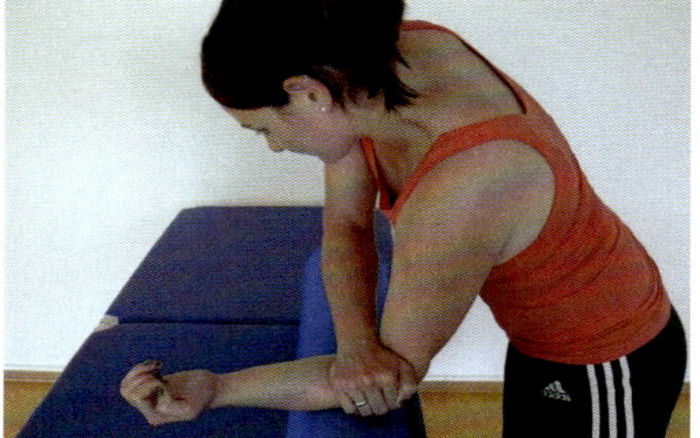

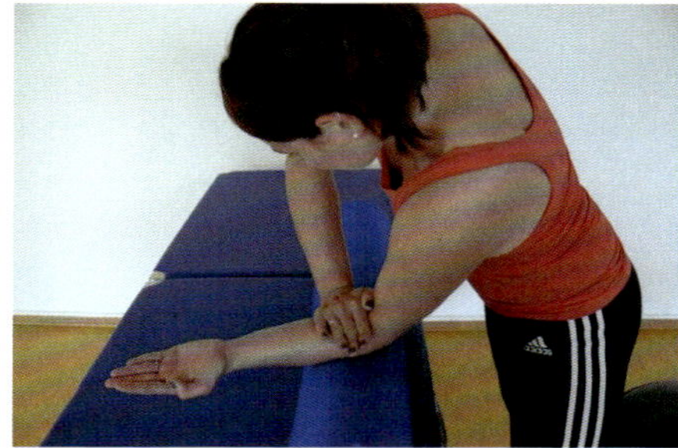

Ausführung:

Für den Druck von oben mittig auf den Unterarm ist zunächst der Sitz passend. Für das Vor- und Zurückrollen mit Druck der Handballen von oben auf Elle und Speiche eignet sich mehr der Stand.

Seitlicher Oberarmmuskel (Deltamuskel)

Indikation:

Bei Verkürzungen dieser myofaszialen Strukturen kann es neben Schmerzen im Bereich des seitlichen Oberarms zusätzlich zu einer Enge im Bereich des Schulterdaches kommen (subacromiales Impingement). Eine Behandlung dieser Faszie kann zu einer deutlichen Reduzierung von Schmerzen im Bereich des Schultergelenks beitragen.

Position:

Im Stand befindet sich der Pilates-Roller quer zwischen Schulter und der Wand.

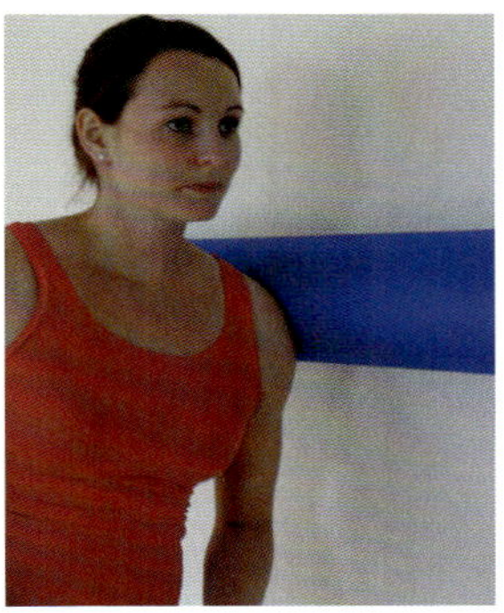

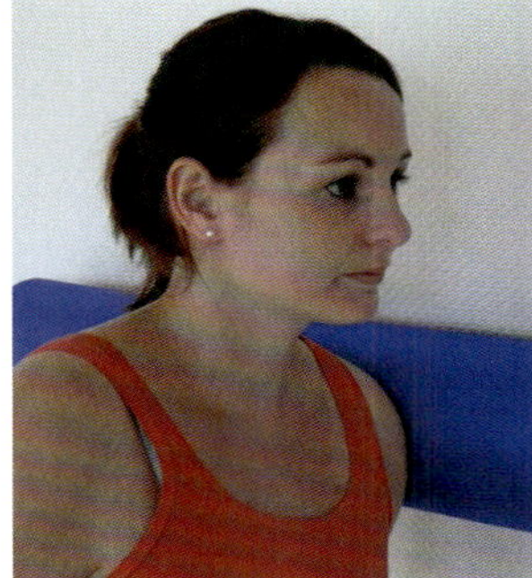

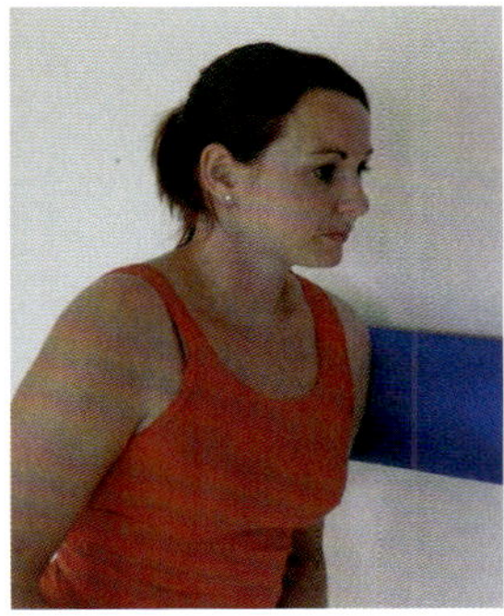

Ausführung:

Durch ein langsames In-die-Knie-Gehen wird unter leichtem Druck mit dem seitlichen Oberarm unter besonderer Betonung des oberen Drittels der Pilates-Roller rauf- und runterbewegt.

Variante:

Der Druck wird für einige Zeit an einem Punkt des Oberarms konstant gehalten, bis eine Entspannung des Gewebes spürbar wird.

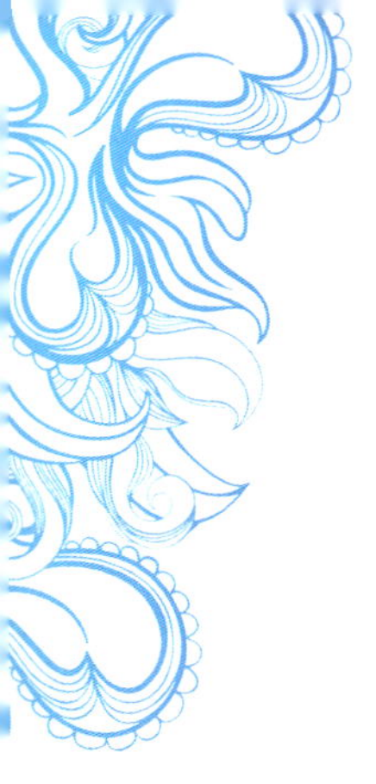

Kapitel 15

ALLGEMEINE UND SPEZIELLE KRÄFTIGUNGSÜBUNGEN

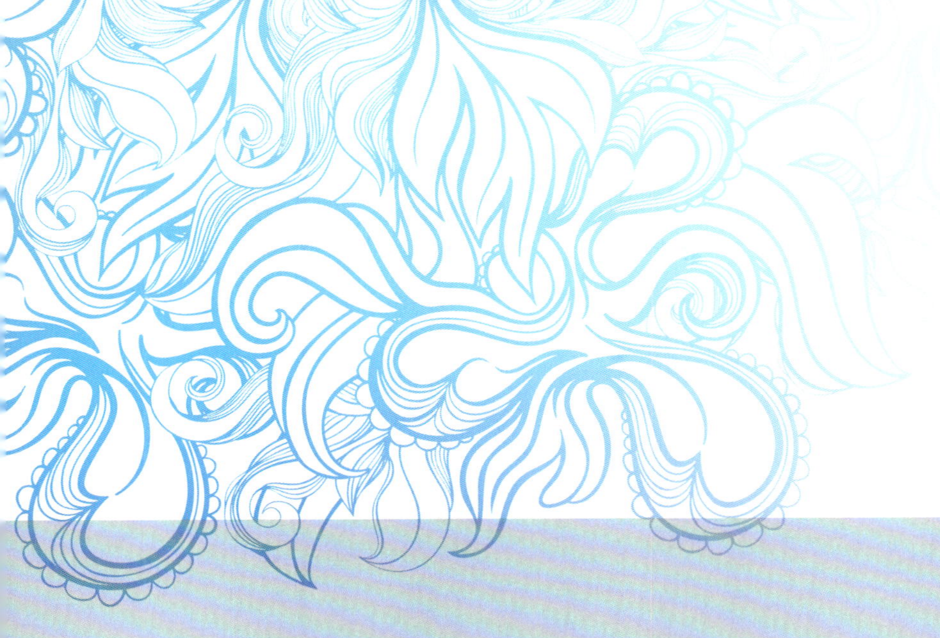

15. Allgemeine und spezielle Kräftigungsübungen

15.1 Grundsätzliche Überlegungen zur Arbeitsweise unserer Muskulatur

Dieses Kapitel soll dabei helfen, die Muskulatur bzw. muskulären Aktivitäten genauer kennenzulernen. Nach dem Erlernen der **äußeren Form** (Ablauf) einer Übung richtet sich das Augenmerk auf die **innere Form** (Qualität der Muskelspannung, Qualität der Bewegung). Die Unterscheidung in innere und äußere Form geschieht aus einem bestimmten Grund. Es verblüfft häufig, dass hierzulande das Kennen einer Übung gleichzeitig auch schon das Beherrschen bedeutet. Während im asiatischen Raum häufig ein Ehrgeiz und eine entsprechende Disziplin auf die Meisterung zu beobachten ist und dies bei beeindruckender Bescheidenheit. An dieser Stelle folgt daher der Denkanstoß, nach dem Kennenlernen und möglicherweise auch Ausüben eines Ablaufs, Wert darauf zu legen, die Ausführung einer Technik noch verbessern zu wollen, beispielsweise in Hinblick auf die Aufrechterhaltung der Muskelspannung bei dem Ablauf von Anspannung und Nachgiebigkeit. Häufig hört man als Trainer und Therapeut die Frage: „Mache ich das richtig?" Die Beantwortung dieser Frage weist eine gewisse Ambivalenz auf. Antwortet der Trainer mit: „Nein, nicht ganz", so kann dies bei manchen Anwendern demotivierend, bzw. kritisierend wirken. Antwortet der Trainer allerdings mit: „Ja, das ist richtig", so entsteht häufig subtil der Eindruck, es müsse bzw. könne diese Übung in Zukunft nicht weiter verbessert werden und wirkt somit ebenfalls möglicherweise demotivierend. Anstelle einer Unterscheidung in Richtig oder Falsch kann es durchaus sinnvoll sein, in Begriffen wie gut und besser zu denken, um sich nicht die Möglichkeit einer weiteren Vervollkommnung zu nehmen.

Folgende Kontraktionsformen der Muskulatur können unterschieden werden:

1. ***Isotonische Kontraktion***

Der Muskel ändert seine Länge, ohne seine Spannung zu verändern.

2. ***Isometrische Kontraktion***

Der Muskel ändert seine Spannung, ohne seine Länge zu verändern.

3. Auxotone Kontraktion

Isometrische und isotonische Kontraktion laufen kombiniert ab, was dem Kontraktionsvorgang im lebenden Organismus entspricht.

4. ***Dynamisch konzentrische Arbeitsweise***

Der Muskel verändert seine Länge in dem Sinne der Verkürzung, wobei Ansatz und Ursprung angenähert werden.

5. ***Dynamisch exzentrische Arbeitsweise***

Hierbei verändert ein Muskel derart seine Länge, dass er unter Aufrechterhaltung einer gewissen Grundspannung sich nachgiebig verhält. Der Muskel, der zuvor angespannt wurde und Ansatz und Ursprung angenähert hat, geht nun sukzessive in seine ursprüngliche Ausgangslänge zurück. Zweifelsfrei handelt es sich bei dieser Kontraktionsform um eine koordinative, äußerst anspruchsvolle Form der Muskelarbeit. Gerade diese Kontraktionsform trägt dazu bei, dass Gelenke vor Überbelastung geschützt werden, indem die Muskulatur auftretende Belastungsspitzen abfängt. Dies geschieht im Alltag ständig, beispielsweise beim Heruntergehen einer Treppe. 15
Sämtliche Kontraktionsformen der Muskulatur treffen selbstverständlich auch auf die Atemmuskulatur zu.

15.2 Übungen

Stabilisierung der Bauch- und Rückenmuskulatur

Indikation:

 Muskuläre Schwäche des Rumpfs.

Position:

In Rückenlage liegen die Unterschenkel auf dem Pilates-Roller.

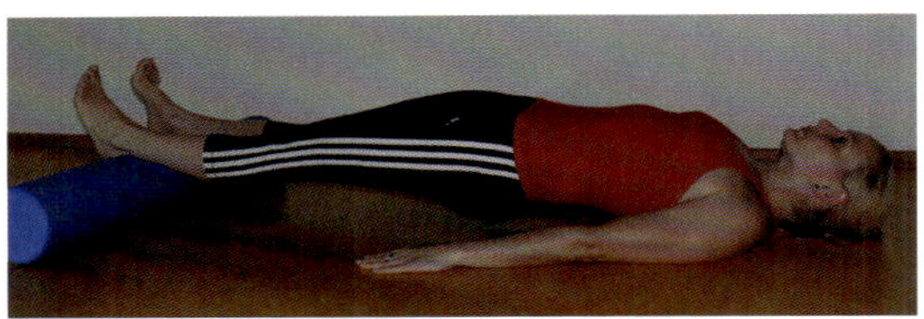

Ausführung:

Das Becken wird für einige Sekunden oben gehalten und dann wieder abgelegt.

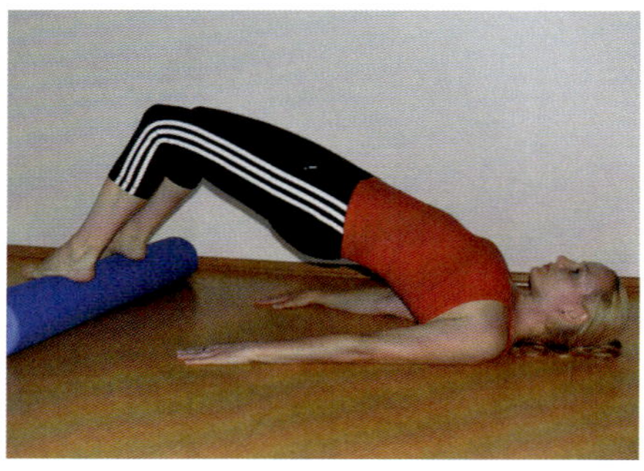

Variante:

Das Becken wird dynamisch rauf- und runtergeführt, dabei entweder abgelegt oder aber in der Luft gehalten.

Die Füße können zur Steigerung auf den Pilates-Roller gestellt und die Knie angewinkelt werden.

Stabilisation der Schultern, Ellbogen und Kräftigung der Rücken- und Bauchmuskulatur

Indikation:

Muskuläre Schwäche der oberen Extremitäten und des Rumpfs.

Position:

Rückenlage mit Unterarmstütz, die Beine befinden sich auf dem Pilates-Roller. Die Hände zeigen fußwärts.

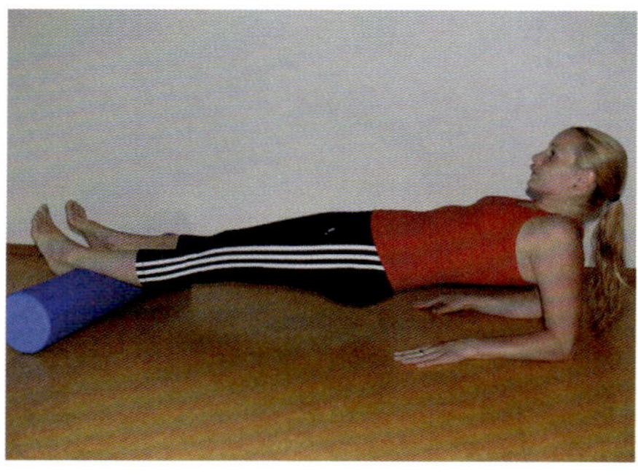

Ausführung:

Das Becken wird für einige Sekunden oben gehalten und dann wieder abgelegt.

Variante:

Das Becken wird dynamisch rauf- und runtergeführt, dabei entweder abgelegt oder aber in der Luft gehalten.

Häufige Fehler:

Das Atmen wird vergessen.

Stabilisierung des Rumpfs im Unterarmstütz

Indikation:

Diese Übung setzt einen insgesamt relativ guten Trainingszustand voraus. Sie ist vor allem als Ergänzungsübung für Sportler geeignet, die gezielt ihre Rumpfmuskulatur kräftigen wollen. Das Spezifikum dieser Übung besteht darin, dass sowohl Bauch- als auch Rückenmuskulatur in einer Übung höchst effektiv trainiert werden können. Der Pilates-Roller ermöglicht hierbei eine Übungssituation, bei der zusätzlich ein labiles Gleichgewicht hergestellt wird. Dieses stellt sowohl koordinative als auch reaktive Anforderungen an den Trainierenden.

Position:

Die Fußspitzen stützen den gestreckten Körper etwas über Hüftbreite hinaus. Die Unterarme liegen nahe den Ellbogen auf dem Pilates-Roller.

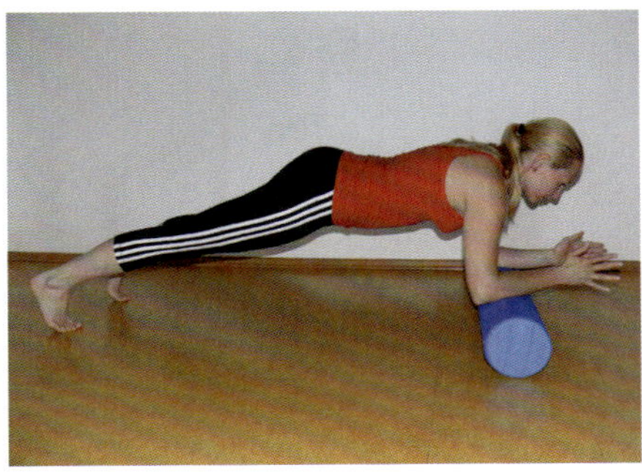

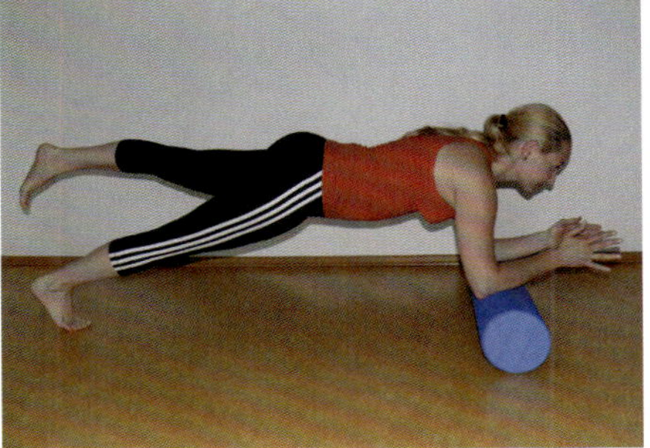

Ausführung:

Durch Anspannung von Bauch-, Rücken- und Gesäßmuskulatur wird eine stabile Position eingenommen. Zu beachten ist hierbei, dass der Rücken nicht „durchhängt" und das Gesäß nicht absinkt. Gelingt die Stabilisierung dieser Position, so werden abwechselnd langsam die Fußspitzen von der Unterlage abgehoben.

Häufige Fehler:

Die Position wird nicht ausreichend stabilisiert.

Kräftigung der Beine, des Rückens und Mobilisation der unteren Rippen im Stand, Atemmobilisation (Skitraining)

Indikation:

Schwache Bein- und Rückenmuskulatur, geringes Atemvolumen.

Position:

Knie und Hüfte sind je zu 90° gebeugt. Der Pilates-Roller wird zwischen den unteren Rippen, den Oberschenkeln und den Oberarmen fest eingeklemmt.

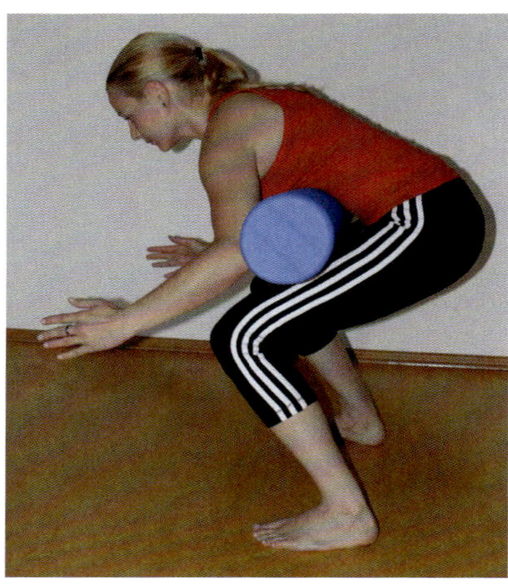

Ausführung:

Ein leichtes Wippen und In-die-Knie-Gehen kräftigt die Muskulatur. Idealerweise wird bei der Ausatmung der Druck auf den Pilates-Roller erhöht und bei der Einatmung verringert.

Variante:

Die Beine können einseitig stärker belastet werden. Die Höhe des Beckens ist variabel. Die Hände lassen sich sowohl öffnen als auch verschränken.

Häufige Fehler:

Die Position des Pilates-Rollers sollte nicht unterhalb der Rippen liegen und der Rü-cken gerade gehalten werden.

Kräftigung der Bauchmuskulatur

Indikation:

Abgeschwächte Bauchmuskulatur, durch Bandscheibenvorfälle, bzw. -schädigungen werden möglicherweise andere Übungen zur Kräftigung der Bauchmuskulatur (z. B. Sit-ups) als schmerzhaft empfunden. In der Tat stellen viele der „bekannten Übungen" eine schädigende Belastung dar.

Position:

In Rückenlagen liegt das Becken auf dem quer liegenden Pilates-Roller auf. Die Beine sind gestreckt und zeigen mit den Fußsohlen zur Decke.

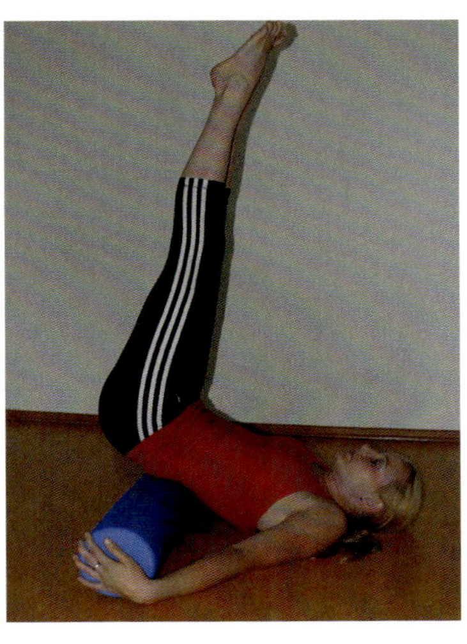

Ausführung:

Durch Anspannung der Bauchmuskulatur wird die Lendenwirbelsäule von dem Pilates-Roller abgehoben, das Becken hebt sich, die Fußsohlen bewegen sich in Richtung Decke. Danach senkt sich das Becken wieder langsam ab.

Häufige Fehler:

Beim Anheben wird die Bewegung zu ruckartig begonnen, beim Absenken wird die Spannung zu schnell gelöst. Beine und Becken werden zu schnell abgesenkt.

Kräftigung der Bauchmuskulatur

Indikation:

Siehe vorherige Übung, allerdings handelt es sich hierbei um eine deutliche Steigerung. Diese Variante sollte sinnvollerweise erst dann Anwendung finden, wenn die vorhergehende beherrscht wird.

Position:

Die Kniegelenke sind in etwa 90°gebeugt. In Rückenlagen liegt das Becken auf dem quer liegenden Pilates-Roller auf.

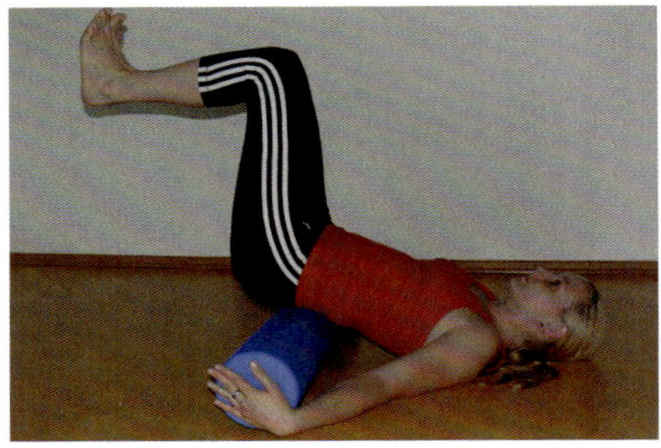

Ausführung:

Durch Anspannung der Bauchmuskulatur wird die Lendenwirbelsäule von der Unterlage abgehoben. Die Knie bewegen sich hierbei tendenziell in Richtung Decke.

Häufige Fehler:

Die Bewegungen werden ruckartig durchgeführt. Mit der Übung wird zu früh begonnen, d. h. die entsprechenden Muskeln verfügen noch nicht über die notwendige Kraft. Ist dies der Fall, so ist zunächst die vorangegangene Übung zu bevorzugen.

Kräftigung der rückwärtigen, schulterblattfixierenden Muskulatur, bei gleichzeitiger Dehnung der Brustmuskeln

Indikation:

Fehlhaltung, z. B. durch sitzende Tätigkeit, Abschwächung der Muskulatur zwischen den Schulterblättern, Schmerzzustände im Bereich der Brustwirbelsäule durch Fehl- und Überbelastung, Schultergelenksschmerzen, z. B. durch protrahierte, also nach vorne geschobene Schultern.

Position:

Gesäß, Wirbelsäule und Hinterkopf liegen auf dem Pilates-Roller. Die Hüft- und Kniegelenke sind um jeweils 90° gebeugt. Die Handrücken berühren den Boden, wobei die Arme relativ eng am Körper liegen.

Ausführung:

Der Druck der Handrücken auf die Unterlage stabilisiert diese Position und die Aufrechterhaltung des Gleichgewichts. Der Trainierende wird automatisch dazu veranlasst, die schulterblattfixierende Muskulatur anzuspannen. Daher kann man von einem haltungskorrigierenden Effekt dieser Übung sprechen. Als Variante kann abwechselnd die Spannung eines Arms gelöst werden, wodurch der Wechsel von An- und Entspannung trainiert wird. Gleichzeitig erlangt die Übung eine gewisse Dynamisierung, welche den Trainingseffekt zusätzlich steigert.

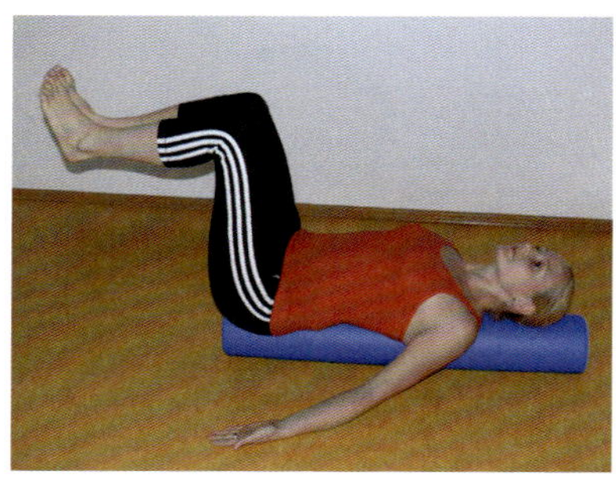

Häufige Fehler:

Die Halswirbelsäule wird zu weit überstreckt, der Hinterkopf liegt nicht komplett auf dem Pilates-Roller. Die Nackenmuskulatur übermüdet hierdurch vorzeitig und verspannt sich.

Entlastung der Schultergelenke und Brustwirbelsäule

Indikation:

Siehe Übung zuvor, jedoch ermöglicht diese Variante ein längeres Trainieren in dieser Position.

Position:

Gesäß, Wirbelsäule und Hinterkopf liegen auf dem Pilates-Roller und die Unterschenkel auf einem Gymnastikball, wodurch die hüftbeugende Muskulatur entspannt wird.

Ausführung:

In dieser Position stabilisieren diejenigen Muskeln, die die Schulterblätter nach hinten ziehen, das labile Gleichgewicht. Gleichzeitig ist durch Entspannung aller nicht benötigten Muskeln eine Konzentration auf das Wesentliche möglich, nämlich das Auffinden der inneren Mitte. Um den Effekt auf Kleinhirn und Gelenkrezeptoren zu verstärken, empfiehlt es sich, im weiteren Verlauf die Übung mit geschlossenen Augen durchzuführen.

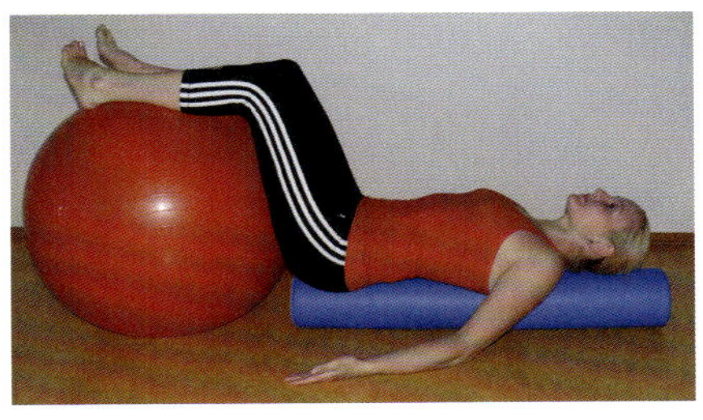

Häufige Fehler:

Die Halswirbelsäule wird zu weit überstreckt, der Hinterkopf liegt nicht komplett auf dem Pilates-Roller.

Kräftigung der Rücken- und Schultermuskulatur mittels Band-OM und Pilates-Roller

Indikation:

Schmerzzustände im Bereich der gesamten Wirbelsäule durch Fehl- und Überbelastung und muskuläre Schwäche, Schultergelenksschmerzen.

Position:

Becken, Oberkörper und Hinterkopf liegen auf dem Pilates-Roller. Die Füße sind über Hüftgelenksbreite aufgestellt. Die Hände greifen die Schlaufen des Band-OMs. Die Ellbogengelenke bilden einen rechten Winkel.

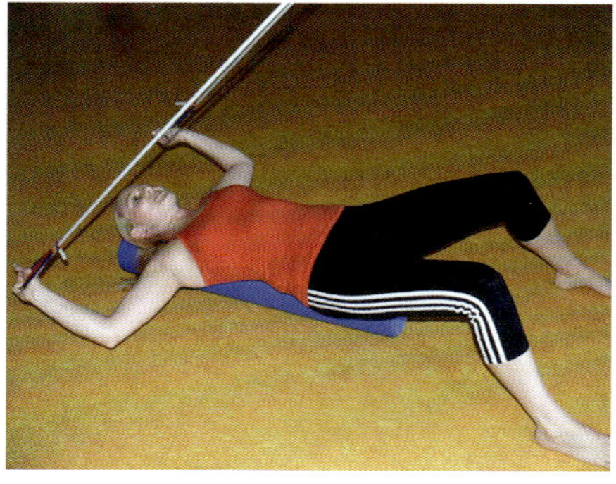

Ausführung:

Die Handrücken werden in Richtung Boden bewegt. Es empfiehlt sich, hierbei durch isometrische Anspannung der Bauchmuskulatur eine Mitbewegung der Lendenwirbelsäule zu verhindern, wodurch eine Stabilisierung des Rumpfs erreicht wird.

Häufige Fehler:

Die Bewegungen werden zu schwungvoll ausgeführt.

Kräftigung der Schultermuskulatur in Bauchlage

Indikation:

Fehlende Schulterstabilität.

Position:

Der Körper liegt in Bauchlage auf dem Pilates-Roller auf. Die Fußspitzen berühren den Boden. Die Arme bilden einen Winkel von 90°. Um ein längeres Trainieren in dieser Position zu realisieren, empfiehlt es sich, die Handgelenke in die Schlaufen zu legen, anstatt zu greifen.

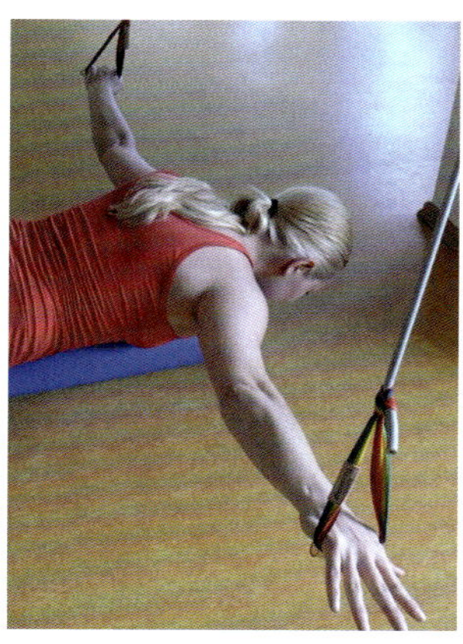

Ausführung:

Variante a) Die Hände werden gegen den Zug des Band-OMs in Richtung Boden bewegt und anschließend langsam wieder dem Zug des Bandes folgend nach oben geführt. Hieraus resultiert ein Bewegungsausmaß von nur wenigen Zentimetern. Ziel der Übung ist es, die aufgebaute Grundspannung im Bereich der schultergelenksführenden und stabilisierenden Muskulatur während der gesamten Übung beizubehalten.

Variante b) Hierbei beschreiben die Arme kleine Kreisbewegungen. Diese können sowohl in vorwärts gerichteter Richtung als auch rückwärtsgerichtet erfolgen. Um koordinative Aspekte zu berücksichtigen, sind ständige Richtungswechsel sinnvoll.

Kräftigung der Rückenmuskulatur/Stabilisierung der Schultergelenke in Rückenlage

Indikation:

Abgeschwächte Schultermuskulatur.

Position:

Gesäß, Wirbelsäule und Hinterkopf liegen auf dem Pilates-Roller. Die Arme sind zur Seite gestreckt, die Beine angewinkelt und über Hüftbreite hinaus aufgestellt. Sie stabilisieren den Körper.

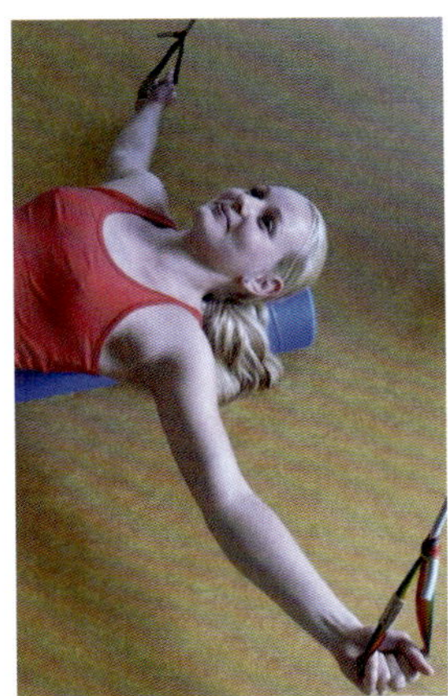

Ausführung: 15

Variante a) Die Arme werden in Richtung Boden bewegt.

Variante b) Entsprechend der vorhergehenden Übung beschreiben die Arme kleine Kreise.

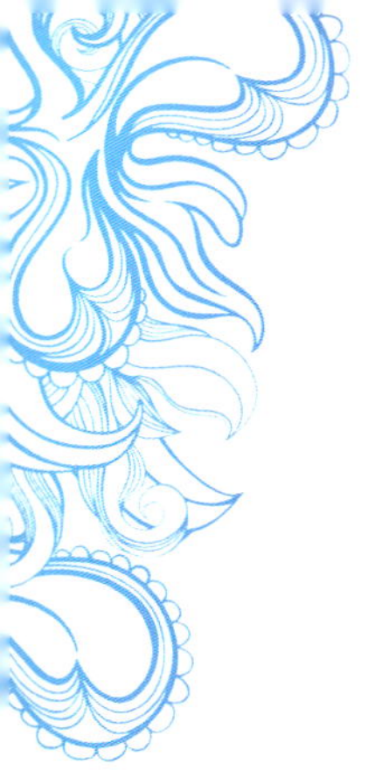

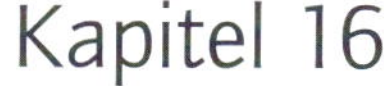

Kapitel 16

ÜBUNGEN ZUR LOCKERUNG UND ENTSPANNUNG

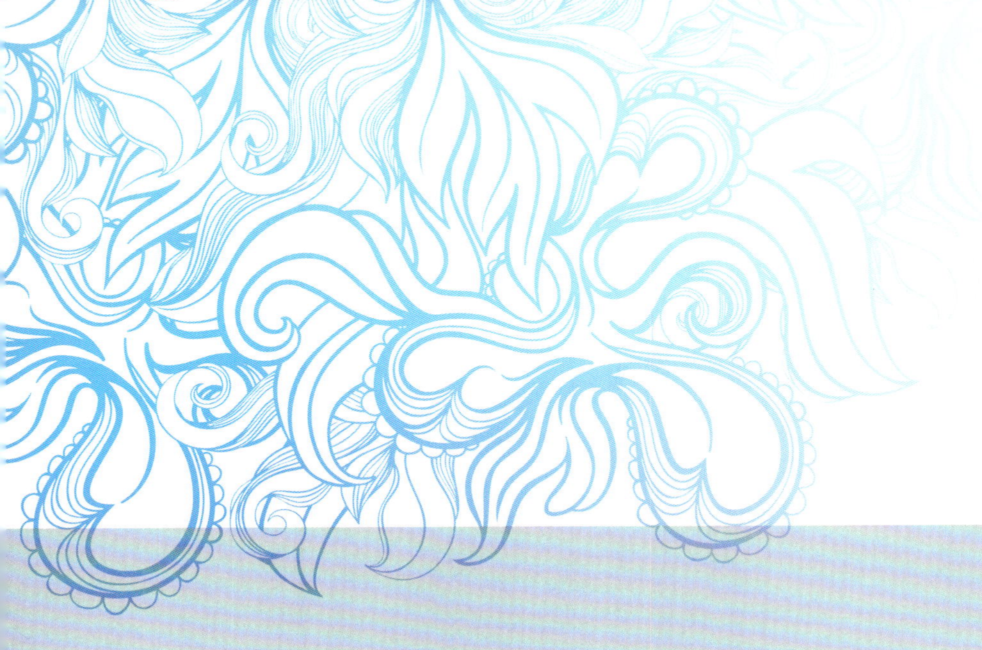

16. Übungen zur Lockerung und Entspannung

Entlastung der Schultergelenke und Brustwirbelsäule

Indikation:

Mangelnde, aktive Entspannung.

Position:

Gesäß, Wirbelsäule und Hinterkopf liegen auf dem Pilates-Roller und die Unterschenkel auf einem Gymnastikball, wodurch die hüftbeugende Muskulatur entspannt wird.

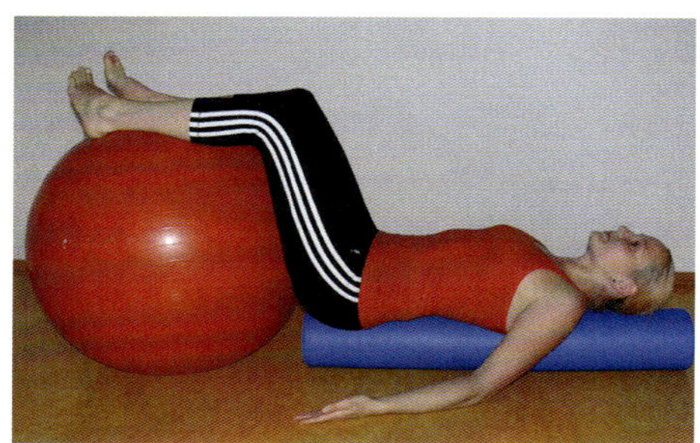

Ausführung:

Der Trainierende versucht mit möglichst geringem Kraftaufwand die Position zu halten. Wenn möglich, auch mit geschlossenen Augen.

Häufige Fehler:

Die Halswirbelsäule wird zu weit überstreckt, der Hinterkopf liegt nicht komplett auf dem Pilates-Roller.

Streckung des Rumpfs über zwei Pilates-Roller

Indikation:

Mangelnde Entspannung und Rumpfaufrichtung.

Position:

In gestreckter Rückenlage befinden sich zwei Pilates-Roller unter dem Körper, auf der Höhe des Beckens und der oberen Brustwirbelsäule. Die Arme sind nach hinten über den Kopf gestreckt.

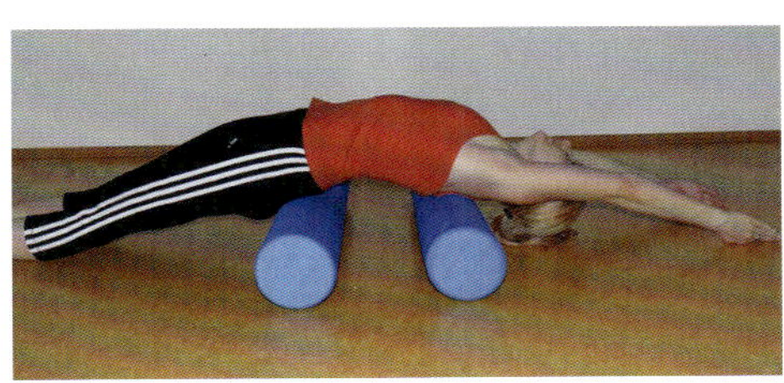

Ausführung:

Durch Druck der Fersen gegen die Unterlage wird der Rücken leicht über den Pilates-Roller bewegt. Die Atmung sollte tief und langsam erfolgen.

Variante:

Die Hände liegen am Hinterkopf.

Häufige Fehler:

Die Pilates-Roller werden anfänglich mit zu viel Muskelanspannung gehalten, anstatt sich zu entspannen.

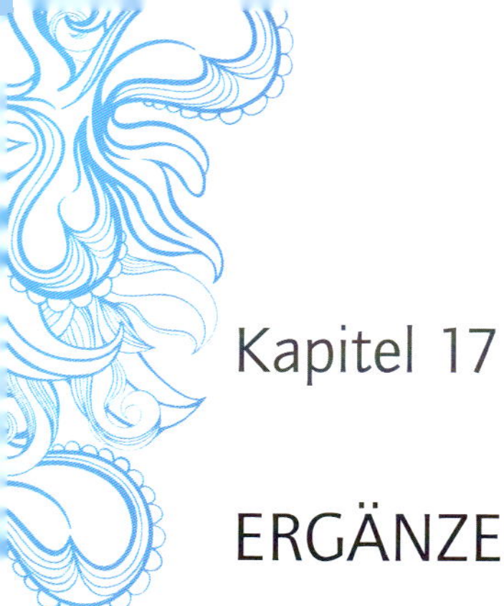

Kapitel 17

ERGÄNZENDE ÜBUNGEN FÜR FORTGESCHRITTENE UND LEISTUNGSSPORTLER

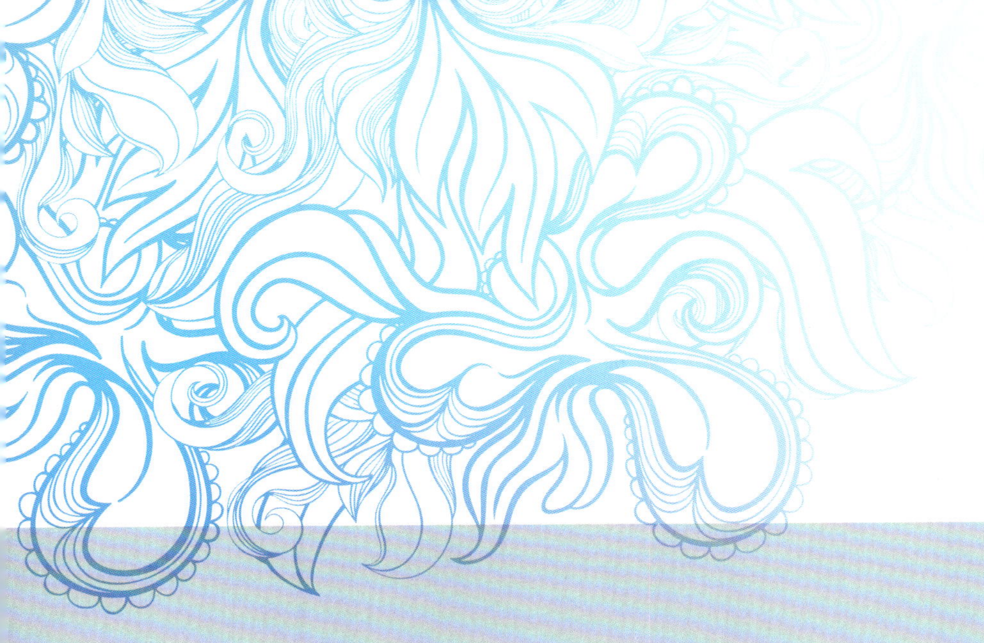

17. Ergänzende Übungen für Fortgeschrittene und Leistungssportler

Die Überschrift zu diesem Kapitel könnte auch lauten: Übungen, die Sie nicht unbedingt beherrschen müssen. Der Inhalt richtet sich vor allem an diejenigen, die eine weitere Leistungssteigerung anstreben, aber auch an Trainer und Übungsleiter, die unsere Übungen mit den Pilates-Rollern im Rahmen des Gruppentrainings anwenden möchten. Gerade deshalb, um den einzelnen Teilnehmern Möglichkeiten zur Differenzierung an die Hand geben zu können, gehen wir in diesem Kapitel einen Schritt weiter und zeigen verschiedene Ausführungen derselben Übung zur Steigerung der Intensität. Hierbei kann jeder den entsprechenden Schwierigkeitsgrad ermitteln, bei dem noch eine korrekte Ausführung der Übung möglich ist.

Leistungssportler erhalten hierbei Anregungen, wie das Training maximal intensiv gestaltet werden kann. Es handelt sich um Übungen, deren Schweregrad nach oben hin offen ist und die daher nicht unbedingt von allen gekonnt werden müssen. Im Übrigen sei angemerkt, dass bei einigen Übungen allein die Verwendung des Pilates-Rollers eine Steigerung der Intensität darstellt, da die jeweilige Position ein labileres Gleichgewicht erhält. Für diejenigen, die sich nicht zu den Fortgeschrittenen bzw. Profis zählen, ist natürlich bei einigen der vorgestellten Übungen eine Reduzierung der Intensität dadurch möglich, dass ganz einfach der Pilates-Roller weggelassen wird.

Ansonsten ist es auf jeden Fall sinnvoll, falls nach einigen harten Trainingssätzen mit dem Pilates-Roller die Kräfte schwinden, die darauf folgenden Sätze derselben Übung ohne Pilates-Roller durchzuführen. Dies sollte vor allem deshalb geschehen, um nicht korrekte Ausführungen der Techniken zu vermeiden. Spezifikum der dargestellten Anwendungen ist, dass keine einzelnen Muskeln trainiert werden, sondern Muskeln in weitestgehend geschlossenen Ketten. Es handelt sich somit um komplexe Ganzkörperübungen, die sowohl oberflächliche, als auch tiefliegende Muskulatur trainieren.

Da bei einigen der gezeigten Übungen eine große Anzahl von Muskeln mit einer insgesamt sehr hohen Intensität benötigt wird, ist der Trainingseffekt derart groß, dass bereits häufig schon nach wenigen Wiederholungen eine Ermüdung der beteiligten

Muskeln eintritt. Dieser Effekt tritt häufig bereits nach 2-3 intensiven Sätzen auf und es stellt sich nicht selten die Ermüdung des gesamten Körpers ein. Hier sind selbstverständlich die notwendigen Ruhephasen zu beachten und einzuhalten. Je nach Stärke des Trainingsreizes kann eine Erholungsphase von durchaus drei Tagen sinnvoll sein.

Es sei nochmals betont, dass es sich um hochkomplexe und trainingsintensive Übungen handelt, wobei keine einzelnen Muskeln, sondern Funktionen trainiert werden. Hieraus ergibt sich, dass der Trainierende in der Lage sein sollte, die Belastung relativ zuverlässig einzuschätzen, um dem Körper Zeit zur Regeneration und natürlich auch zum Muskelaufbau zu geben. Wird nach einem intensiven Training zu früh die nächste harte Trainingseinheit eingelegt, so kann der Körper die Trainingsreize nicht adäquat nutzen. Ist das erklärte Ziel eine Leistungssteigerung, so ist es sinnvoll, härter während einer Trainingseinheit zu trainieren und danach lieber einen Tag länger zu pausieren. Wer nun am Folgetag nach einer derartigen Einheit nicht gänzlich auf sein Training verzichten möchte, dem seien an dieser Stelle die vorangegangenen Übungen zur faszialen Behandlung angeraten.

Die dargestellten Übungen stellen selbstverständlich nur einen Teil der tatsächlich möglichen Übungen dar. Die Möglichkeiten zu Modifikation und Variation von Trainingsintensität und geforderter Muskulatur sind derart zahlreich, dass eine umfassende Darstellung den Rahmen des Buches sprengen würde. Zur Verdeutlichung sei hierzu nur ein kurzes Beispiel gegeben. Stellt man sich die verbreitete Übung „Liegestütz" vor, so sind überaus viele effektive Variationen möglich. Diese kann stehend vor einer Wand erfolgen und ist somit leicht auszuführen. Schwerer wird es schon stehend an einem stabilen hohen Tisch oder an einer Arbeitsplatte. Noch schwerer erweist sich die Übung, wenn die Arme auf einem Stuhl aufgestützt werden, aber sich immer noch etwas höher als die Füße befinden. Klassisch ausgeführt, also liegend auf dem Boden oder einer Trainingsmatte, ist die Übung schon sehr intensiv. Zur weiteren Steigerung können die Füße auf einen Stuhl aufgestellt werden oder alle diese Varianten unter Verwendung eines Pilates-Rollers durchgeführt werden. Dieser kann wahlweise waagerecht oder quer benutzt werden. Darüber hinaus können alle Übungen unter Verwendung von zwei Pilates-Rollern durchgeführt werden (jede Hand stützt auf einem Pilates-Roller). Hierbei kann der Oberkörper tiefer im Verhältnis zu den Armen abgesenkt werden und die Intensität nimmt nochmals zu. Zur weiteren Steigerung besteht die Möglichkeit, dass die tiefe Position eine gewisse Zeit gehalten wird. Wem die Intensität immer noch nicht groß genug ist, der kann beginnen, die bisher beschriebenen Übungen einarmig durchzuführen. Sinnvollerweise sollte hierbei stehend an einer Wand begonnen werden.

Trainierende und Trainer erhalten die Aufgabe, möglichst effektive, also dem Trainingszustand angepasste Varianten zu ermitteln und für möglichst unterschiedliche Trainingsreize zu sorgen, um eine optimale Anpassung von Muskulatur, Bändern, Sehnen etc. zu erreichen. An dieser Stelle sei ein kurzer Hinweis darauf gegeben, dass durch die Erhöhung des Anteils von Muskulatur am Körpergewicht gleichzeitig die Möglichkeiten zur Fettverbrennung erhöht wird. Durch den erhöhten Anteil der Muskulatur am Körpergewicht steigert sich sogar der Grundumsatz, also die Verbrennung von Kalorien im Ruhezustand. Ja sogar nachts werden mehr Kalorien verbrannt. Durch die Anpassungen von Bändern, Sehnen, Muskulatur und Faszien werden im Alltag auftretende Belastungen besser kompensiert und der Körper erfährt mehr Schutz vor Verletzungen. Ebenso kann ein gezieltes Training dazu beitragen, in der Vergangenheit stattgefundene Verletzungen zu reparieren, indem Muskulatur stärker durchblutet wird und sich neue Kapillaren bilden. Letztendlich werden Muskeln trainierbar und ansteuerbar, von deren Existenz der Trainierende zuvor möglicherweise nichts ahnte.

Die gezeigten Einsatzmöglichkeiten von Hanteln, Kettlebells, Gymnastikstab und schwingendem Stab stellen nur Anregungen und Vorschläge dar. Selbstverständlich soll dem Einfallsreichtum von Trainern und Trainierenden keine Grenze gesetzt werden. Verwendet werden können auch Alltagsgegenstände als Gewichte, wie z. B. mit Wasser gefüllte Plastikflaschen, Telefonbücher und vieles mehr.

Kräftigung und Mobilisierung der Schultermuskulatur unter erschwerten Bedingungen

Hierbei geht es vor allem um koordinative Aspekte unter Einbeziehung des gesamten Rumpfs.

Ausgangsstellung:

Der gesamte Rumpf einschließlich des Hinterkopfs liegen auf dem Pilates-Roller, die Beine werden angehoben und die Knie in ca. 90° gehalten. Beide Ellbogen sind gestreckt, die Handrücken drücken gegen die Unterlage. Nun wird ein Arm angehoben bis die Finger zur Decke zeigen, gleichzeitig geht es darum, in dieser labilen Position das Gleichgewicht zu halten. Nun wird der Arm abgesenkt, bis der Handrücken die Unterlage berührt, als nächstes wird der andere Arm angehoben. Es wird nur ein Arm zu einer Zeit bewegt.

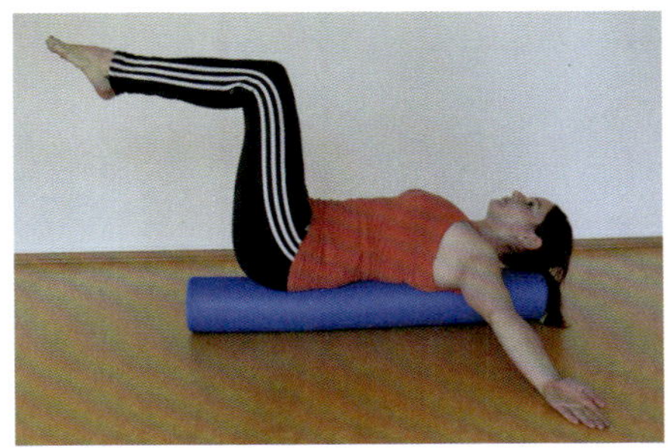
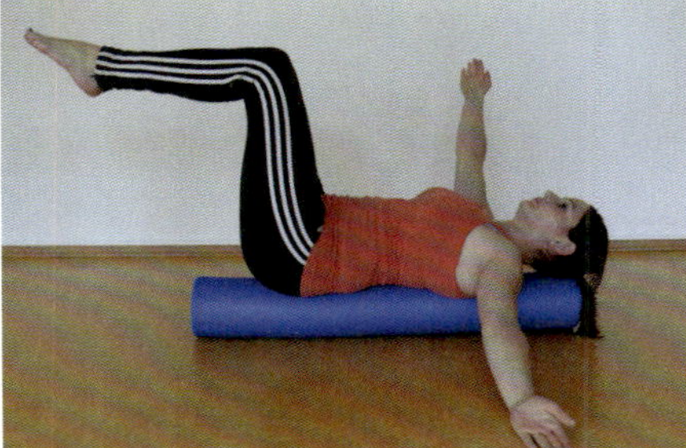
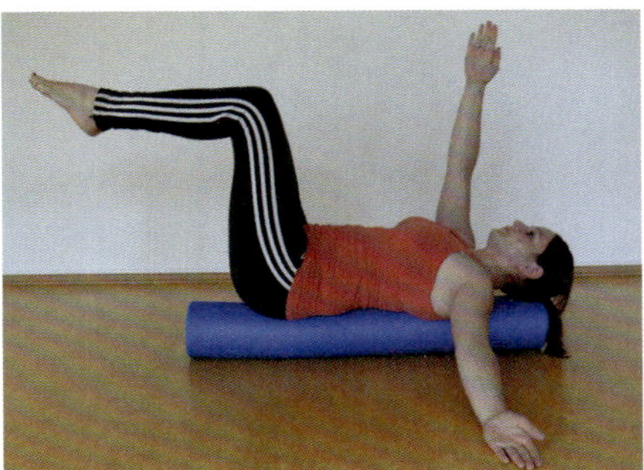
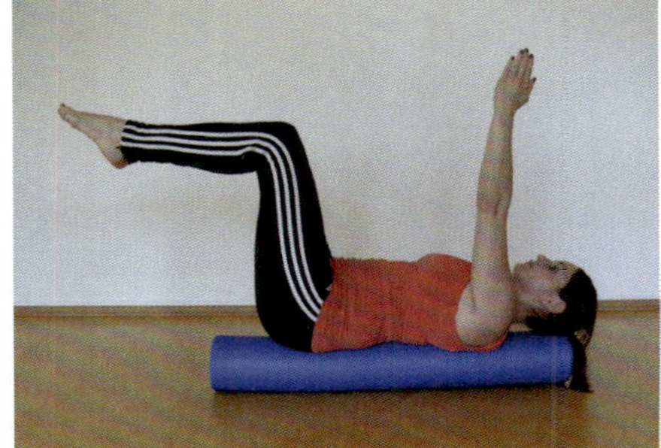

Variante:

Schwierigkeitssteigerung unter Verwendung einer Hantel (z. B. 0,5 kg oder 1 kg)

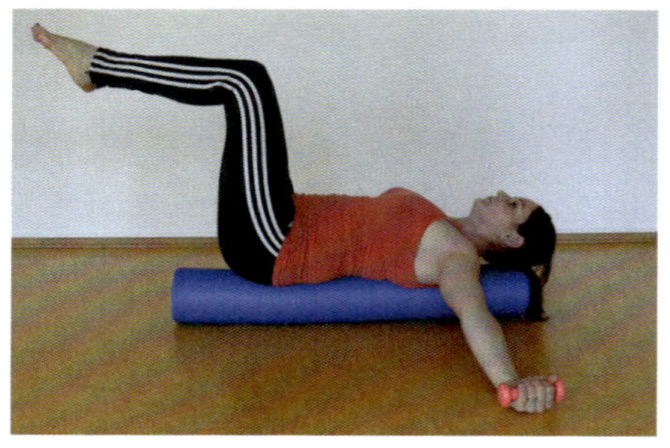

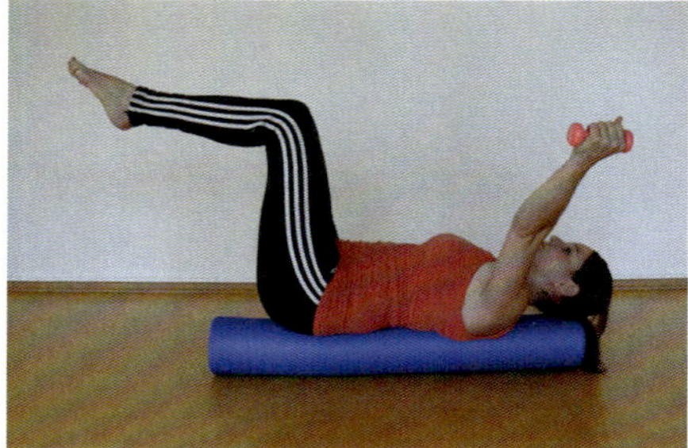

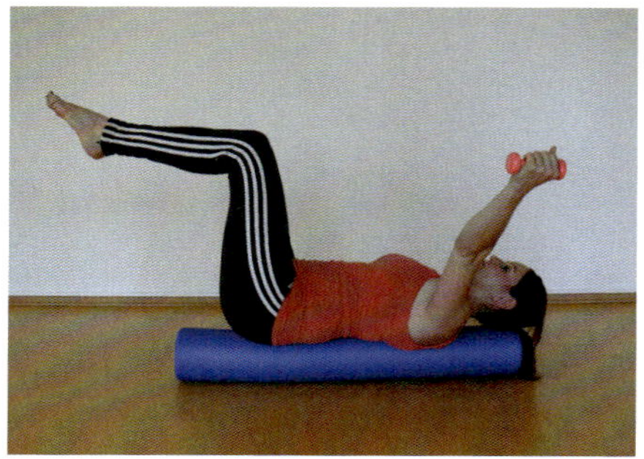

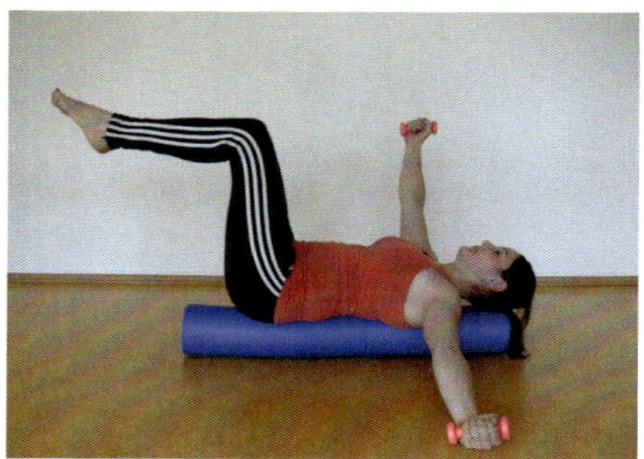

Variante:

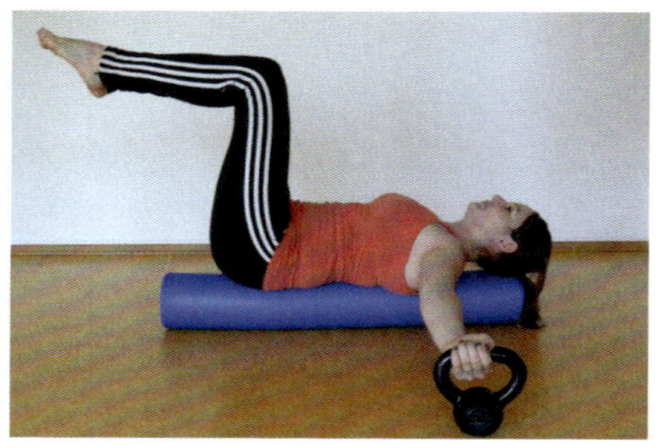

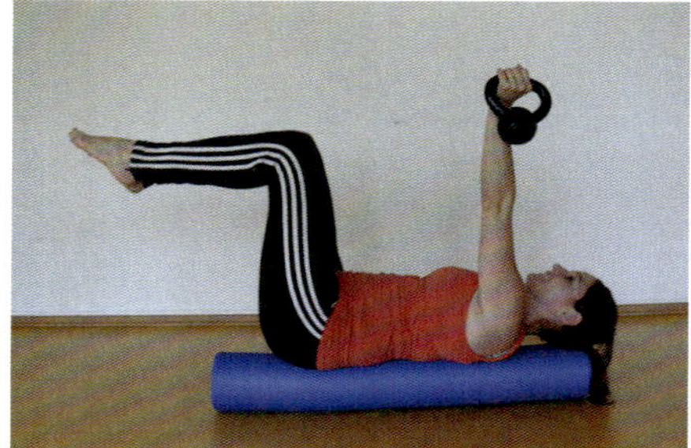

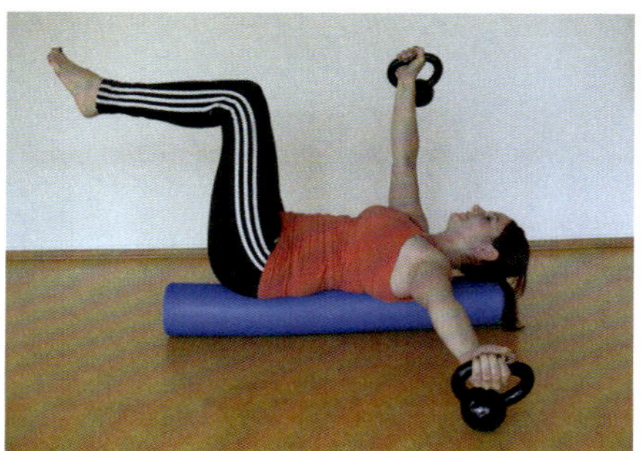

Zur Steigerung der Koordination und Kräftigung eignen sich ergänzend Kettlebells (Kugelhanteln).

Steigerung der Intensität

Der Aufbau ist wie zuvor. Jetzt liegen die Unterschenkel auf einem Gymnastikball. Hierdurch werden die Anforderungen an das Körpergefühl deutlich erhöht. Die Körperwahrnehmung wird gesteigert. Der Anwender ist, im wahrsten Sinne des Wortes, auf der Suche nach seiner inneren Mitte. Gelingt dies nicht, so kann die Position auf dem Pilates-Roller nicht gehalten werden. Somit besitzt diese Übung korrigierende Eigenschaften. Selbstverständlich ist bei gutem Körpergefühl auch eine Durchführung mit geschlossenen Augen möglich.

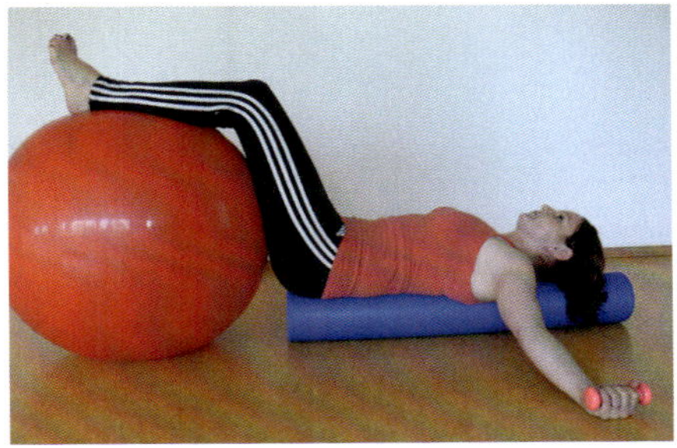

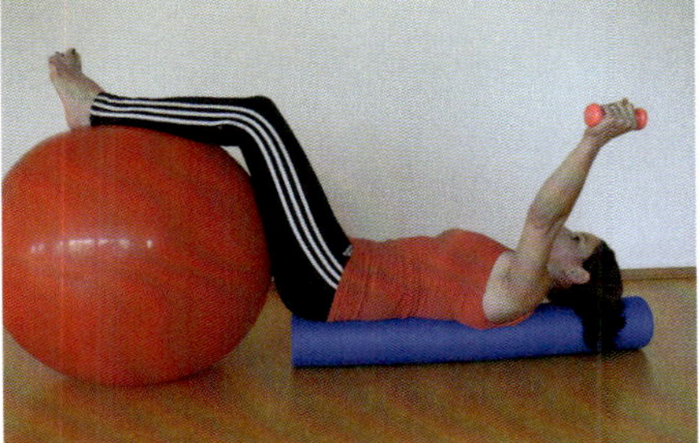

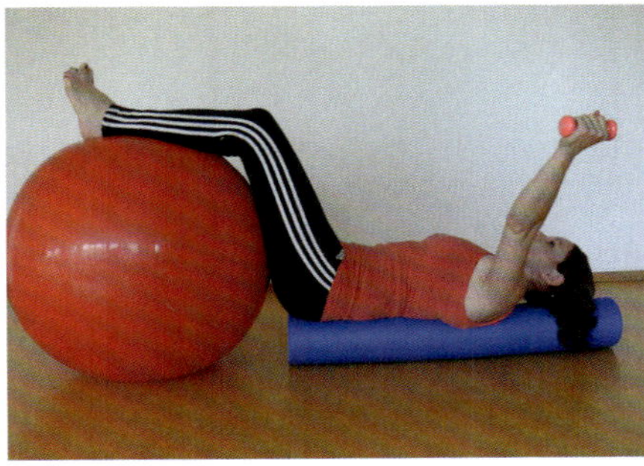

Erhöhung der Anzahl der beteiligten Muskeln

Um zusätzlich einen kräftigenden und stabilisierenden Effekt auf die Rumpfmuskulatur zu erzielen, kann der Fortgeschrittene/Leistungssportler als weitere Steigerung das Gesäß so weit anheben, bis Oberschenkel und Oberkörper eine Linie bilden. Ziel ist es nun, zum einen zu verhindern, dass das Gesäß absinkt und zum anderen, trotz Bewegung der Arme (ggf. auch unter Einsatz von Hanteln), die Position auf dem Ball und dem Pilates-Roller zu halten. Dies stellt eine große Herausforderung dar.

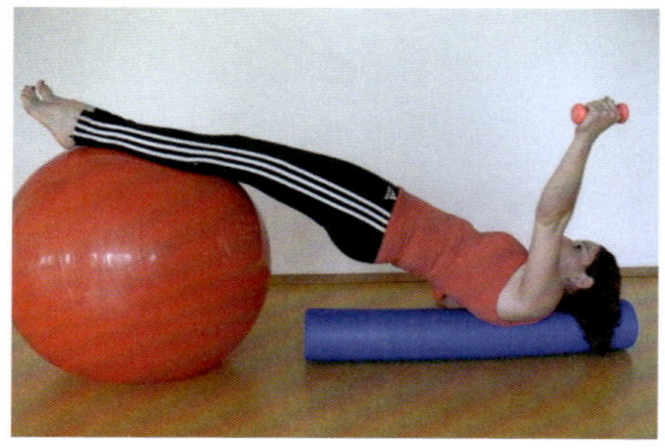

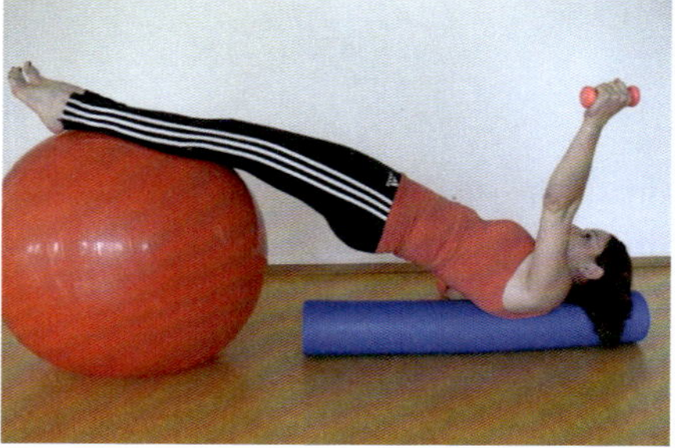

Mobilisierung der Schultern und des Brustkorbs

Bei dieser Übung geht es darum, die Oberkörperaufrichtung zu verbessern. Dazu liegt der gesamte Rumpf einschließlich des Hinterkopfs auf dem Pilates-Roller. Beide Arme sind nach hinten gestreckt und halten einen Gymnastikball.

Ausführung:

Durch seitliches Bewegen des Balls wird die Beweglichkeit der Schultergelenke, der Brustwirbelsäule sowie der Rippen verbessert. Die Wirkung diese Übung lässt sich durch eine Vertiefung der Atmung intensivieren, wobei in den Brustkorb hinein gespürt wird, um sich die Bewegung der Rippen bei der Atmung bewusst zu machen.

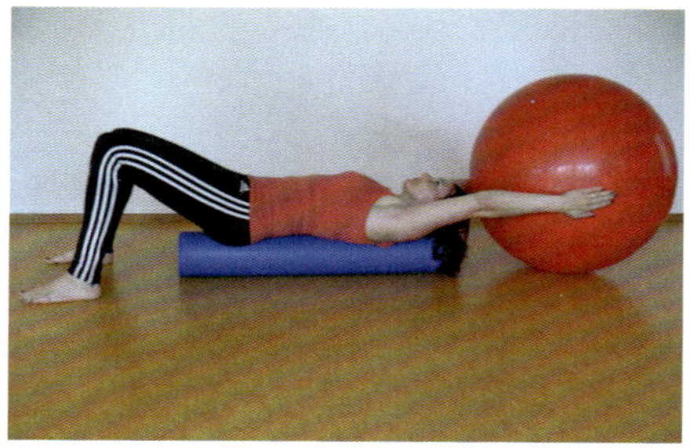

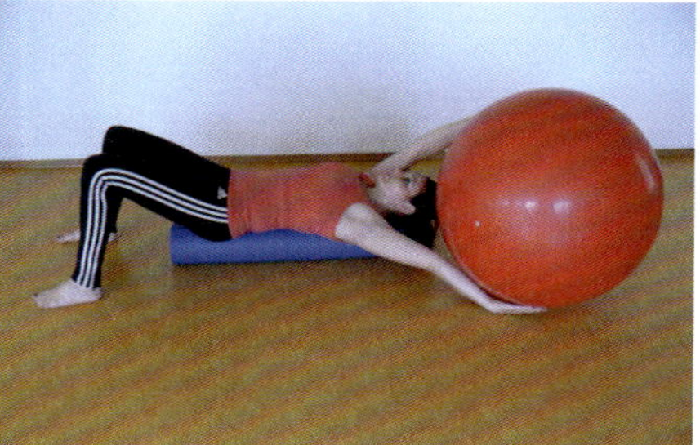

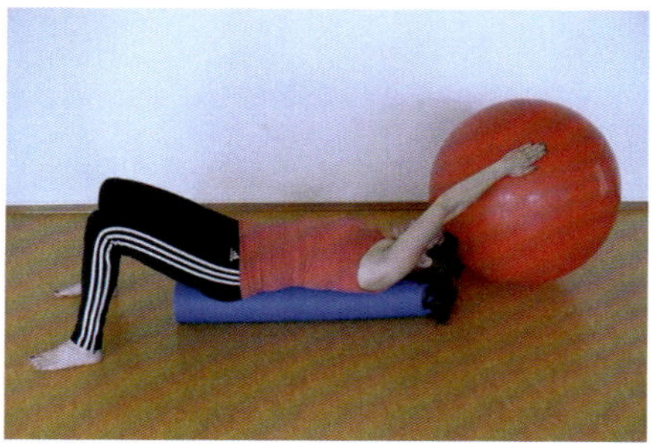

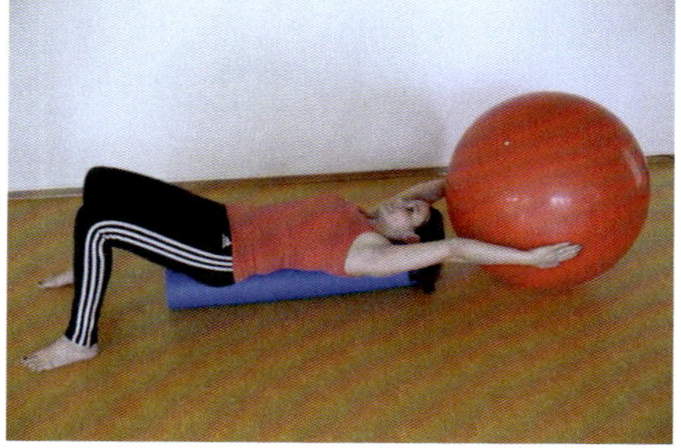

Variante:

Übung mit gestreckten Hüft- und Kniegelenken.

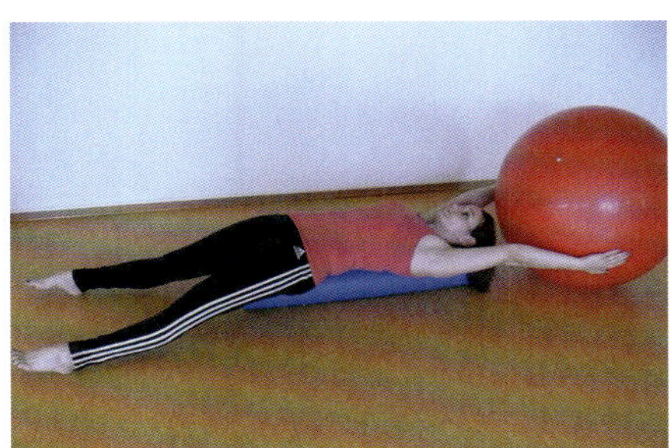

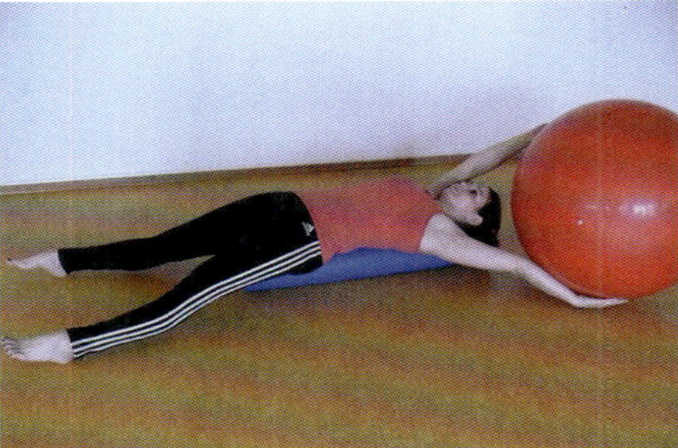

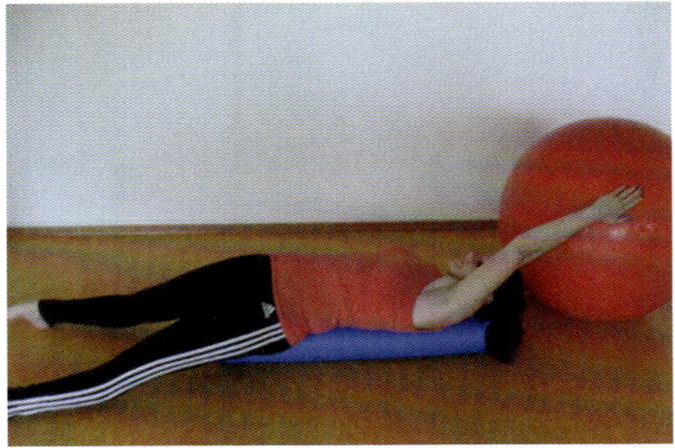

Stabilisierung mit dem Stab

Durch diese Übung gelingt es, eine Kräftigung des gesamten Körpers zu erzielen. Insbesondere dann, wenn z. B. Bandscheibenprobleme im Bereich der Lendenwirbelsäule vorliegen, ist es häufig sinnvoll, genau diesen Bereich zeitweise so wenig wie möglich zu bewegen. Um dennoch eine Kräftigung der Muskulatur, die die Lendenwirbelsäule stabilisiert, zu erreichen, wird die sogenannte *Weiterleitung* genutzt. Das Prinzip hierbei besteht darin, dass über die bewusste Anspannung bestimmter Muskeln, eine Aktivierung anderer Muskeln mitbewirkt wird. Dies funktioniert übrigens auch ohne, dass diese Weiterleitung im Einzelnen bewusst ist.

Ausführung:

Mit beiden Händen wird der Gymnastikstab etwa auf Schulterbreite gegriffen. Beide Ellbogen liegen eng am Körper. Die eigentliche Übung besteht nun darin, dass zwischen Druck und Zug gewechselt wird. Das heißt, der Stab wird imaginär zusammen- und auseinandergezogen. Hierzu gleichzeitig werden abwechselnd die linke bzw. rechte Ferse einige Zentimeter vom Boden abgehoben. Ist dies anfangs zu schwierig, so reicht es zunächst, wenn der Fuß nicht angehoben wird, sondern nur der Druck jeweils eines Fußes wechselseitig zum Boden verringert wird. Wichtig ist hierbei, dass die Atmung ganz natürlich bleibt und das Anhalten der Luft oder die Pressatmung vermieden werden.

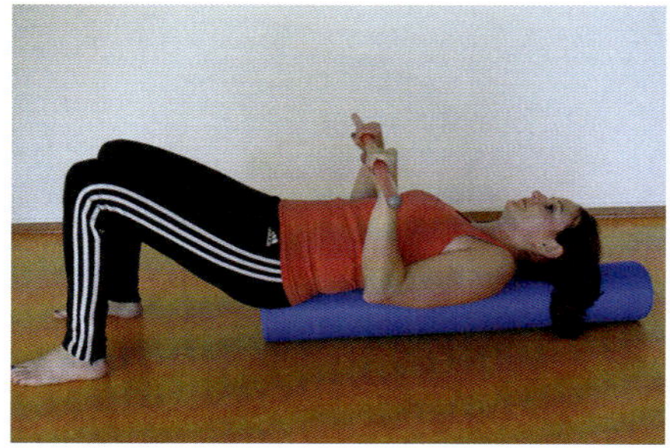

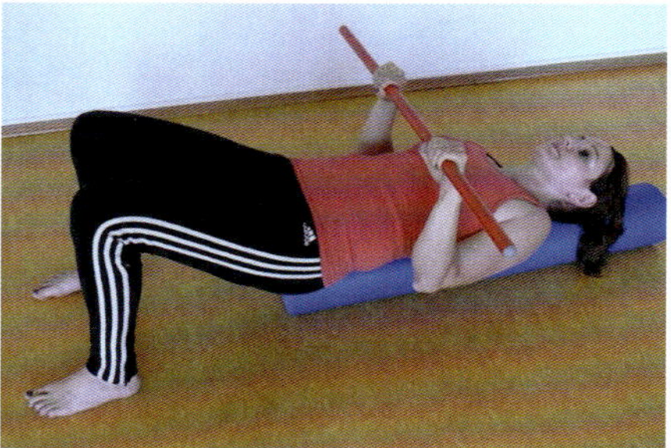

Häufige Fehler:

Die Ellbogen werden zu weit nach außen genommen, die Atmung wird unnatürlich, die Luft wird angehalten.

Variante mit gestreckten Armen

Die Ausführung ist wie zuvor mit einem Wechsel von Druck und Zug sowie dem Anheben der Füße. Hierbei sind die Arme, wie dargestellt, gestreckt, die Fäuste werden in Richtung Füße „herausgeschoben" und dabei die Schultern gesenkt.

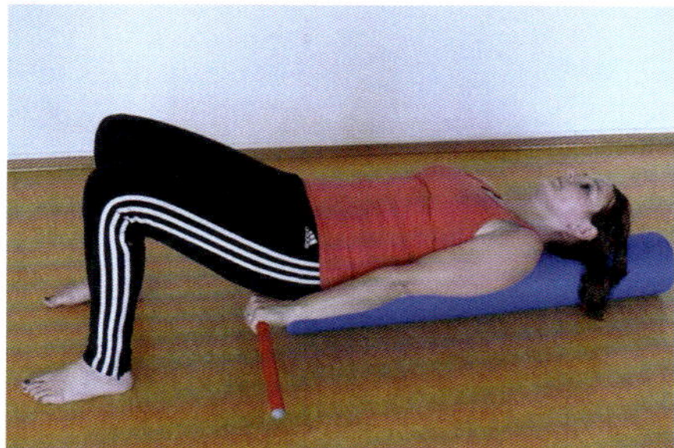

Intensivierung der Stabilisierung durch Bridging

Zur Steigerung der Intensität und zur Rekrutierung weiterer Muskeln wird bei dieser Variante das Gesäß angehoben. Die Ausführung ist wie zuvor.

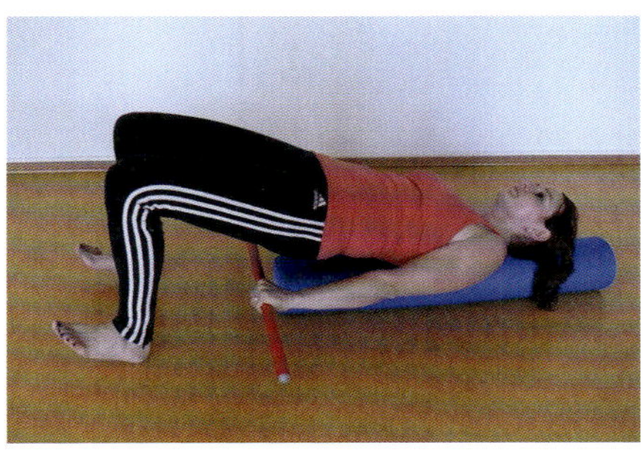

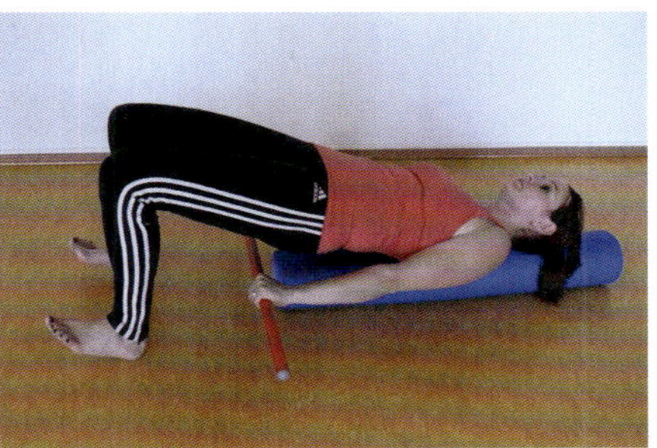

Bauchlage auf dem Gymnastikball

Hierbei wird der Pilates-Roller hinter dem Körper gehalten. Die Handflächen zeigen nach innen. Die Steigerung der Übung besteht darin, dass versucht werden soll, die Arme so weit wie möglich nach hinten zu schieben und sie in dieser Position für einige Sekunden zu halten.

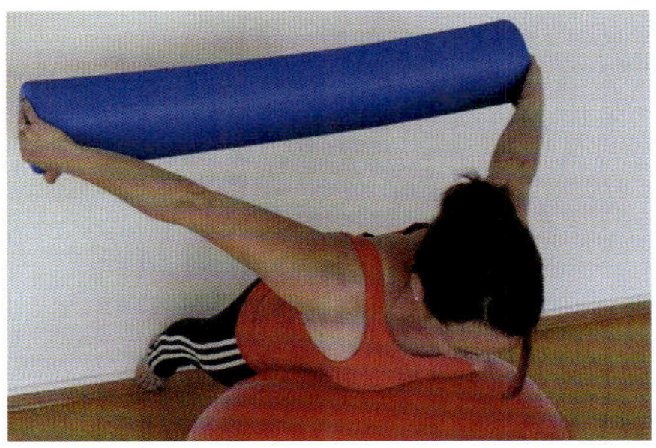

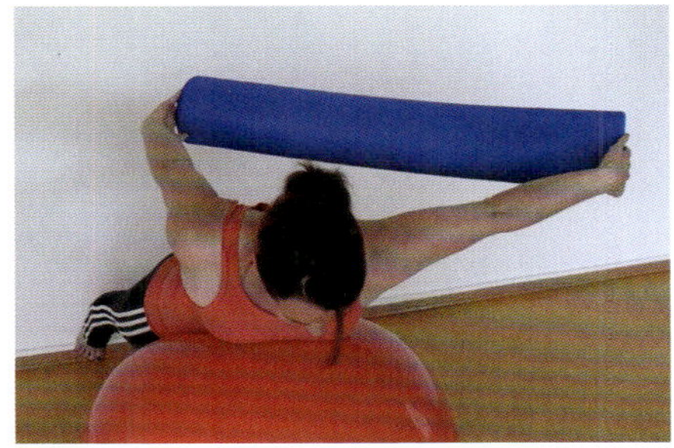

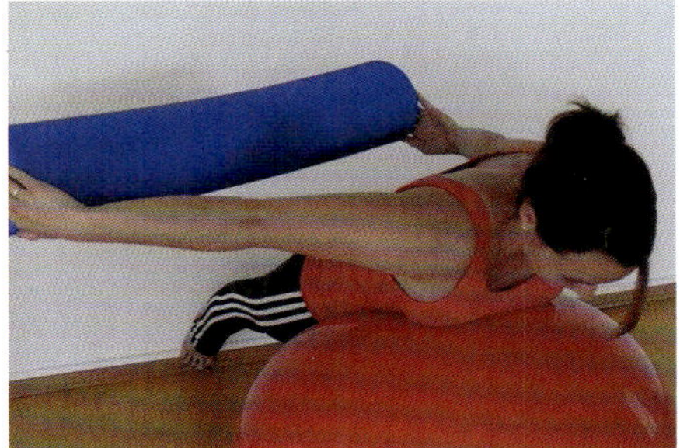

Häufige Fehler:

Der Kopf wird zu weit überstreckt und damit besteht die Gefahr von Verspannungen.

Variante:

Pendeln der Arme hinter dem Rücken nach rechts und links, die Arme bleiben dabei nach hinten gestreckt.

Kräftigung und Mobilisierung über dem Gymnastikball

In dieser Position wird der Pilates-Roller so locker wie möglich zwischen Ellbogenbeuge und Wirbelsäule positioniert. Nachdem diese Position einige Sekunden gehalten wurde, beginnen kleine rückwärts gerichtete Bewegungen. Nach und nach wird nun die Amplitude der Bewegungen vergrößert. Zur Stabilisierung sollten die Füße an einer Wand abgestützt werden.

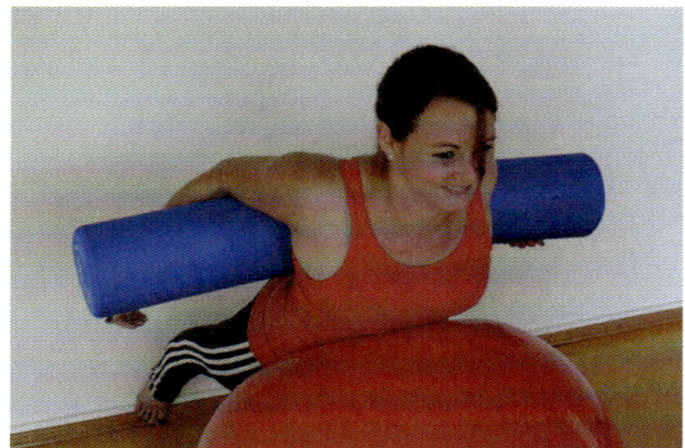

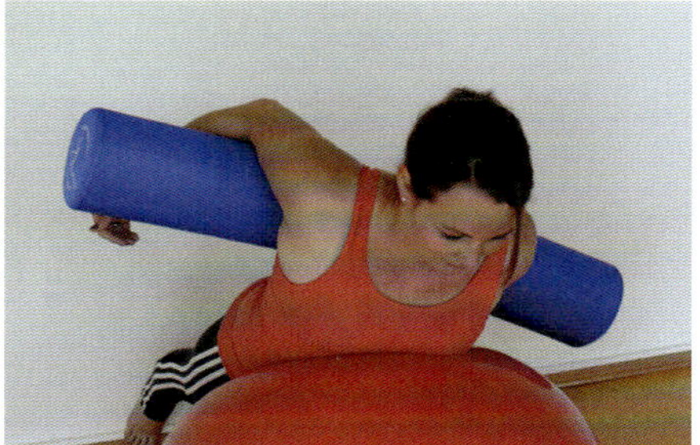

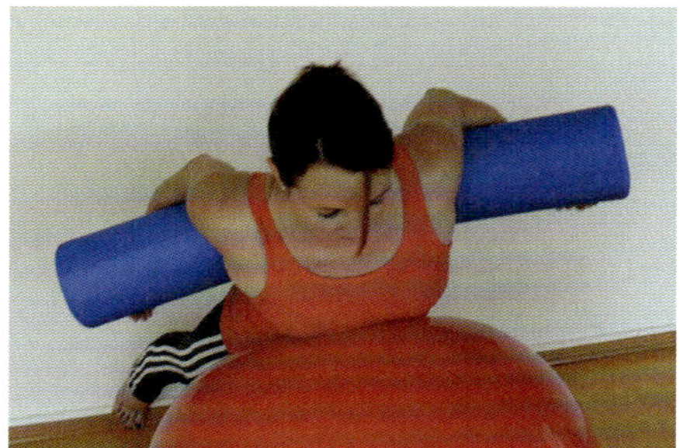

Streckung des Körpers über dem Gymnastikball unter Zuhilfenahme des Pilates-Rollers

Hierbei handelt es sich um eine sehr instabile Drehübung auf dem Ball unter erschwerten Bedingungen, nämlich dem Halten des Pilates-Rollers mit gestreckten Armen über dem Kopf. Von der Rückenlage ausgehend, wird eine halbe Drehung zunächst nach links und dann nach rechts ausgeführt, wobei die Beine unterstützend mitgeführt werden.

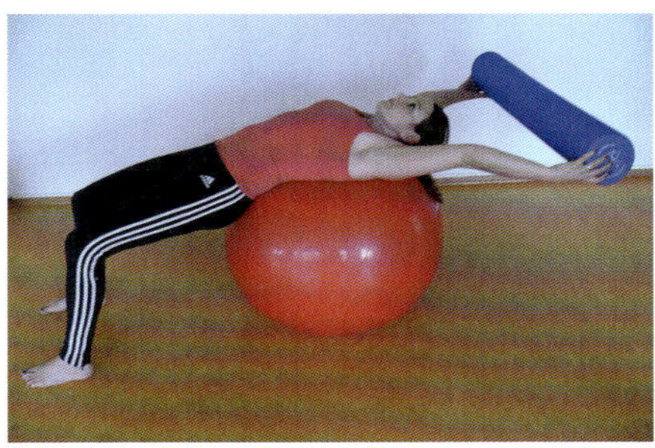

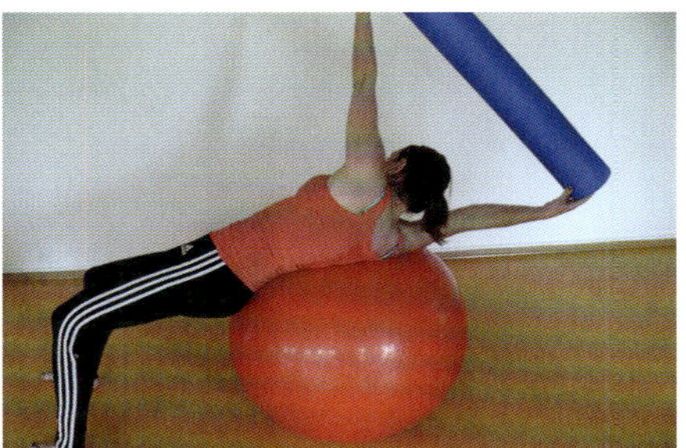

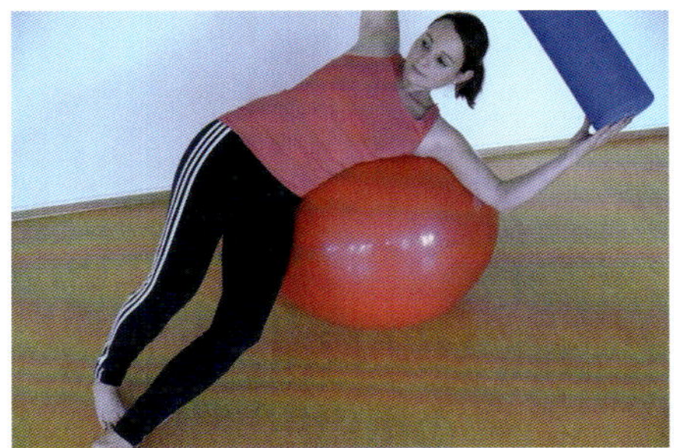

Variante für Profis

Diese Übung stellt höchste Anforderungen an den Trainierenden, insbesondere an das Gleichgewicht bzw. den Orientierungssinn. Diese Übung sollte nur von koordinativ Erfahrenen durchgeführt werden. Das Spezifikum dieser Technik besteht im ständigen Wechsel von Bauch-, Rücken-, und Seitenlage, wobei in der Bauchlage begonnen wird.

Übungsleiter und Trainer sollten auf alle Fälle eine sichernde Unterstützung geben!

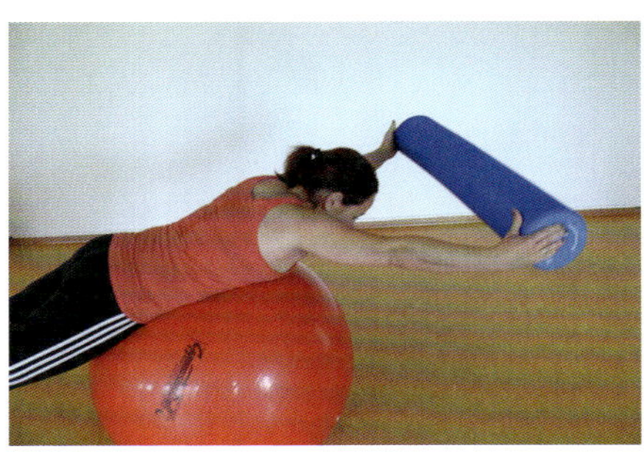

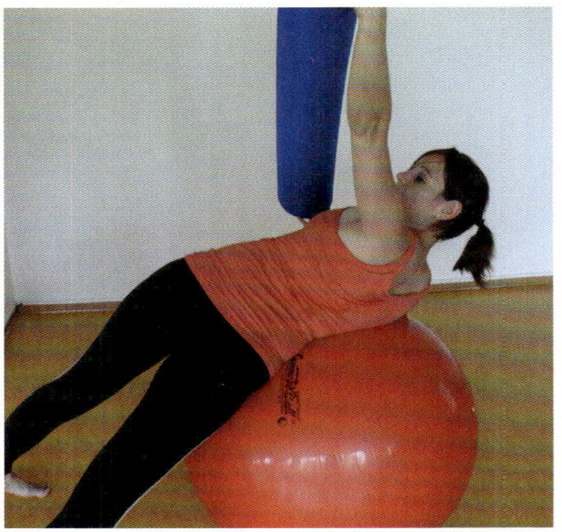

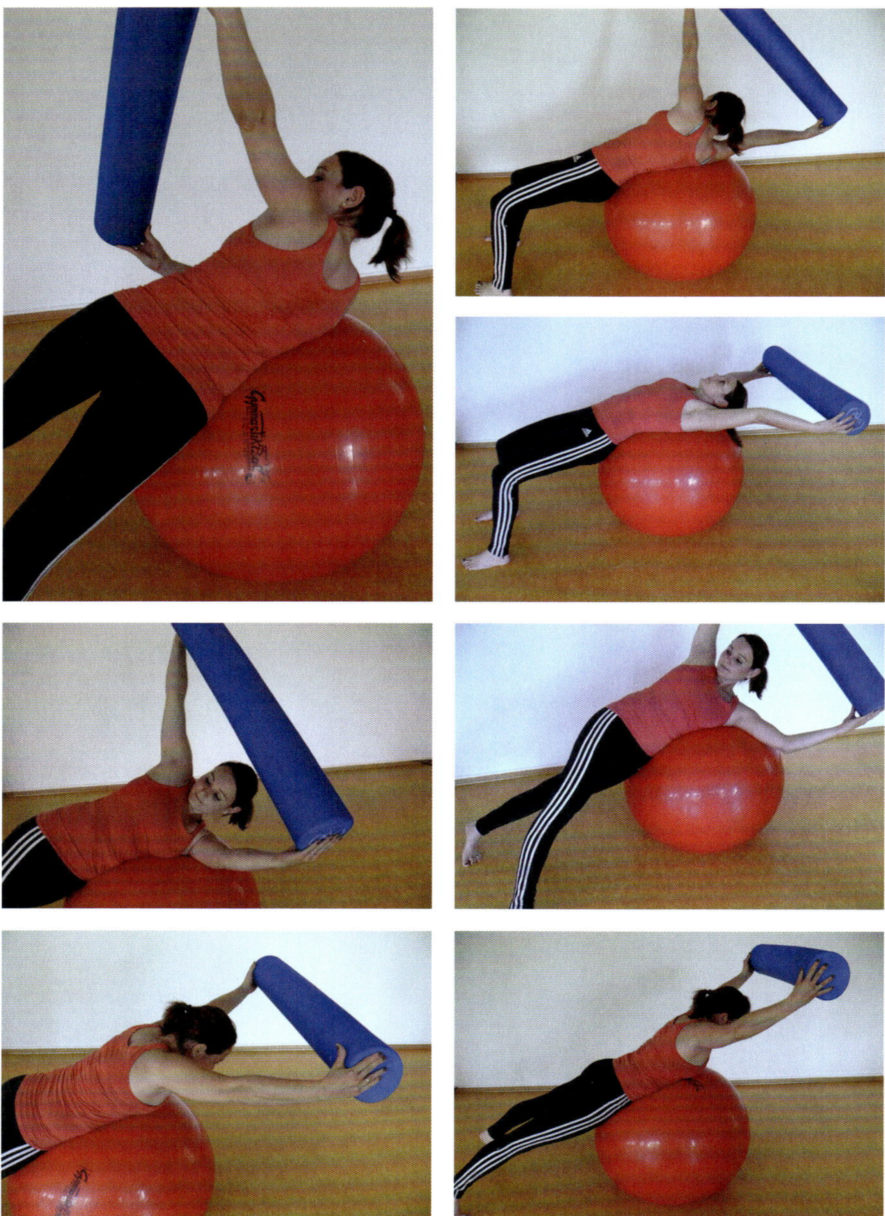

Häufige Fehler:

Besonders im Eigentraining zu Hause ist auf ausreichenden Freiraum der Übungsfläche im Zimmer zu achten. Gegenstände, die zu Verletzungen führen können (z. B. Tischkanten), sollten unbedingt entfernt werden. Das Üben auf Matten ist ratsam.

Mobilisierende Rotationen auf dem Pilates-Roller

Ziel dieser Übung ist eine verbesserte Beweglichkeit des Schultergürtels.

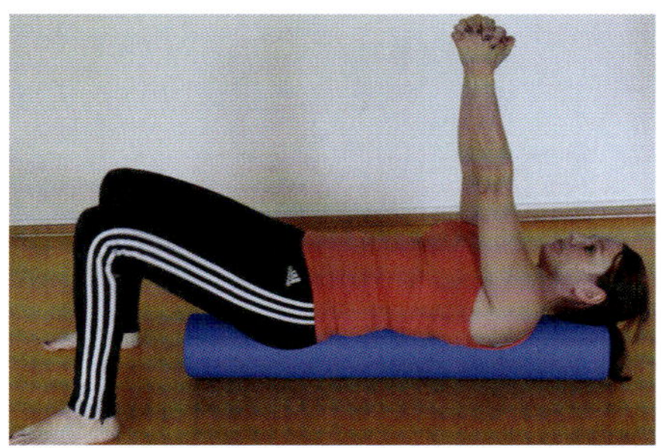
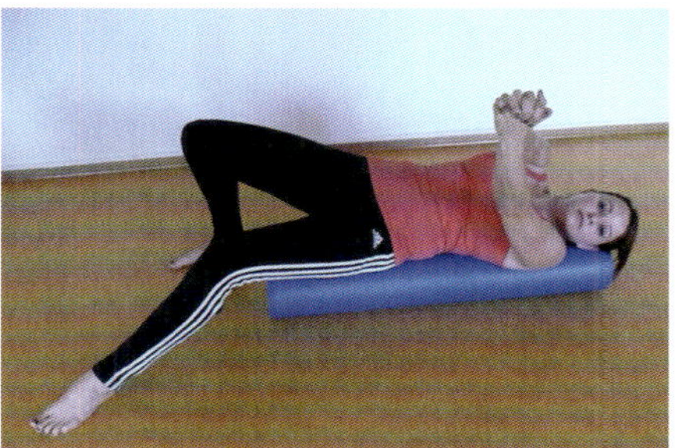

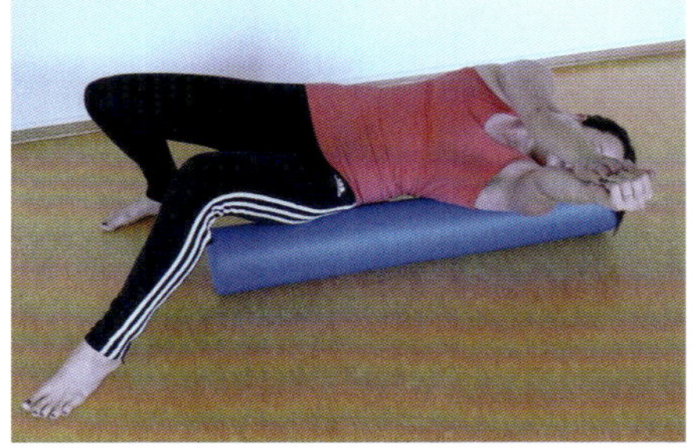
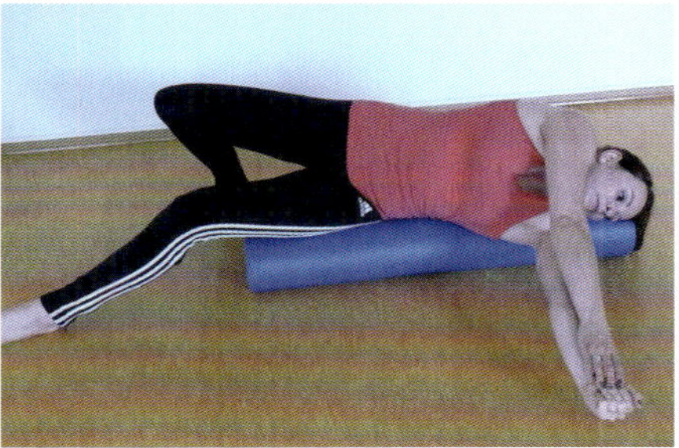

Ausführung:

Beide Hände bilden eine Faust mit gestreckten Armen, die jeweils nach links und rechts bis zum Boden geführt werden.

Häufige Fehler:

Die Ellbogengelenke bleiben nicht gestreckt.

Variante mit Kettlebells:

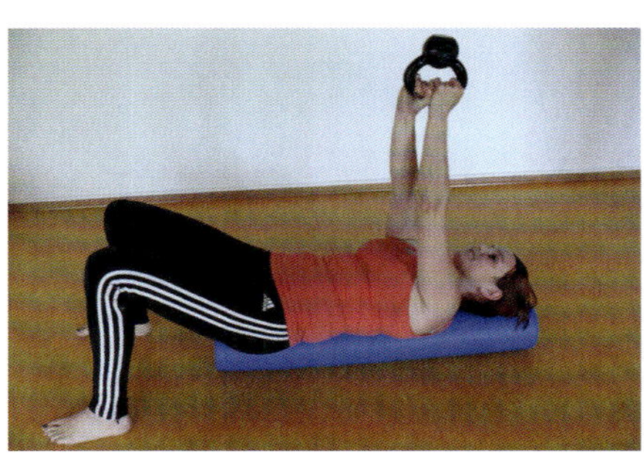
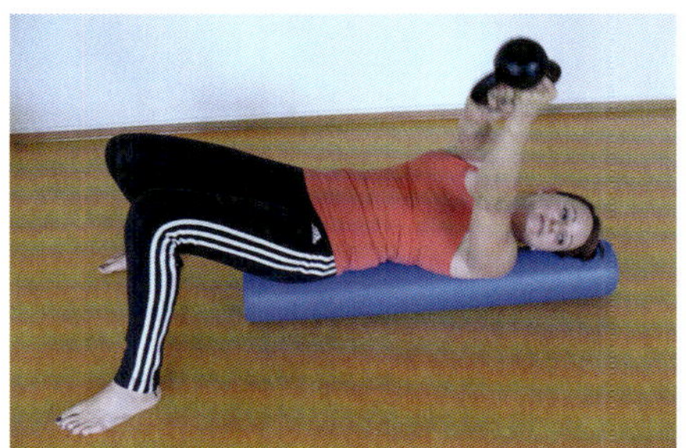

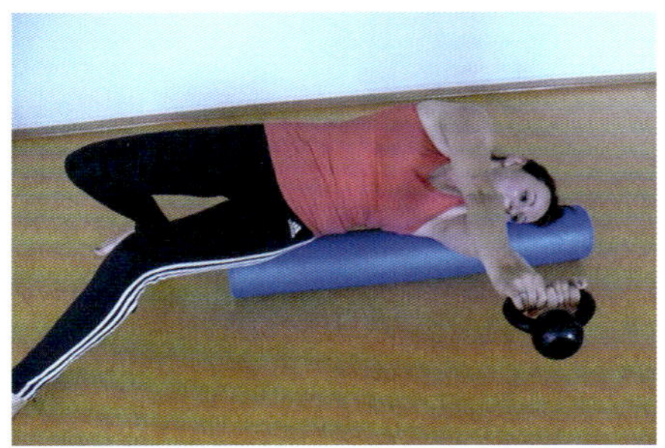

Kräftigung und Stabilisierung des gesamten Körpers

Hierbei handelt es sich um eine Übung mit sehr hoher Trainingsintensität. Sinnvollerweise baut man diese über mehrere Stufen verschiedener Intensität sukzessive auf. Diese Vorgehensweise bietet sich zum einen zur Vorbereitung auf die jeweils höhere Intensitätsstufe an, zum anderen ist eine differenzierte Abstufung, angepasst an die individuelle Leistungsfähigkeit des Trainierenden möglich.

Ausgangsstellung:

Im Unterarmstütz liegen die Unterarme auf dem Pilates-Roller und die Fußspitzen berühren den Boden. Wichtig ist, dass bei allen folgenden Übungen das Gesäß nicht absinkt und die Bauchmuskelspannung gehalten wird.

Stufe 1:

Die Unterarme werden abwechselnd um jeweils wenige Zentimeter angehoben und für ca. 2 s gehalten.

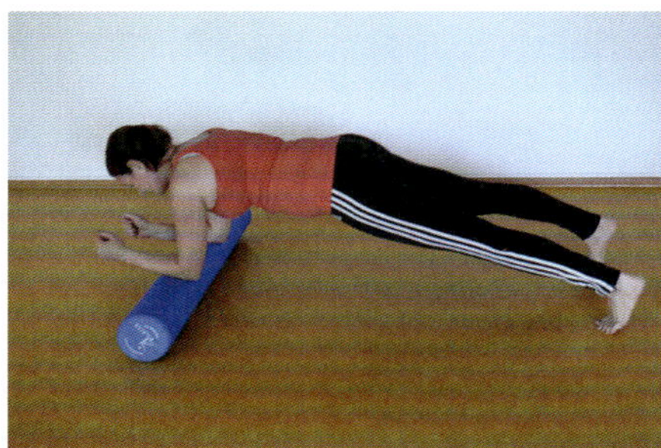

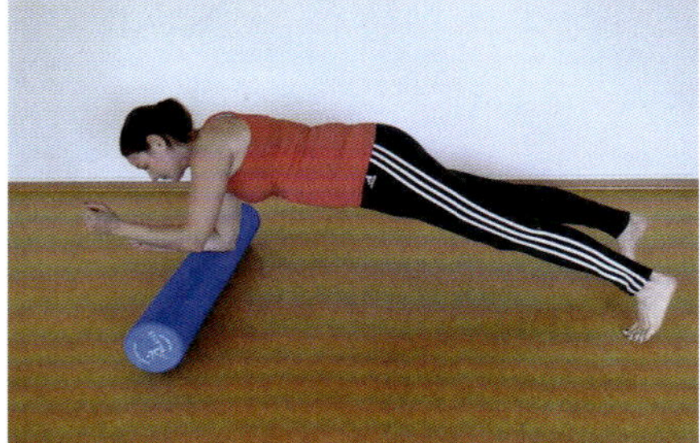

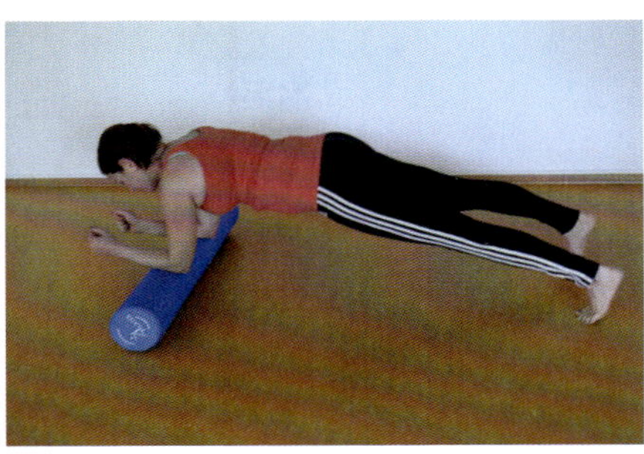

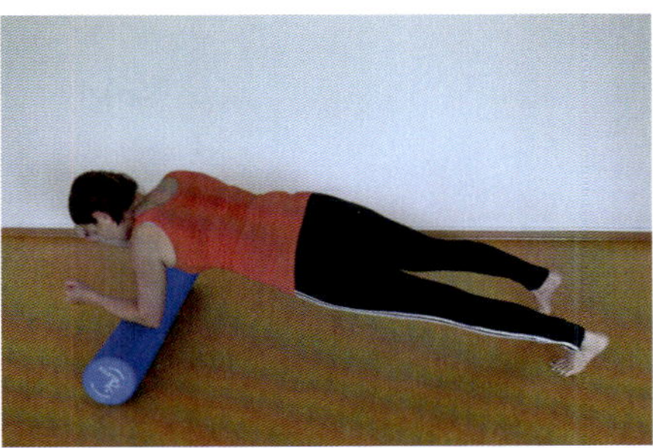

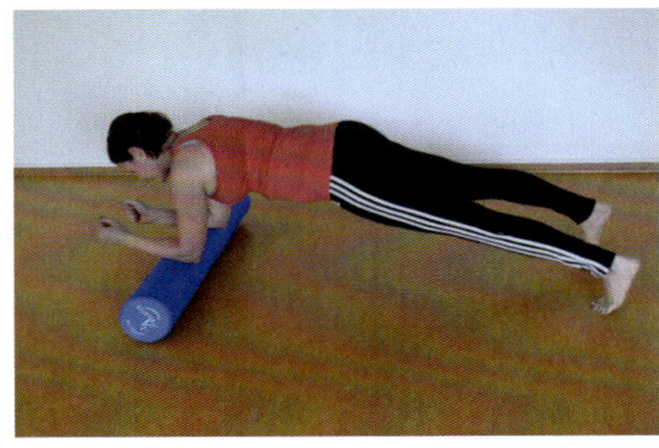

Stufe 2:

Die Füße werden im Wechsel angehoben und für ebenfalls ca. 2 s gehalten.

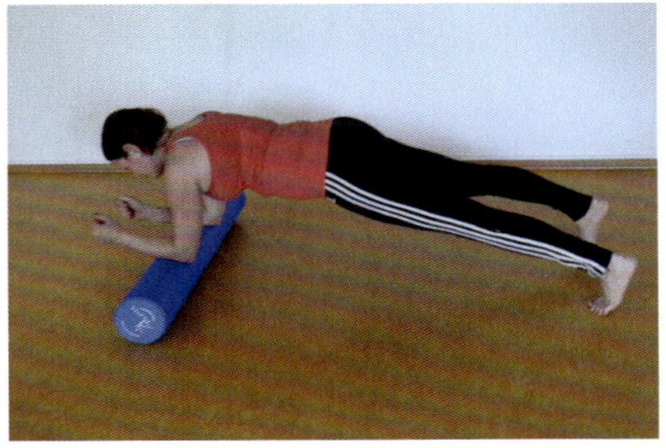

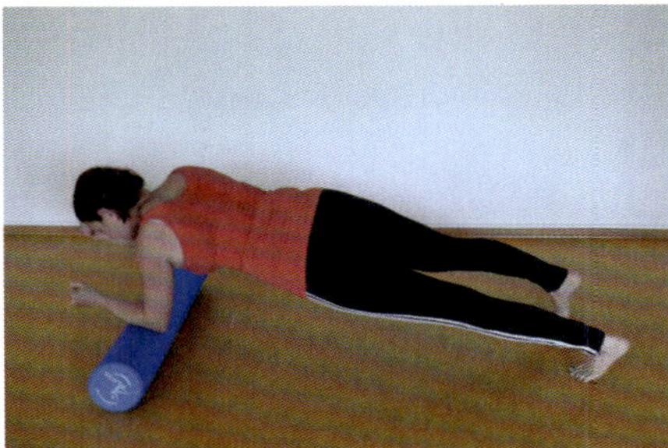

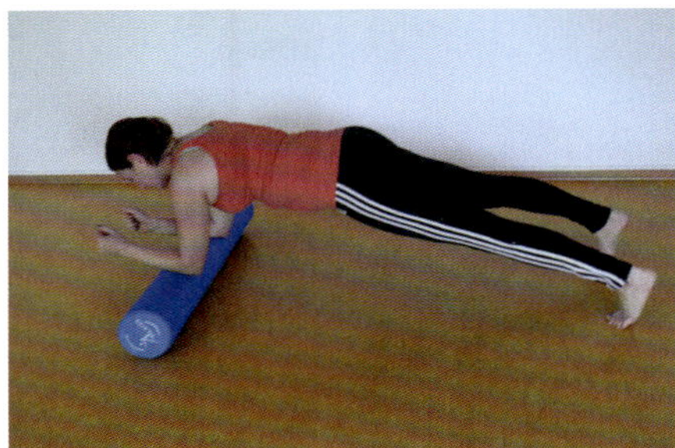

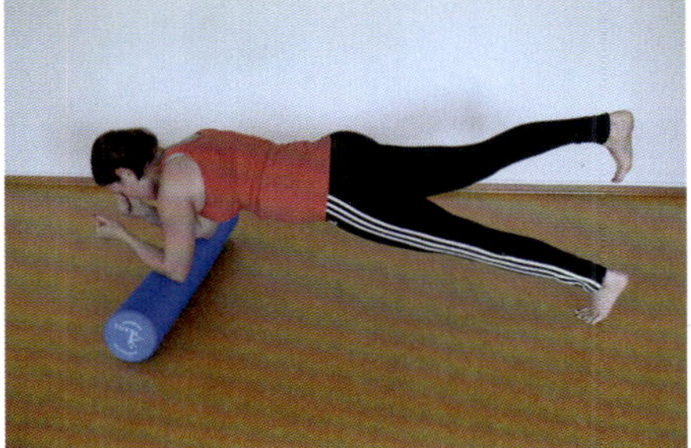

Stufe 3:

Diagonales Anheben von Arm und Bein, d. h. der linke Arm wird zeitgleich mit dem rechten Bein angehoben und anschließend der rechte Arm zeitgleich mit dem linken Bein angehoben. Auch diese Positionen werden für jeweils ca. 2 s gehalten.

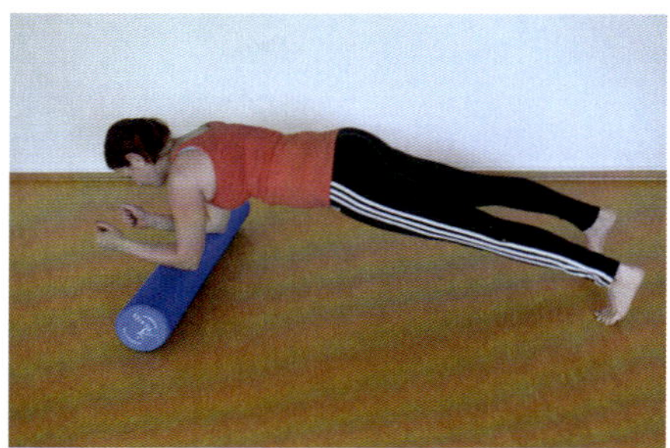

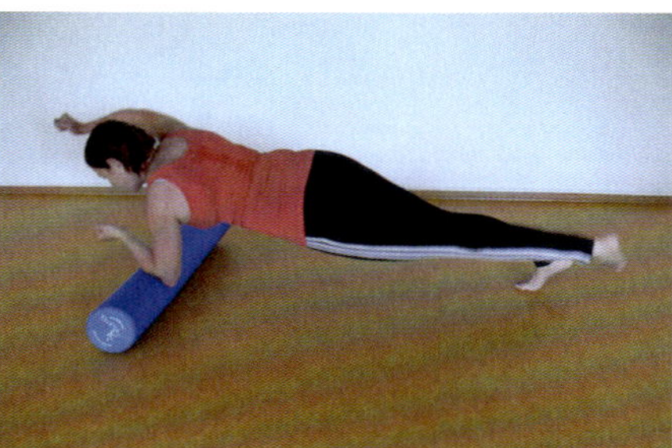

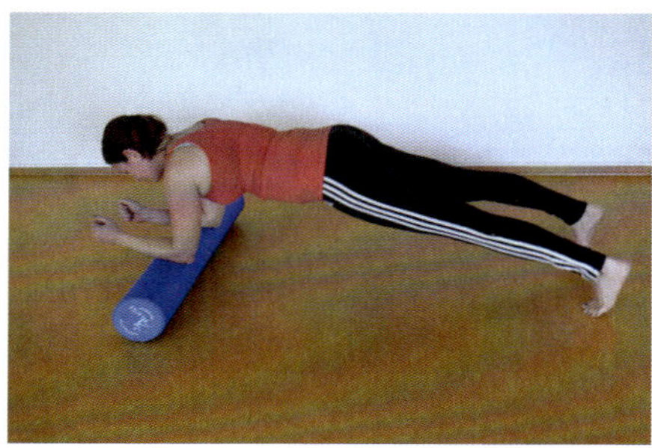

Stufe 4:

Der Arm wird nach vorne gestreckt, ansonsten ist die Ausführung wie zuvor.

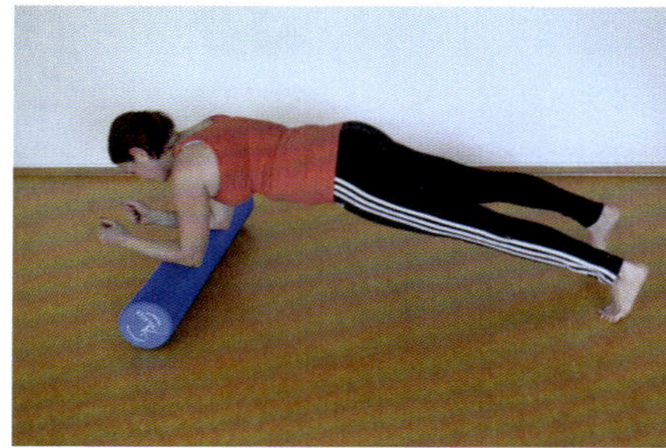

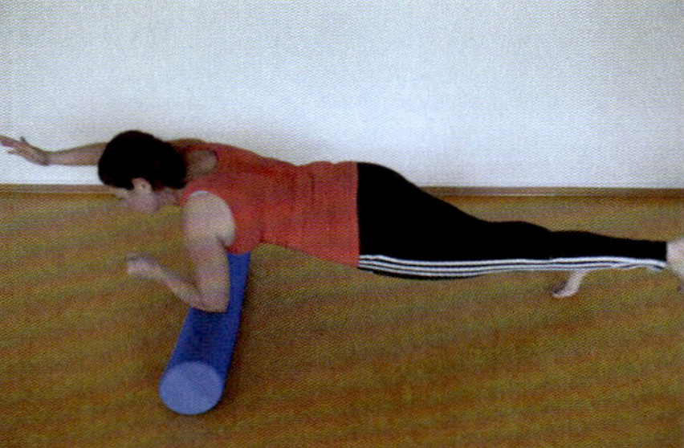

Stufe 5:

Der rechte Ellbogen und das linke Knie werden unter dem Bauch zusammengeführt und anschließend die andere Diagonale mit rechtem Ellbogen und linkem Knie. Diese sehr intensive Variante setzt voraus, dass die schultergelenksführende und stabilisierende Muskulatur diese Position halten kann.

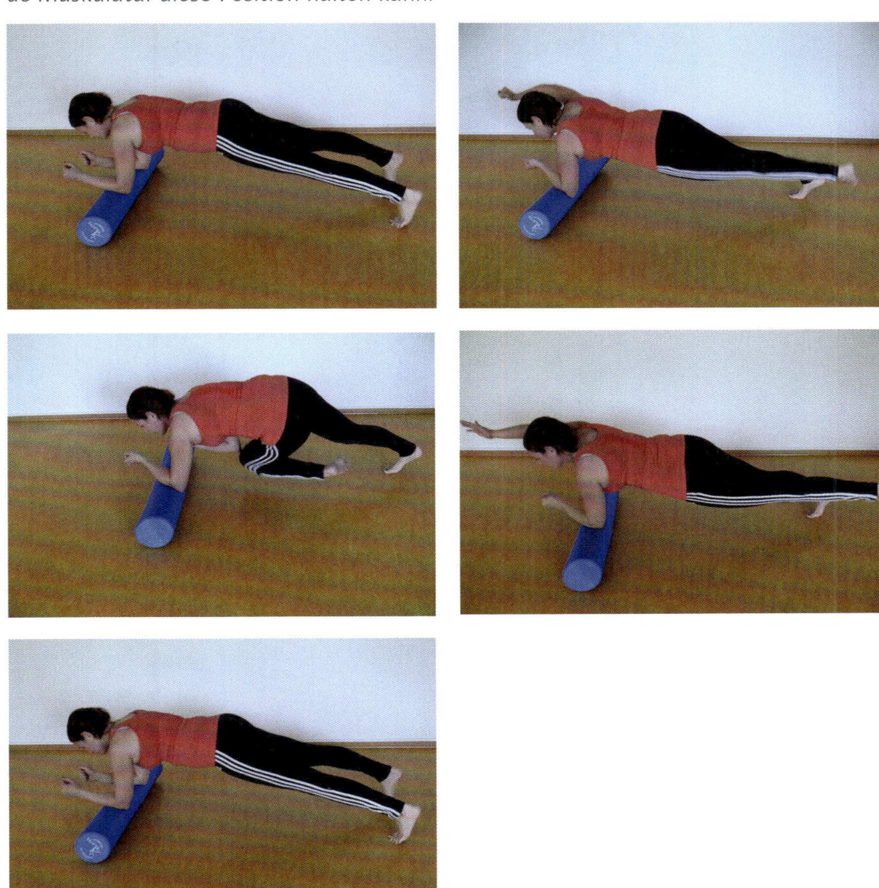

Häufige Fehler:

Vorsicht, bei dieser instabilen Position besteht eine Verletzungsgefahr durch das Abrutschen des Arms von dem Pilates-Roller.

Stabilisierung des gesamten Körpers unter besonderer Berücksichtigung der Hüfte und des Beckens

Ebenso wie die vorangegangene Übung stellt diese Variante eine besonders trainigsintensive Form der Kräftigung für Fortgeschrittene bzw. Leistungssportler dar.

Ausgangsstellung:

Im Unterarmstütz liegen die Unterschenkel zunächst gestreckt auf dem Pilates-Roller, wobei Hände und Ellbogen in Schulterbreite aufgestützt sind.

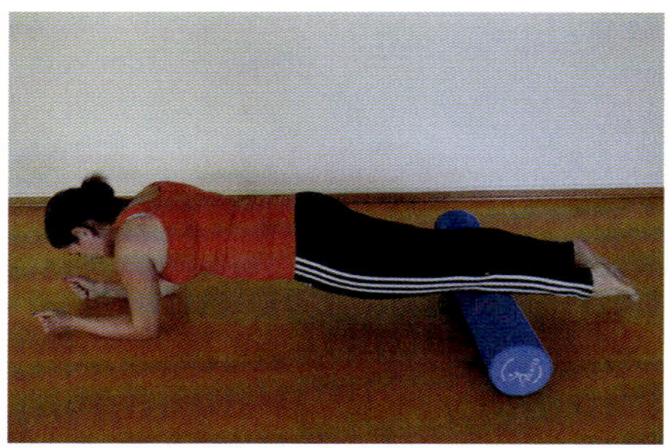

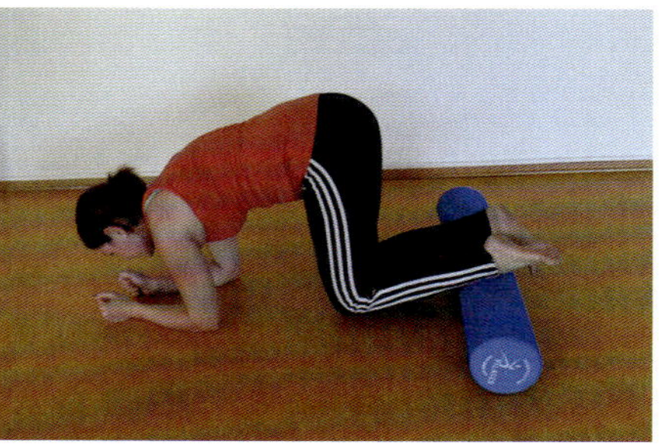

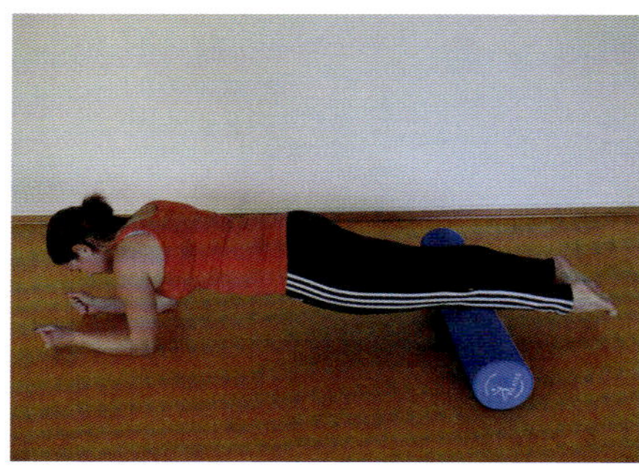

Ausführung:

Die Hüft- und Kniegelenke werden gebeugt und unter den Bauch gezogen, wobei sich die Unterschenkel weiter auf dem Pilates-Roller bewegen. Anschließend werden die Beine wieder gestreckt. Es empfiehlt sich eine 6-12-malige Wiederholung.

Variante a):

Jeweils ein Bein wird angehoben mit der gleichen Ausführung wie oben.

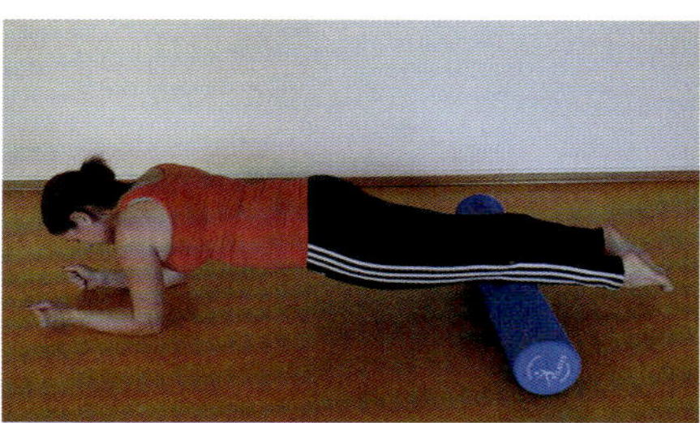

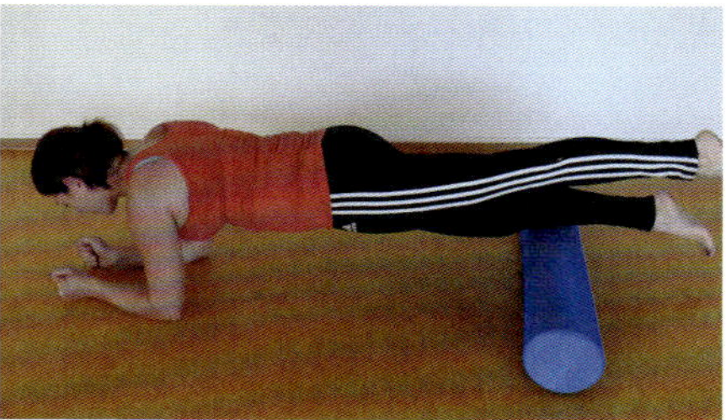

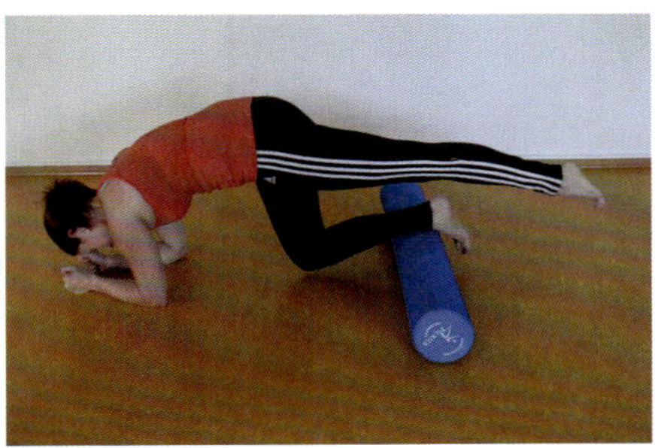

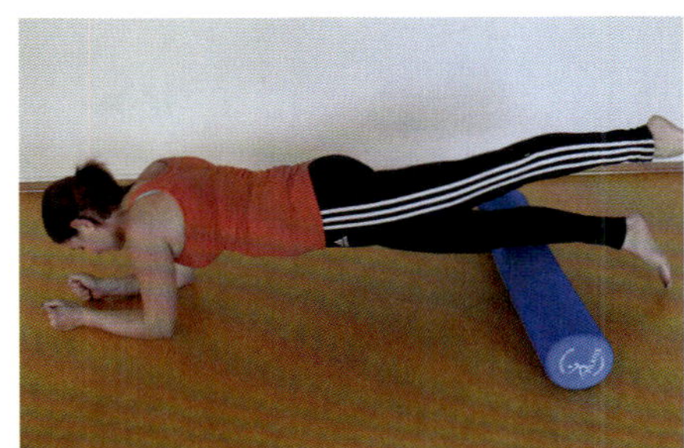

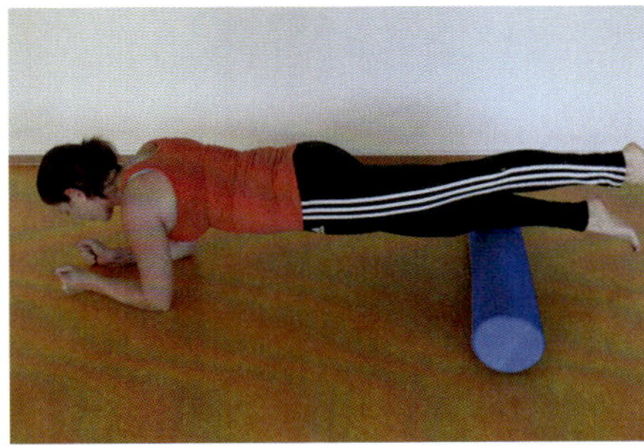

Variante b):

Das angehobene Bein wird jeweils in eine 90°-Position gebracht, während das aufliegende Bein aus der Streckung in die Beugung und wieder zurückgeführt wird.

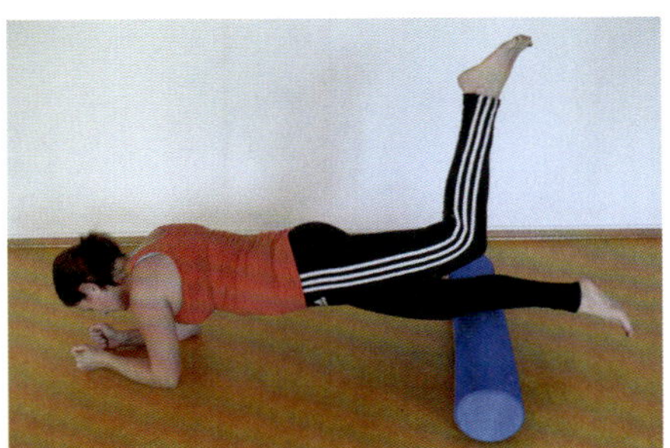

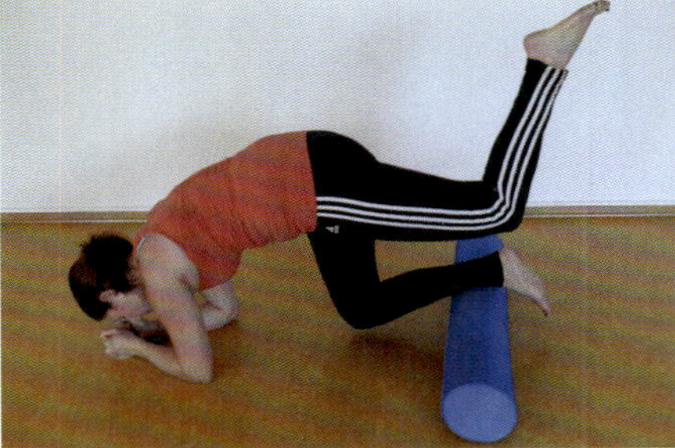

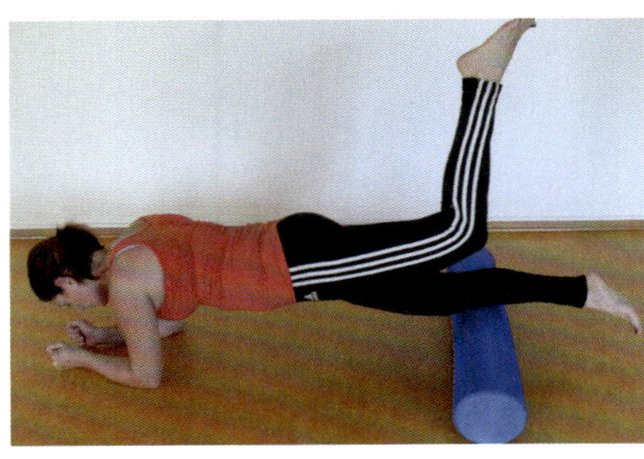

Häufige Fehler:

Aus Kraftmangel wird diese Übung unsauber ausgeführt und die Position bricht ein.

Ganzkörperkräftigung in Seitenlage

Ausgangsstellung:

In Seitenlage auf dem Ellbogenstütz des aufliegenden Arms sind die Beine gestreckt und das untere Bein liegt auf dem Pilates-Roller auf.

Stufe 1:

Wie oben mit stützendem oberen Arm. Die Hüft- und Kniegelenke werden so weit wie möglich gebeugt und die Knie in Richtung Brust gezogen. Danach erfolgt wieder die Streckung. Wichtig ist hierbei, dass das Gesäß nicht absinkt.

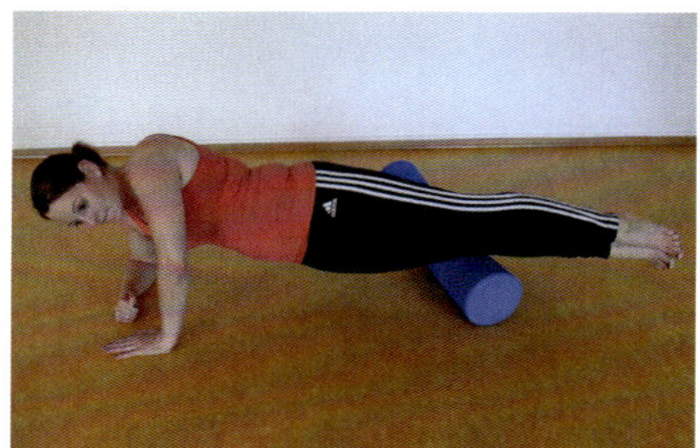

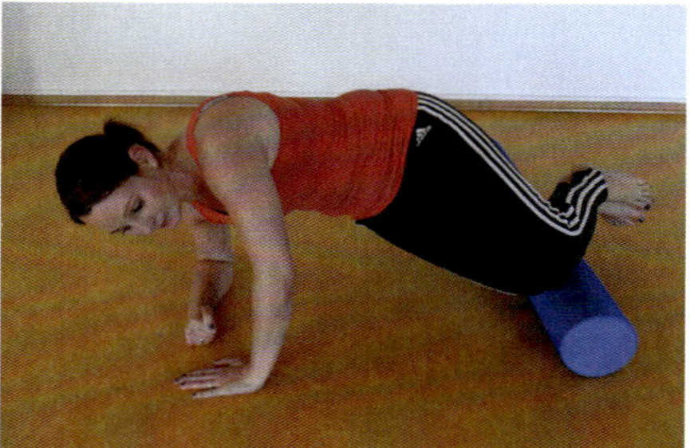

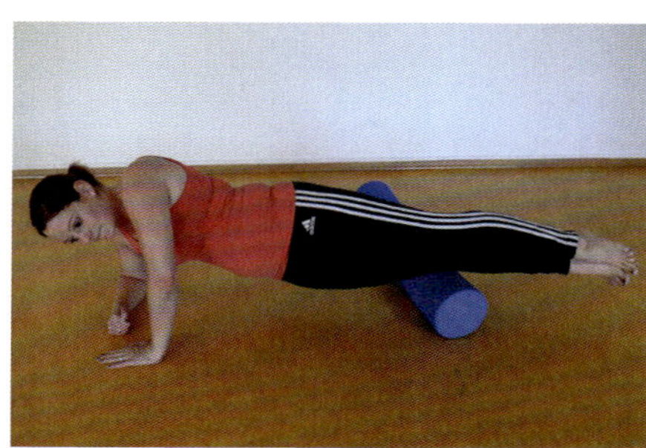

Stufe 2:

Der obere Arm stützt nicht mit ab, sondern liegt auf dem Becken oben auf.

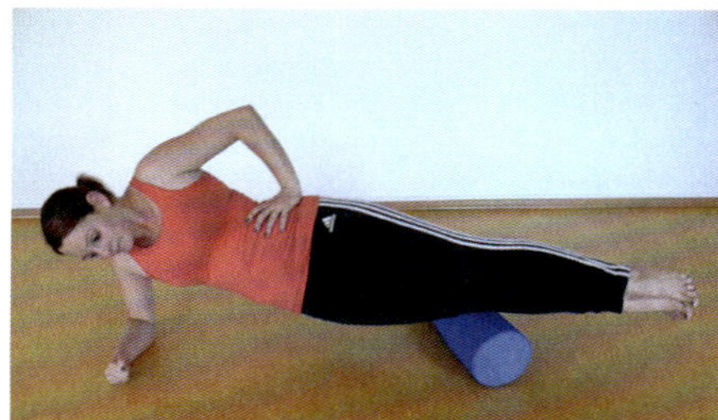

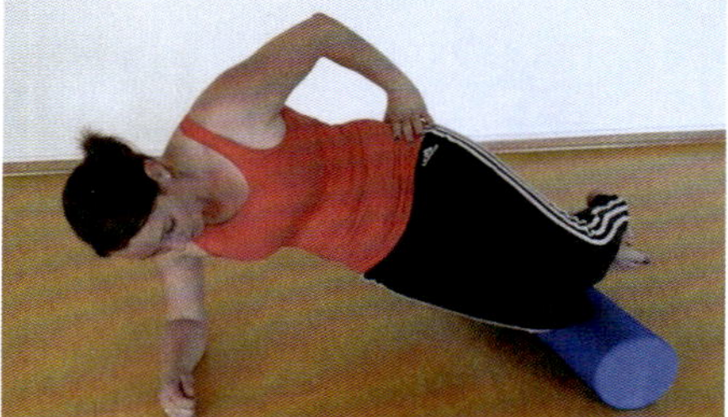

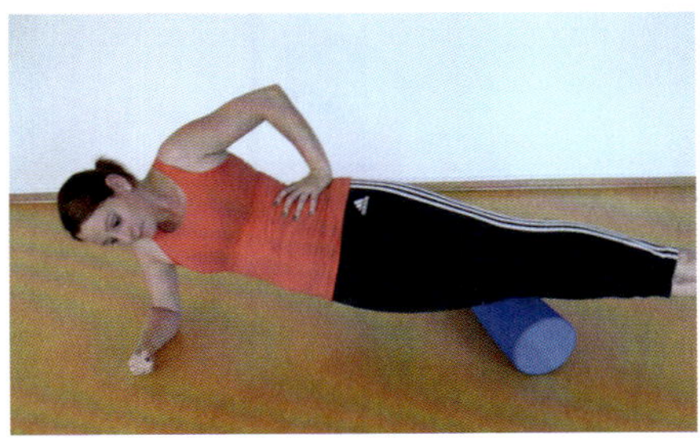

Stufe 3:

Der obere Arm wird angehoben.

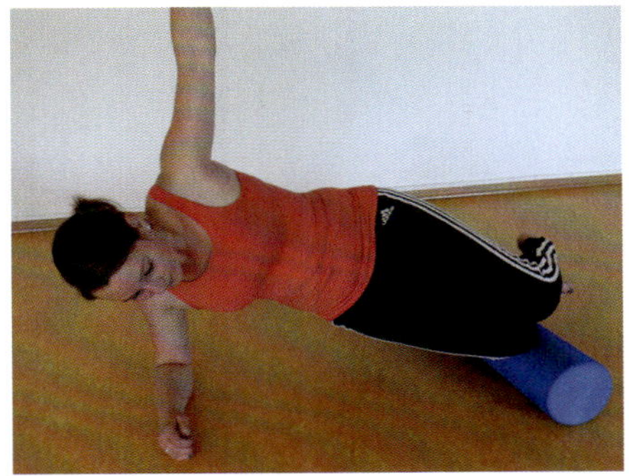

Stufe 4:

Die zusätzliche Anforderung entsteht durch den Einsatz eines schwingenden Stabes.

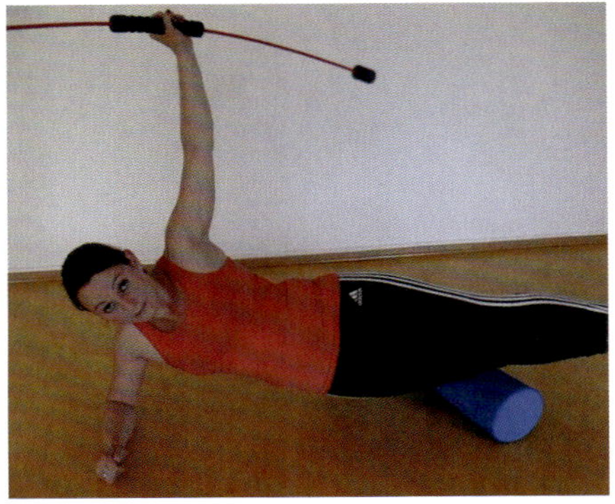

Variante für Profis:

Möglich wäre noch das Abheben des oberen Beins.

Spiderman-Liegestütz auf dem Pilates-Roller

Diese Übung dient zum einen zur Mobilisierung der Hüftgelenke und der Iliosakralgelenke. Zum anderen werden hierdurch die Schultermuskulatur und die schrägen Bauchmuskeln gekräftigt. Es handelt sich hierbei um eine echte Universalübung für Fortgeschrittene.

Ausgangsstellung:

Unterarmstütz auf dem Pilates-Roller

Ausführung:

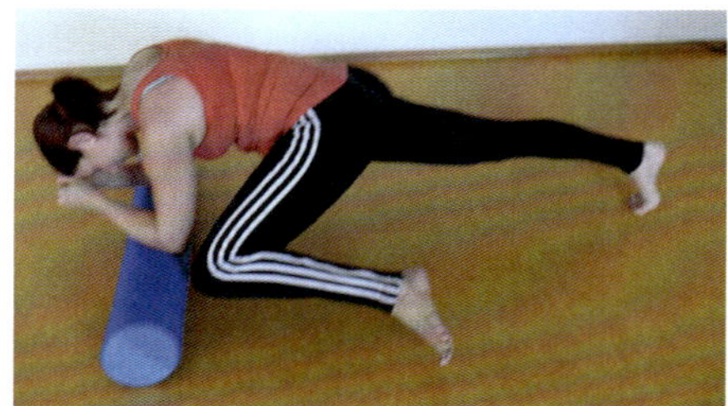

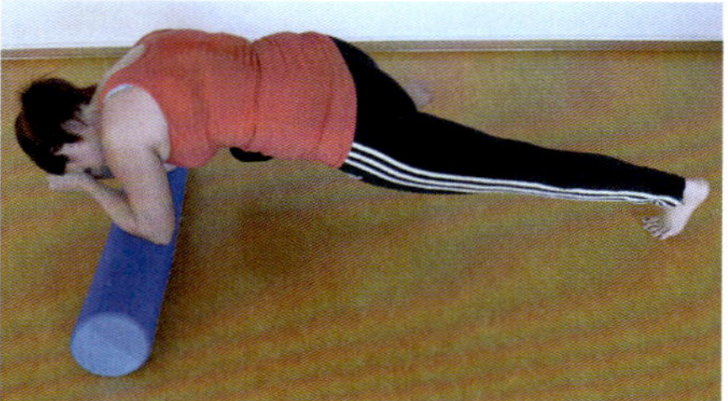

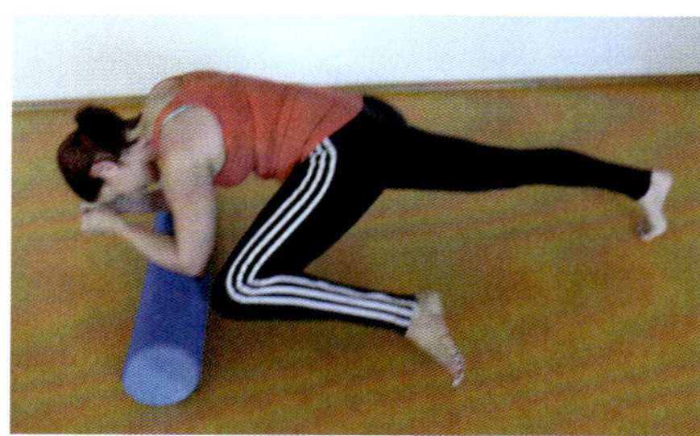

Mit den Knien wird versucht, die Ellbogen abwechseln links und rechts zu berühren. Die Übung ist beendet, wenn die Ausführung beginnt, unkorrekt zu werden, z. B., wenn das Gesäß nicht mehr in der Position gehalten werden kann.

Variante:

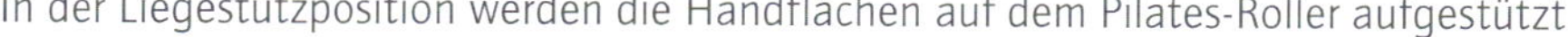

In der Liegestützposition werden die Handflächen auf dem Pilates-Roller aufgestützt.

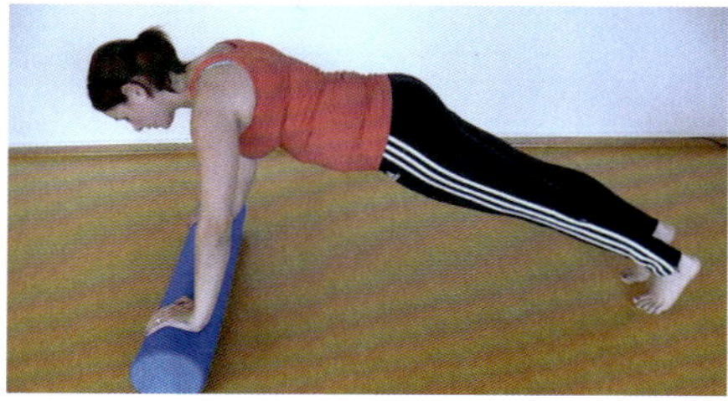

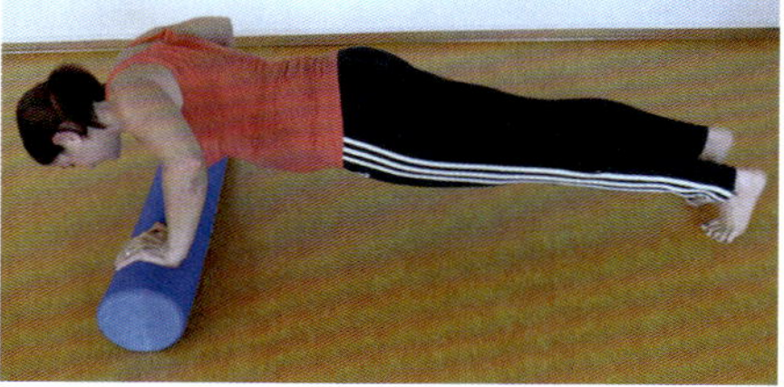

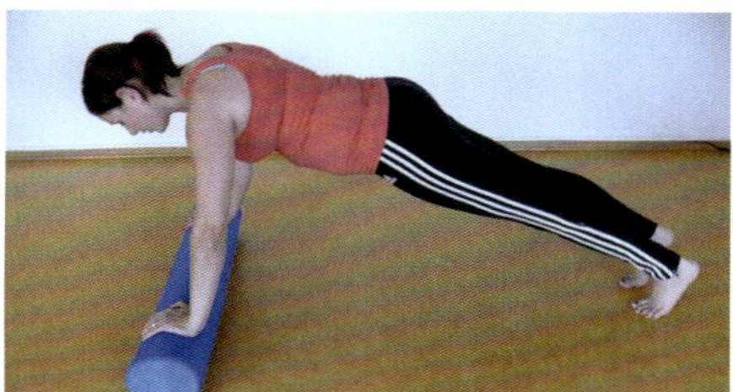

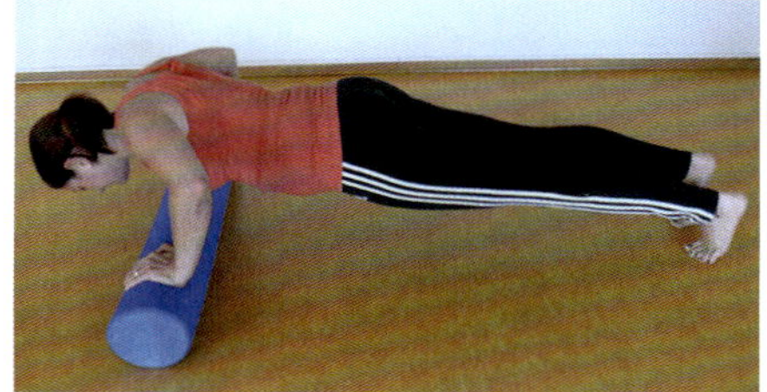

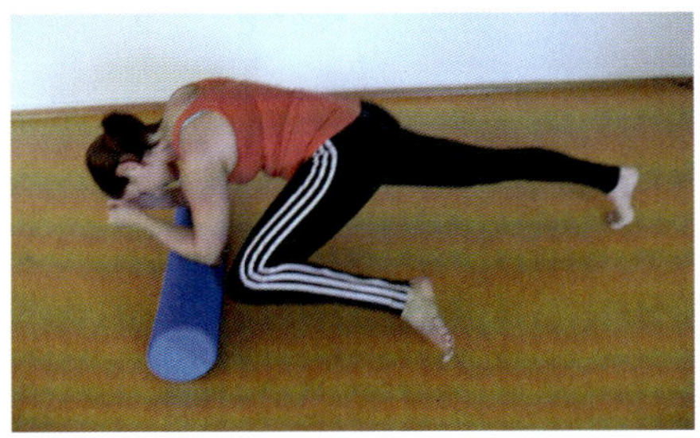
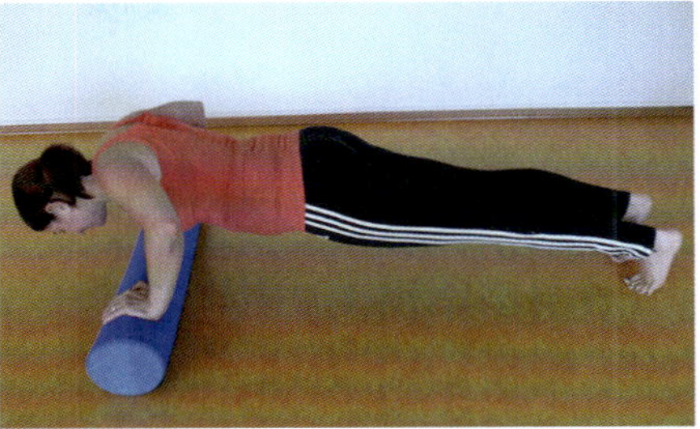

Spiderman-Liegestütz auf zwei Pilates-Rollern

Ausgangsstellung:

Die Arme befinden sich im Unterarmstütz auf dem Pilates-Roller und ebenfalls die Unterschenkel auf einem zweiten Pilates-Roller.

Ausführung:

Wie zuvor. Insgesamt handelt es sich allerdings um eine deutlich labilere Position, die dadurch intensiver wird.

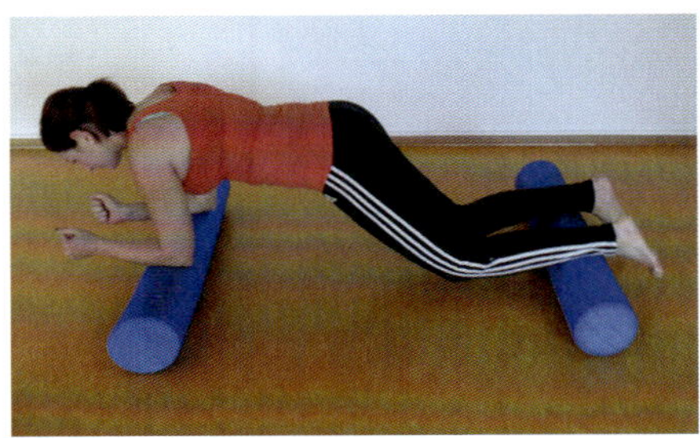
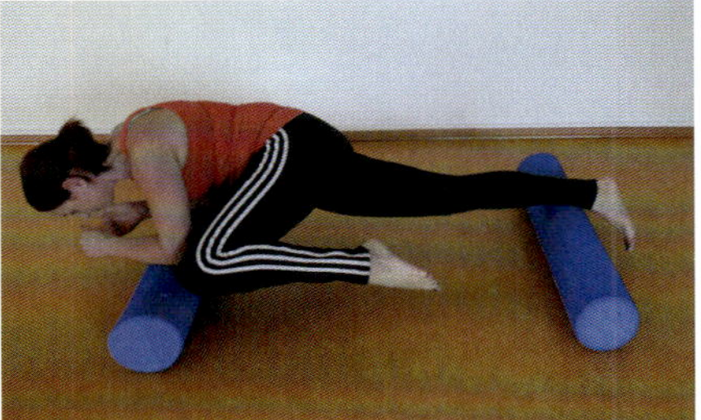
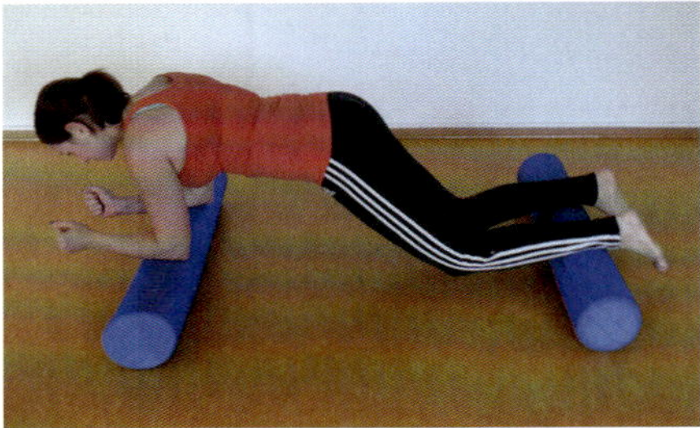

Variante:

Ausgangsstellung:

Liegestütz

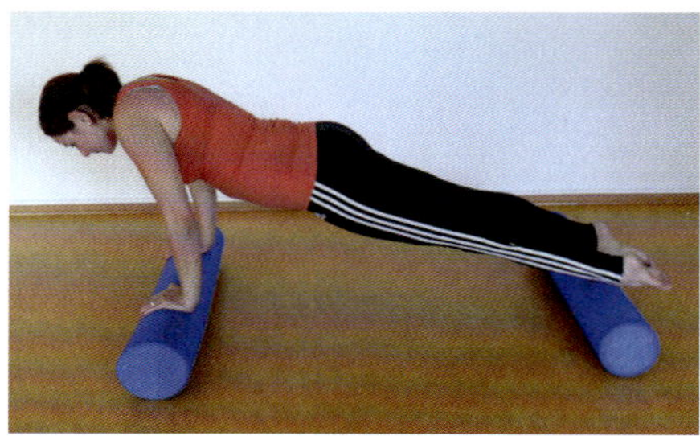

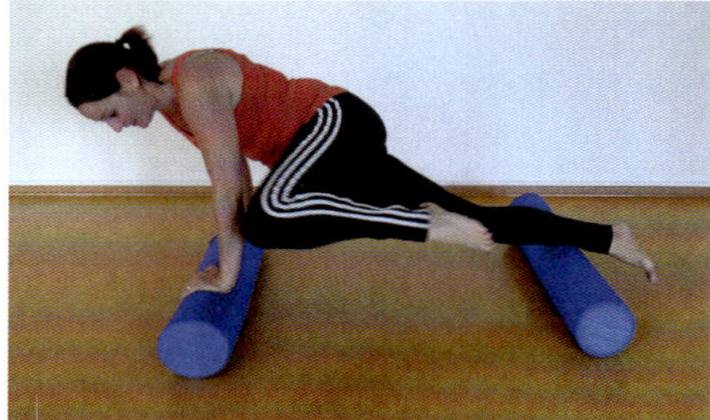

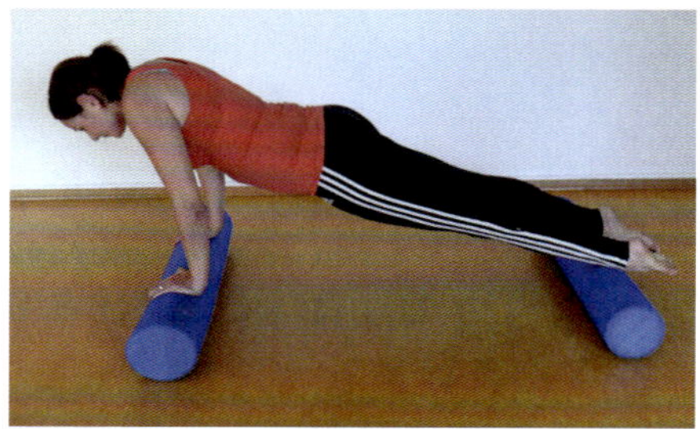

Climbing-Man-Liegestütz auf dem Pilates-Roller

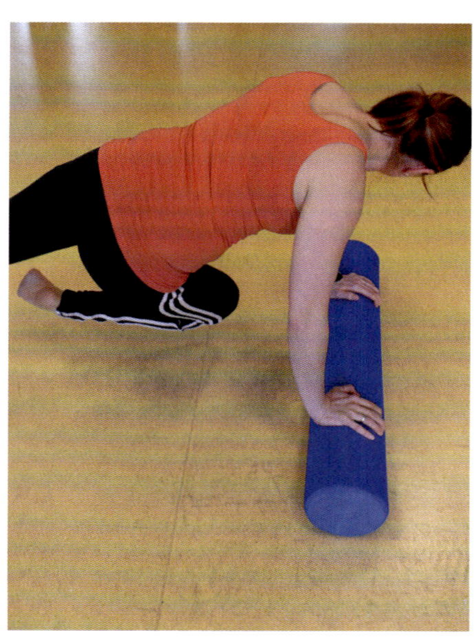

Eine Variante zu dem Spiderman-Liegestütz stellen die Climbing-Man-Liegestütze dar. Hierbei wird das Knie nicht zum seitengleichen Ellbogen geführt, sondern zum Ellbogen der Gegenseite. Ansonsten ist die Ausführung gleich. Sollte dies zunächst zu intensiv sein, so kann das Knie auch zum Handgelenk bzw. Unterarm der Gegenseite geführt werden. Die Ausführung ist auch hier mit einem oder mit zwei Pilates-Rollern, oder auch ohne möglich. Die Climbing-Man-Liegestütze stellen eine exzellente Möglichkeit zur Kräftigung der schrägen Bauchmuskulatur dar. Empfehlenswert ist im Übrigen eine Kombination von Spiderman-Liegestütz und Climbing-Man-Liegestütz.

Kräftigung der Bauchmuskulatur auf dem Pilates-Roller

Ausführung:

In der Rückenlage werden der Hinterkopf und die Schulterblätter von dem längs unter dem Gesäß, der Wirbelsäule und dem Kopf liegenden Pilates-Roller abgehoben. Der Blick richtet sich zur Decke.

Die Fingerkuppen stützen den Kopf

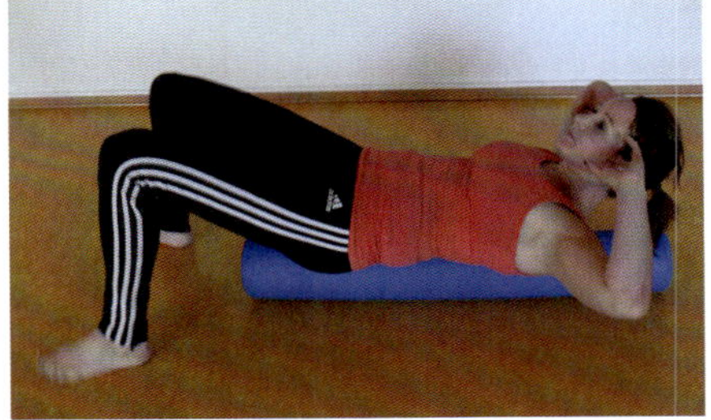

Gestreckte Arme hinter dem Kopf

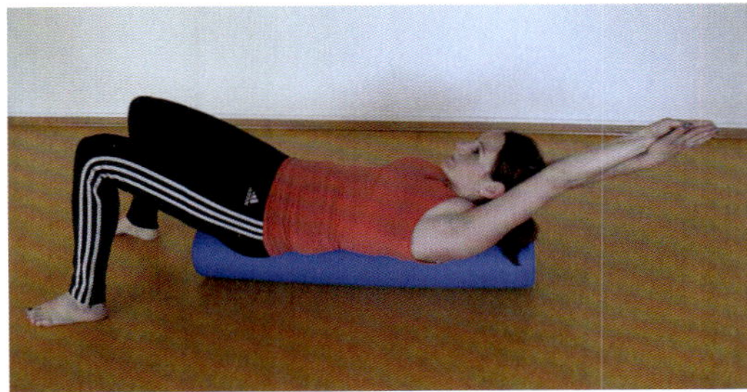

Übungen mit der Hantel

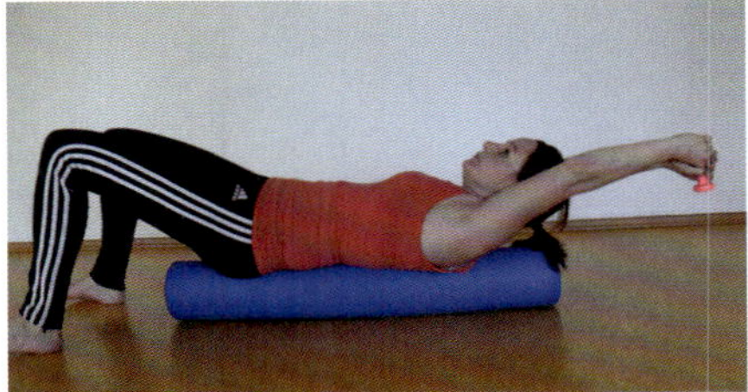

Ausführung:

Die gestreckten Arme stützen den Kopf und übernehmen sein Gewicht, sodass die Nackenmuskulatur weitestgehend entspannt bleiben kann. Arme und Oberkörper befinden sich in einer Linie und werden angehoben.

Häufige Fehler:

Durch zu intensives Training wird die Bauchmuskulatur im Verhältnis zur Rückenmuskulatur zu kräftig. Es gilt hierbei ein Kraftverhältnis von 2 : 1 (Rücken- : Bauchmuskulatur) zu erreichen.

Ganzkörperkräftigung in Rückenlage

Ausgangstellung:

Gesäß, Rücken und Kopf liegen auf dem Pilates-Roller. Die Beine werden in fast 90° in Hüfte und Knien gebeugt und eng zusammengehalten abgehoben. Die gestreckten Arme liegen seitlich, leicht über der Schulterhöhe. Die Hände halten sich an den auf dem Boden liegenden Kettlebells fest. Mindestens 4 kg werden empfohlen.

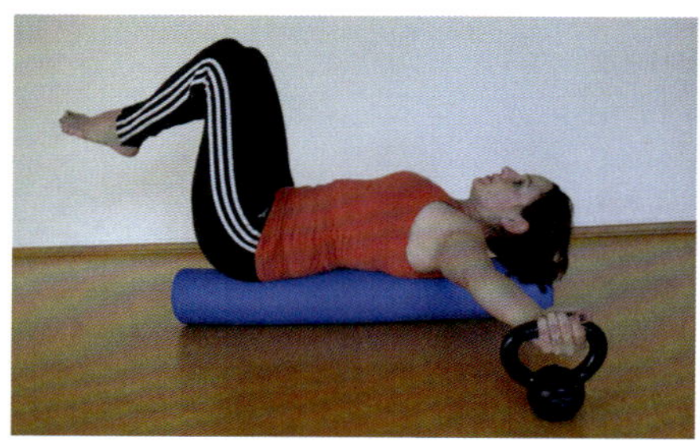

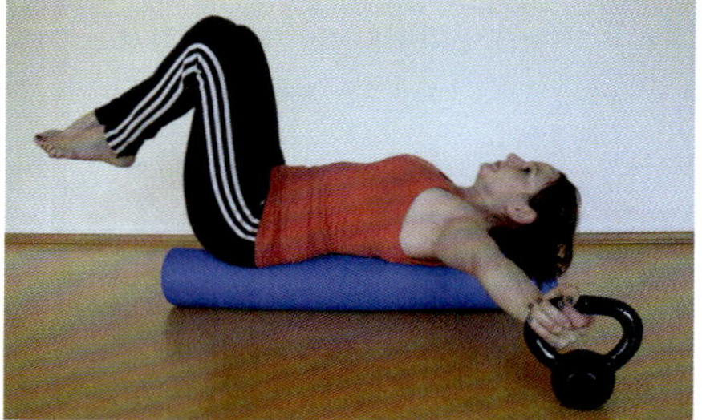

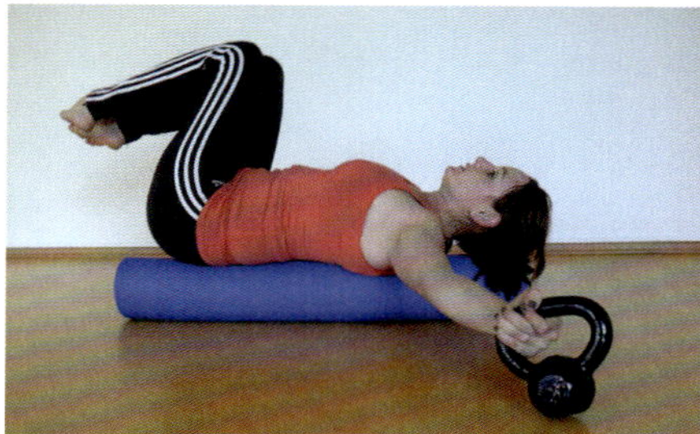

Ausführung:

Unter Beibehaltung der Bauchmuskelspannung werden die Knie langsam nach links und rechts geführt.

Variante a):

Die Arme können oberhalb oder unterhalb der Schulter positioniert sein und der Griff auf den Kettlebells von innen oder oben erfolgen. Je höher die Arme liegen, umso größer erweist sich die Spannung auf die Brustmuskulatur.

Variante b):

In der seitlichen Endposition wird der obere Oberschenkel auf dem darunterliegenden leicht vor- und zurückverschoben.

Ganzkörperkräftigung im Liegestütz

Ausgangstellung:

Im Liegestütz greifen die eng aneinanderliegenden Hände den längs unter dem Körper liegenden Pilates-Roller.

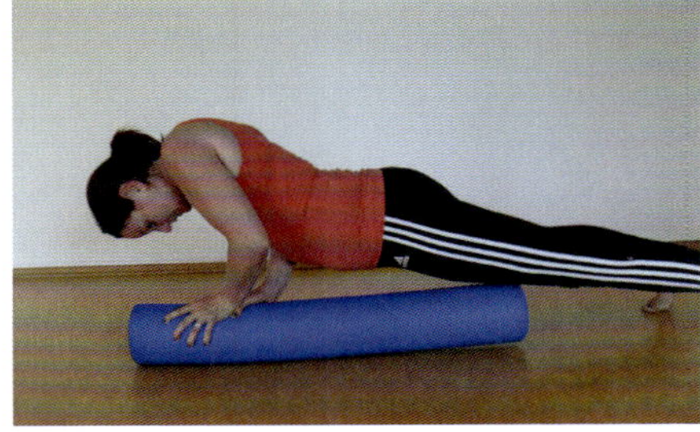

Ausführung:

Wie im Liegestütz auf dem Boden, werden die Arme auf dem Pilates-Roller gebeugt und wieder gestreckt.

Ausgangstellung:

Liegestütz mit gestreckten Armen auf dem Pilates-Roller

Ausführung:

Eine Hand stützt sehr stabilisierend auf dem Pilates-Roller, während die andere Hand zur Decke zeigt. Der Blick folgt der oberen Hand.

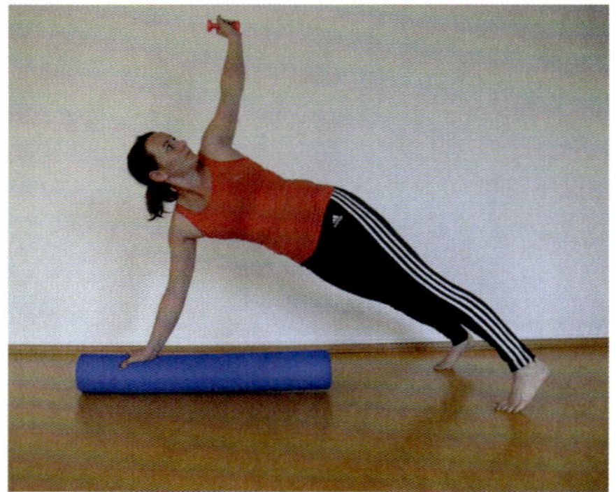

Variante mit einer Hantel:

Die Hantel liegt vor Beginn der Übung neben dem Pilates-Roller. Es werden erstmals Liegestütze durchgeführt. Dann greift die Hand, auf dessen Seite die Hantel liegt, diese und führt sie in Richtung Decke. Anschließend wird die Hantel wieder heruntergeführt und auf der anderen Rollerseite abgelegt. Die Hände führen erneut Liegestütze durch. Dann wird die Hantel von der anderen Hand gegriffen und ebenfalls in Richtung Decke geführt. Je nach Trainingszustand wird eine Abfolge von drei Liegestützen, drei Bewegungen einer Hand mit der Hantel, Ablegen der Hantel, erneute drei Liegestütze, drei Bewegungen der anderen Hand mit der Hantel und erneute drei Liegestütze empfohlen.

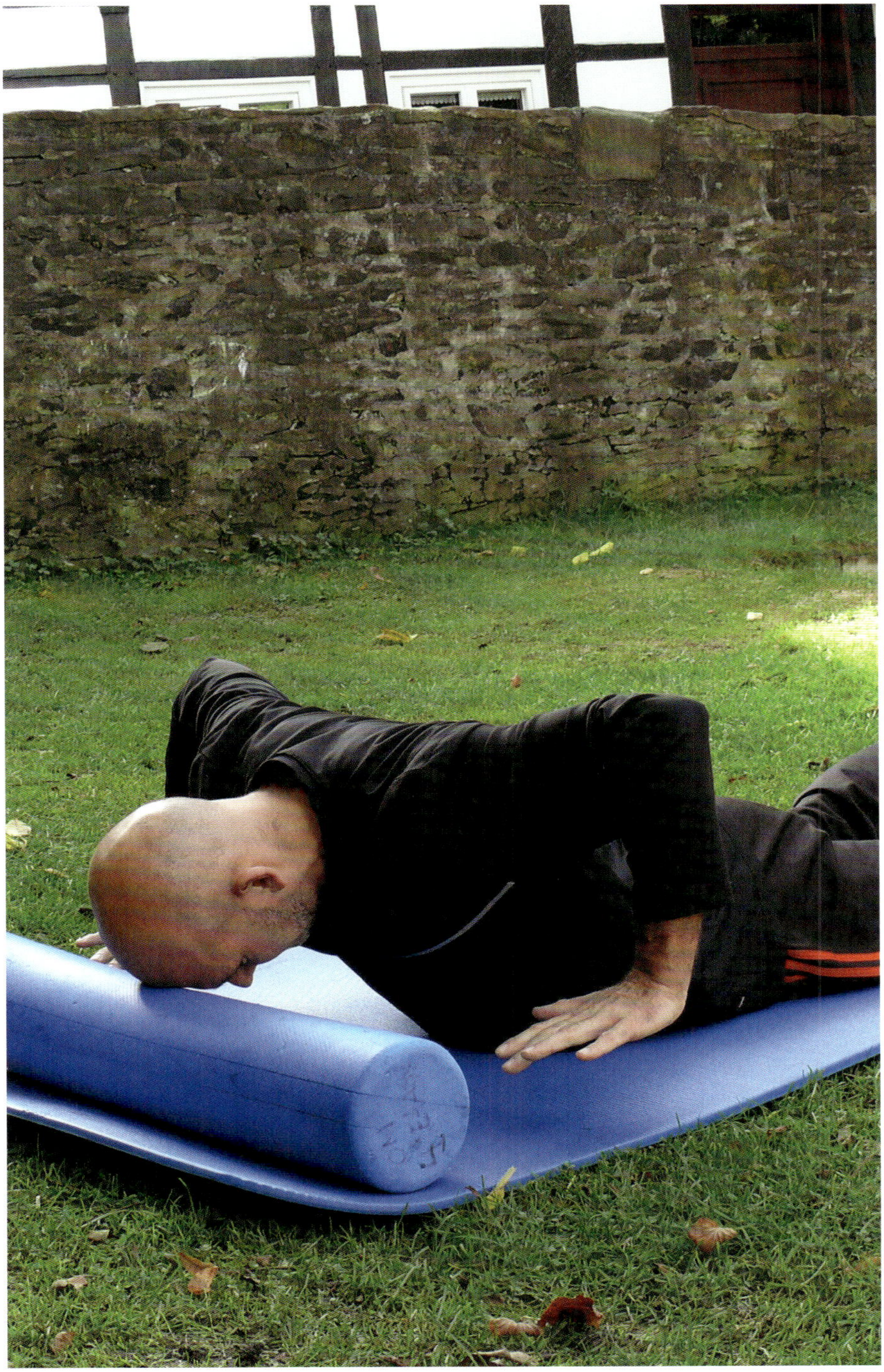

17

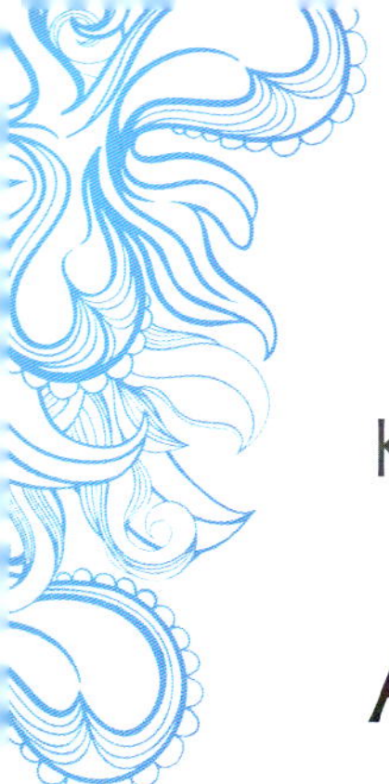

Kapitel 18

ANWENDUNGSGEBIETE

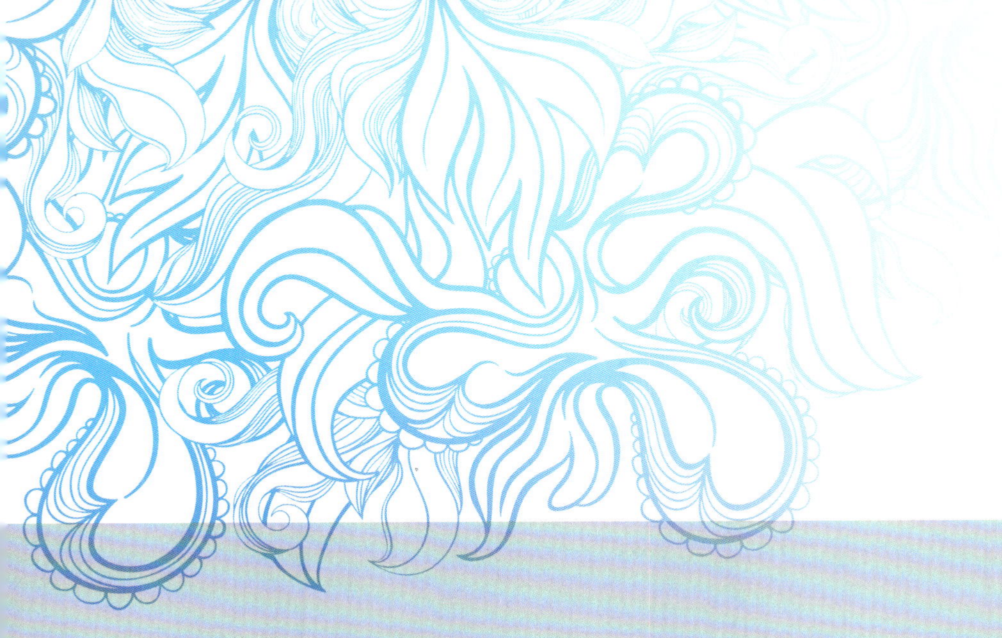

18. Anwendungsgebiete

18

Fußschmerzen, -bewegungsstörungen, Kribbeln, Taubheit		S. 90-94, 112-116
Gallenblasenprobleme		S. 109, 133
Gebärmutterdysfunktion		S. 47, 133-136
Gelenkschmerzen am ganzen Körper, auch Fibromyalgie		S. 39-49
Gesichtsschmerzen		S. 74-76, 82-84
Gleichgewichtsstörung	s. Schwindel	S. 82, 83, 84
Golferellbogen		S. 67-70
Halsdruck, Schluckstörung	s. auch Speiseröhrenstörung	S. 38, 39, 52
Hallux valgus		S. 112-116
Harnblase	s. Blasenschwäche	S. 133
Hämorrhoidenstauung		S. 38, 39, 50
Halswirbelsäulenprobleme: Schmerzen, Bewegungseinschränkungen; Bandscheibenvorwölbung		S. 38-40, 82, 83, 84, 161
Handschmerzen, -bewegungsstörungen		S. 83-89, 58
Herzstörungen: z. B. Stolpern		S. 38, 39, 130
Hexenschuss	s. Lumbago	
Hiatushermie	s. Zwerchfellstörung	
Hypertonie	s. Bluthochdruck	S. 38, 39
Hüftschmerzen, -bewegungsstörungen		S. 98, 108
Illosakral-Gelenks-(ISG-) Blockierung		S. 102-104
Immunsystemschwäche	s. Abwehrsystemschwäche	
Impingement		S. 47, 48, 56-60, 85

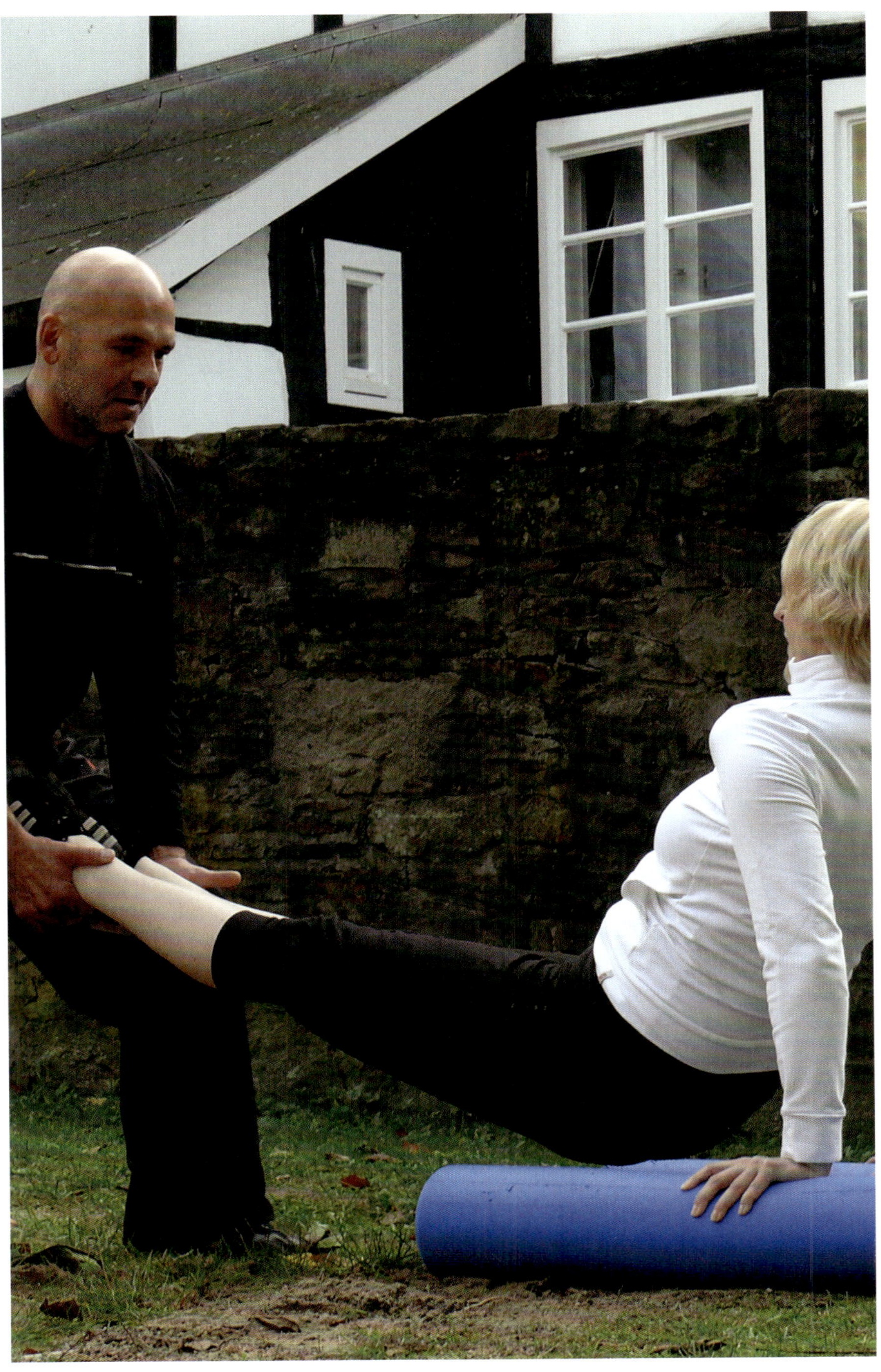

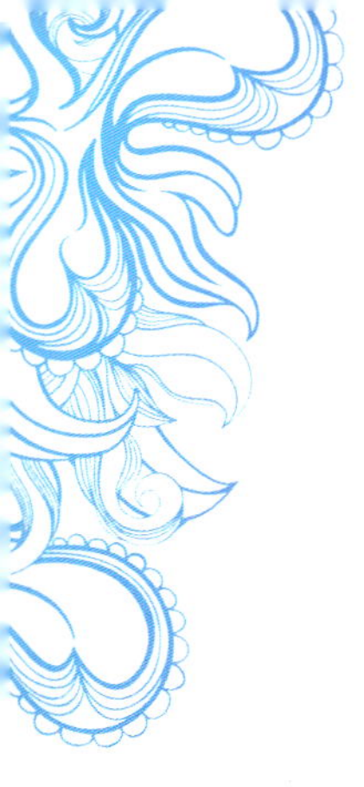

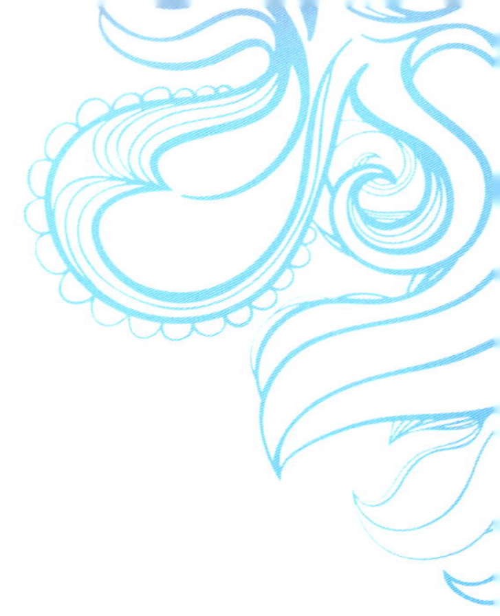

Kapitel 19

GLOSSAR, WICHTIGE BEGRIFFE

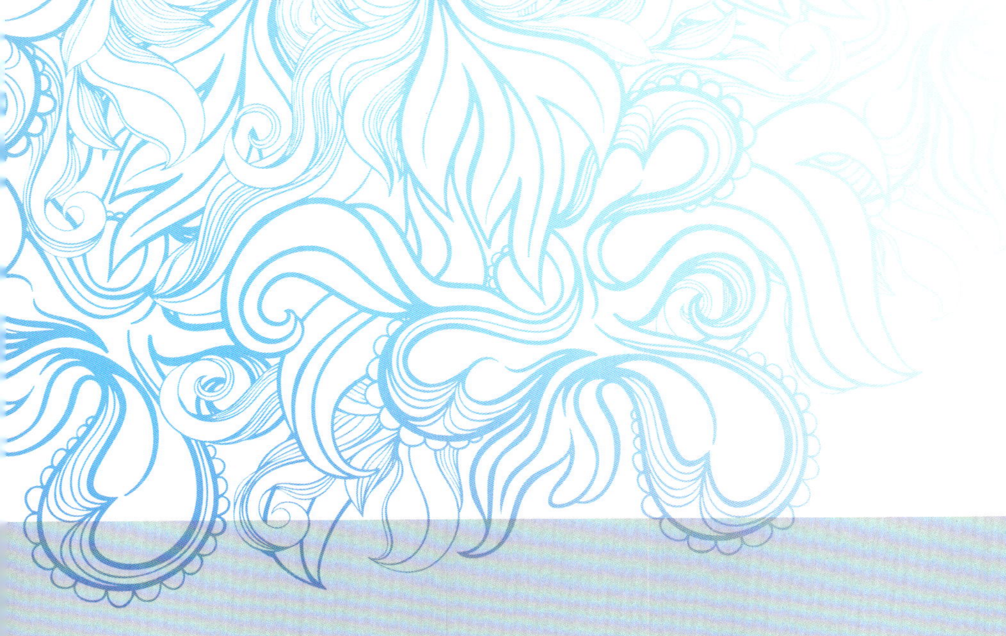

19. Glossar/Wichtige Begriffe

Abduktion	Nach außen führen
Adduktion	Bewegung eines Körperteils zum Körper (Medianebene)
Anterior	Vorne
Depression	Senkung, Herabziehen
Diaphragma	Zwerchfell
Dorsal	Nach hinten
Dorsalextension	Streckung z. B. von Hand- und Fußrückseite nach hinten
Dysfunktion	Gestörte Funktion
Elevation	Anhebung
Eversion	Kombinationsbewegung z. B. des Fußes aus Dorsalextension, Abduktion und Außenrotation
Extension	Streckung
Flexion	Beugung
Frontal	Nach vorne
Gegennutation	Aufrichtung z. B. des Kreuzbeins
Hernie	Bruch
Hypertonie	Bluthochdruck
Ilium	Darmbein
Iliumrotation	Drehung des Darmbeins
Indikation	Hinweis, Zeichen, Anzeichen für ein Krankheitsbild
Inflare	Bewegung nach innen z. B. der Darmbeinschaufel
Inversion	Kombinationsbewegung z. B. des Fußes aus Plantarflexion, Adduktion und Innenrotation
Ischiocrurale Muskulatur	Drei Muskeln an der Oberschenkelrückseite für Hüftstreckung und Kniebeugung
ISG	Ilio-Sakral-Gelenk: Kreuzbein-Darmbein-Gelenk

Lateral	Seitlich
Lateralflexion	Seitneigung
Links-links-Torsion	Die rechte Vorderfläche des Kreuzbeins ist um eine linke Achse (vom oberen Pol der Gelenkfläche links zum unteren Pol der Gelenkfläche rechts) nach vorne gedreht
M. = Musculus	Muskel
M. Gastrocnemius	Zweiköpfiger Wadenmuskel
M. Piriformis	Birnenförmiger Hüftmuskel durch dessen Loge der Ischiasnerv verläuft
M. Quadriceps	Vierköpfiger Oberschenkelmuskel
M. Soleus	Schollenmuskel (Wade)
Nutation	Beugung und Vorwärtsbewegung z. B. des Kreuzbeins
Outflare	Bewegung nach außen z. B. der Darmbeinschaufel
Plantarflexion	Beugung von Hand und Fuß nach unten zur Unterseite
Posterior	Hinten
Radialabduktion	Nach außen Bewegung der Hand zur Daumenseite
Rechts-links-Torsion	Die rechte Vorderfläche des Kreuzbeins ist um eine linke Achse (vom oberen Pol der Gelenkfläche links zum unteren Pol der Gelenkfläche rechts) nach hinten gedreht
Rotation	Drehung
Sakrum	Kreuzbein
Tractus iliotibialis	breiter Faserzug der Fascia lata, einer Bindegewebshülle am seitlichen Oberschenkel
Ulnarabduktion	Nach außen Bewegung der Hand zur Kleinfingerseite
Ventral	Bauchwärts

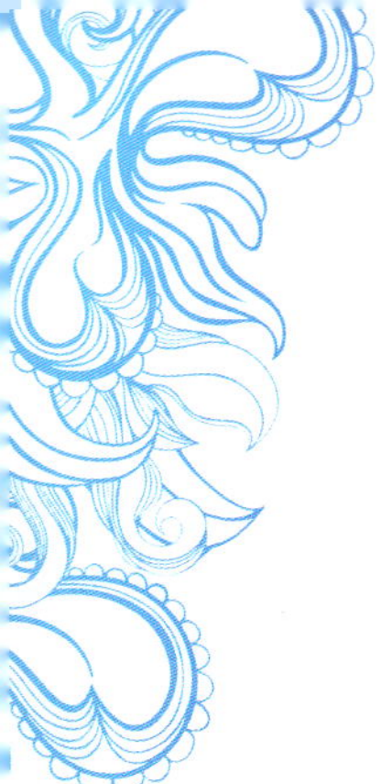

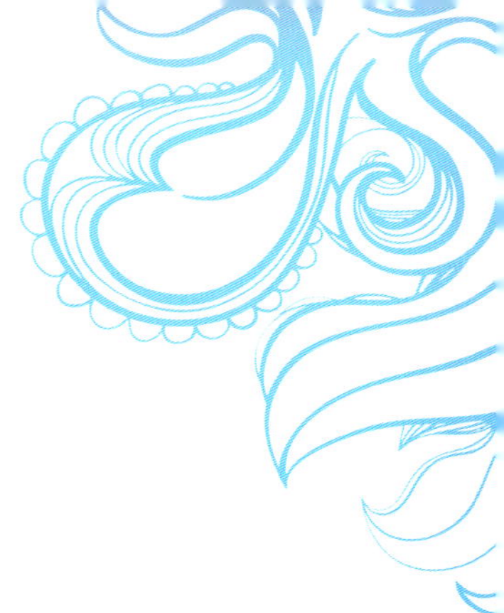

Kapitel 20

LITERATUR

Kapitel 1: Einleitung

Kapitel 2: Osteopathie

Kapitel 3: Wirkungsweise und Dosierung der Übungen

Kapitel 4: Kontraindikation

Kapitel 5: Grundübungen

Kapitel 6: Übungen für den Arm

Kapitel 7: Übungen für den Kopf und das Kinn

Kapitel 8: Übungen für die Wirbelsäule

Kapitel 9: Übungen für das Becken

Kapitel 10: Übungen für das Bein

Kapitel 11: Übungen für das Zwerchfell

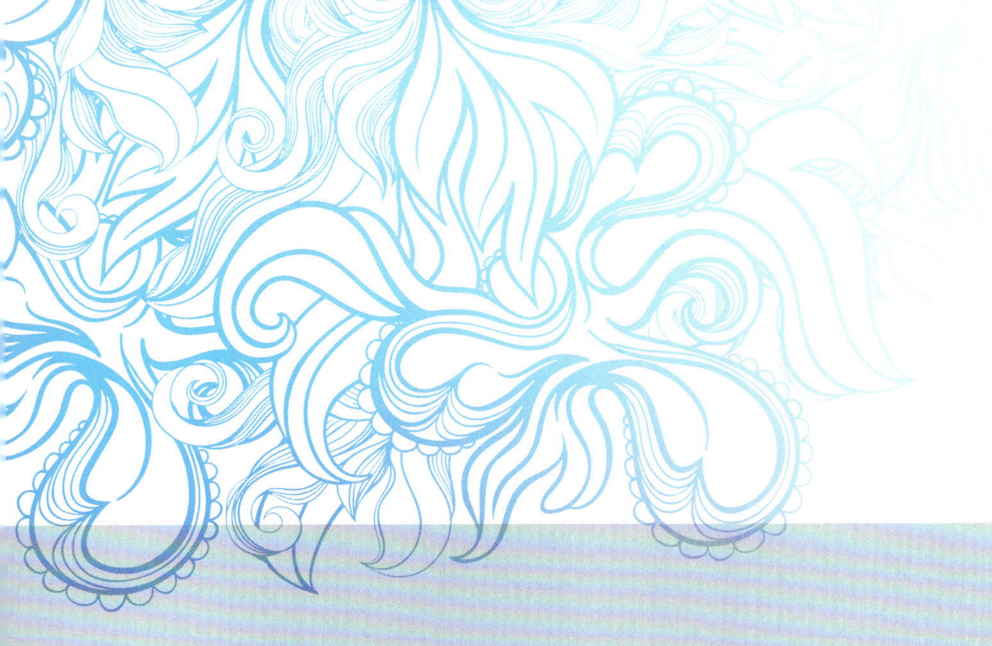

20. Literatur

Blech, Jörg (2008). *Bewegung: Die Kraft, die Krankheiten besiegt und das Leben verlängert*. Frankfurt am Main: S. Fischer Verlag.

Blech, Jörg (2010). *Heilen mit Bewegung*. Frankfurt am Main: Fischer Taschenbuch, 3. Auflage.

Blech, Jörg (2007). *Heillose Medizin: Fragwürdige Therapien und wie Sie sich davor schützen können*. Frankfurt am Main: Fischer Taschenbuch Verlag.

Braumann, Klaus-Michael (2006). *Die Heilkraft der Bewegung*. Kreuzlingen, München: Heinrich Hugendubel Verlag.

Fischer, Theo (2008). *Wu Wei, Fragen und Antworten.* Reinbek: Rowohlt.

Fischer, Theo (2006). *Yu Wei, die Kunst sich das Leben schwer zu machen*. Reinbek: Rowohlt.

Laotse (2008). *Tao te king*. Frankfurt am Main: Fischer Taschenbuch.

Liem, Thorsten (1998). *Kraniosakrale Osteopathie, Ein praktisches Lehrbuch*. Stuttgart, 2. Auflage: Hippokrates.

Lukas, Christof (2012). *Faszienbehandlung mit der Blackroll*. Berlin: BoD – Books on Demand.

Myers, Thomas, W. (2010). *Anatomy Trains, Myofasziale Leitbahnen.* München, 2. Auflage: Urban & Fischer.

Naci, Huseyin, Loannidis, John (2013): *Comparative effectiveness of exercise and drug interventions on mortality outcomes*: metaepidemiological study; http://dx.doi.org/10.1136/bmj.f5577 Cite this as: BMJ 2013;347:f5577 (Published 1 October 2013) Quelle: http://www.bmj.com/content/347/bmj.f5577 2013

Ratey, John R., Hagermann, Eric (2009). *Superfaktor Bewegung*. Kirchzarten bei Freiburg VAK Verlags GmbH.

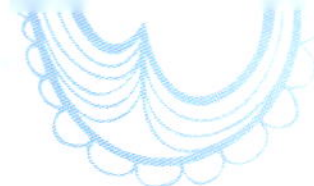

Richter, Philipp, Langer, Werner (2006). *Faszien.* IFAOP Institut für angewandte Osteopathie. Bitburg.

Schleip, Robert (2004): *Die Bedeutung der Faszien in der manuellen Therapie.* Stuttgart: Deutsche Zeitschrift für Osteopathie (1) Hippokrates Verlag S. 10-16.

Tolle, Eckhart (2003): *Stille spricht.* München: Arkana.

Tolle, Eckhart (2012): *Jetzt! Die Kraft der Gegenwart.* Bielefeld: J. Kamphausen Verlag.

Trepel, Martin (2004). *Neuroanatomie, Struktur und Funktion.* München: Urban u. Fischer.

Watts, Allan (2011). *Der Lauf des Wasser; Eine Einführung in den Taoismus.* Berlin: Knaur.

Yuan, Gao (1991). *Lock den Tiger aus den Bergen.* Freiburg im Breisgau: Haufe.

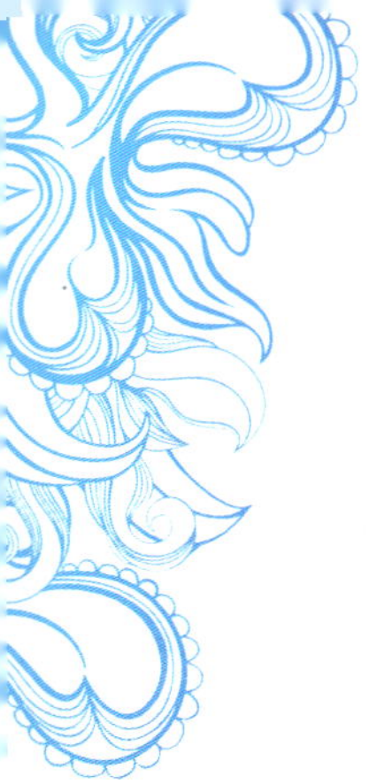

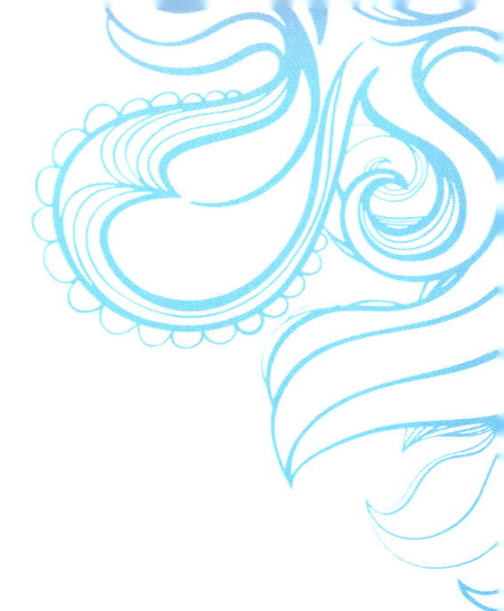

Kapitel 21

ANHANG

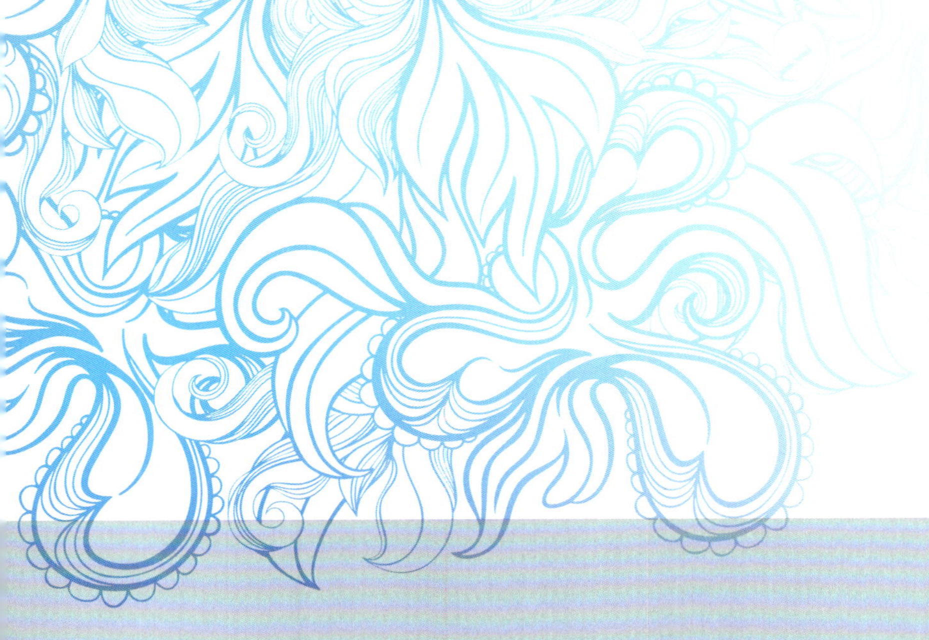

21. Anhang

21.1 Kurzer Exkurs zum Thema Ernährung

Dem Leser wird bereits aufgefallen sein, dies ist kein Buch über Ernährung, sondern über ein ausgeklügeltes Trainingssystem mit dem Pilates-Roller. Zum Thema Ernährung findet sich entsprechende Literatur auf dem Markt. Dennoch liegen uns einige Aspekte hierzu am Herzen. Betrachtet man die Werbung in den letzten Jahren, so bekommt man den Eindruck, Nahrungsfett sei strikt zu vermeiden, da es extrem schädlich ist. Stattdessen propagiert die Werbung Produkte, oftmals mit großen Lettern auf der Vorderseite von Produktverpackungen, die besagen „nur 0,1 % Fett" oder auch Ähnliches. Schaut man dann allerdings etwas genauer hin, so stellt sich oftmals heraus, dass diese Produkte statt des Fettes, übermäßig viel Zucker (Glucose) enthalten. Hier soll offensichtlich der Eindruck erweckt werden, es handle sich um besonders gesunde Lebensmittel.

Da man allerdings weiß, dass der Konsum von Zucker die Insulinausschüttung der Bauchspeicheldrüse anregt, wodurch der Zucker in die Körperzellen gelangt, und somit der Blutzuckerspiegel schnell sinkt, tritt in kurzer Zeit wieder ein Hungergefühl auf. Anders ausgedrückt: Der Verzehr von Zucker weckt den Appetit auf noch mehr Zucker, man wird nicht satt. Schlimmer noch, es kann sogar passieren, dass ein regelrechter Heißhunger die Folge ist.

Langfristig resultiert nicht selten ein Diabetes mellitus von derartigen Ernährungsgewohnheiten. Warum versucht die Nahrungsmittelindustrie uns dennoch das Märchen von den bösen Nahrungsfetten einzureden? Der Zweck dieser Kampagne besteht offensichtlich darin, vom eigentlichen Problem abzulenken, nämlich vom Zucker. Dieser soll vermutlich als unbedenklich gelten. Der Verbraucher soll mit Zucker versetzte Nahrungsmittel präferieren, wohl mit dem Ziel, nicht satt zu werden, oder wenn, dann nur für kurze Zeit, um dann gleich wieder das nächste Produkt zu verzehren.

Bei Werbebotschaften, auch im Bereich der Lebensmittelindustrie, gilt es, Propaganda von Wirklichkeit zu unterscheiden. Im Übrigen wird ein industriell hergestelltes Pro-

dukt nicht dadurch automatisch zu einem hochwertigen Lebensmittel, nur weil der eine oder andere Spitzensportler dafür wirbt. Es scheint so, als sollen bereits Kinder so früh wie möglich an dieses Konsumverhalten gewöhnt werden. Anders ist es nicht zu erklären, dass Limonaden, Säfte etc. zusätzlichen Zucker enthalten und – im Klartext gesprochen – überzuckert sind.

Tritt erst eine Gewöhnung an Zucker ein, so ist von den Konsumenten eine Überzuckerung der Nahrung gar nicht mehr festzustellen. Im Gegenteil, alle anderen Nahrungsmittel schmecken nicht mehr. Der Durst wird dann meistens ausschließlich durch gesüßte Limonade gestillt, weil Mineralwasser einfach nicht mehr schmeckt. Im Übrigen schneiden sogenannte *Zuckeraustausch-*, bzw. *Zuckerersatzstoffe* nicht besser ab, da diese via Zunge und Geschmacksrezeptoren ebenfalls die Bauchspeicheldrüse zur Ausschüttung von Insulin anregen. Obwohl kein Zucker im Blut ankommt, verrichtet das ausgeschüttete Insulin seine Aufgabe und ermöglicht es, dem noch vorhandenen Zucker in die Körperzellen zu gelangen. Somit sinkt der Blutzuckerwert und Hunger tritt auf. In der Schweinemast findet dieses Prinzip ebenfalls Verwendung, es hat sich also bewährt.

Zurück zu den Fetten: Ernährungswissenschaftler empfehlen nicht den Verzicht auf Nahrungsfett, sondern einen Anteil von 25-35 % an der gesamten Nahrung. Eher kommt es auf die Art der Fette an. Gesättigte Fette gelten als ungesund, da sie die Bildung von LDL, dem Low Density Lipoprotein, dem sogenannten *schlechten Cholesterin* begünstigen und dadurch zu Gefäßerkrankungen führen. Ungesättigte Fette sind daher vorzuziehen, sie begünstigen die Bildung des HDL, dem High Density Lipoprotein, dem sogenannten *guten Cholesterin*. Nahrungsfette erfüllen im Übrigen einige nicht unwichtige Funktionen, denn zum einen sind sie Geschmacksträger, zum anderen vermitteln sie ein Sättigungsgefühl. Dies scheint offensichtlich ein Grund dafür zu sein, warum fettarme Diäten häufig Heißhunger auslösen. Darüber hinaus werden für den Körper wichtige Hormone aus Fetten synthetisiert.

Bei den Kohlenhydraten gilt es auf jeden Fall, diejenigen zu meiden, die schnell in den Blutkreislauf gelangen und somit eine rasche Insulinausschüttung begünstigen. Dies wird durch den glykämischen Index von Nahrungsmitteln angegeben. Es lohnt sich, sich hierüber einen Überblick zu verschaffen, z. B. im Internet unter diesem Stichwort.

Die in Nudeln, Kartoffeln, Getreide und Gemüse enthaltenen Kohlenhydrate müssen erst umgewandelt werden, bevor sie in Form von Glucose ins Blut gelangen. Dies dauert einige Zeit. Von daher resultiert ein langsamer Anstieg des Blutzuckerspiegels. Die Bauchspeicheldrüse schüttet nur langsam Insulin aus. Das Sättigungsgefühl hält länger an. Man nennt diese Art der Kohlenhydrate, die langsam in den Blutkreislauf übergeht, auch *langkettige* oder *komplexe Kohlenhydrate*. Demgegenüber stehen die sogenannten *kurzkettigen Kohlenhydrate*. Diese sind enthalten in Energieriegeln, Energiedrinks, in vielen Joghurts, aber auch in Form von Fruchtzucker im Obst. Beispielsweise hat Orangensaft sowohl einen hohen glykämischen Index als auch einen hohen Brennwert und eignet sich auch ohne zusätzlichen Zucker nicht als Durstlöscher, selbst wenn ein Liter Orangensaft den Fruchtgehalt von möglicherweise 14 Orangen enthält. Wer würde denn auf die Idee kommen, 14 Orangen zu essen? Es macht durchaus Sinn, sich anzugewöhnen, das Kleingedruckte auf Verpackungen zu lesen, um ein Gefühl für die enthaltenen Inhaltsstoffe und den Brennwert von Lebensmitteln zu erhalten. Falls nötig, sollte der eine oder andere zum Einkauf seine Lesebrille mitnehmen, um bereits vor Ort festzustellen, worum es sich handelt.

21.2 Gesundheitstipps und Empfehlungen der Autoren

Bücherempfehlungen für die Selbstheilung:

Loyd, Alex, Johnson, Ben (2013). *Der Healing Code: Die 6 Minuten Heilmethode*. rororo, 15. Auflage.

Rietdorf, Tom Peter, Neumayer, Petra (2013): *Russische Heilweisen*. Arkana Verlag

Gesundheitstipps:

Guaifenesin

Durch falsche Ernährung entsteht eine Übersäuerung im Körper, die u. a. aus den Knochen Kalium, Kalzium und Magnesium entzieht und sich im Körper, im Muskel und Bindegewebe einlagert und Knochen-, Muskel- und Gelenkveränderungen auslöst. Guaifenesin schwemmt eine überhöhte Säurebildung über die Nieren aus.

Indikationen: Osteoporose, Arthritis, Fibromyalgie, Aufmerksamkeitsdefizitsyndrom, usw.

Information unter: www.guaifenesin.de

Homéoplasmine® Salbe

Eine überwiegend aus der Ringelblume bestehende, meist nur in Frankreich erhältliche Salbe, die Verletzungen der Haut, Operationswunden, auch offene Lippen in extrem kurzer Zeit heilt und auch in den Körperschleimhäuten (Nase, After, Vagina) sehr schnell für Linderung sorgt.

Kolloidales Silber

Ist nur in Amerika und der Schweiz zugelassen. Es gilt hier seit vielen Jahren als eine hervorragende Alternative zu Antibiotika, ohne die gefährlichen Nebenwirkungen. Es handelt sich nur um destilliertes Wasser, das mit Elektroden behandelt wird. Kolloidales Silber gilt als sehr weitreichendes Mittel gegen Bakterien, Viren und Parasiten auf und im Körper. Es legt sich als Film auf die äußere Membran der Eindringlinge und tötet sie ab.

Indikationen sind: Rachen-, Nasen, Ohreninfekte, alle Entzündungen in Darm, Blase, im Uro-Genitalsystem.

Informationen: u. a. www.naturepower.ch

Übungsregister

Bilderregister

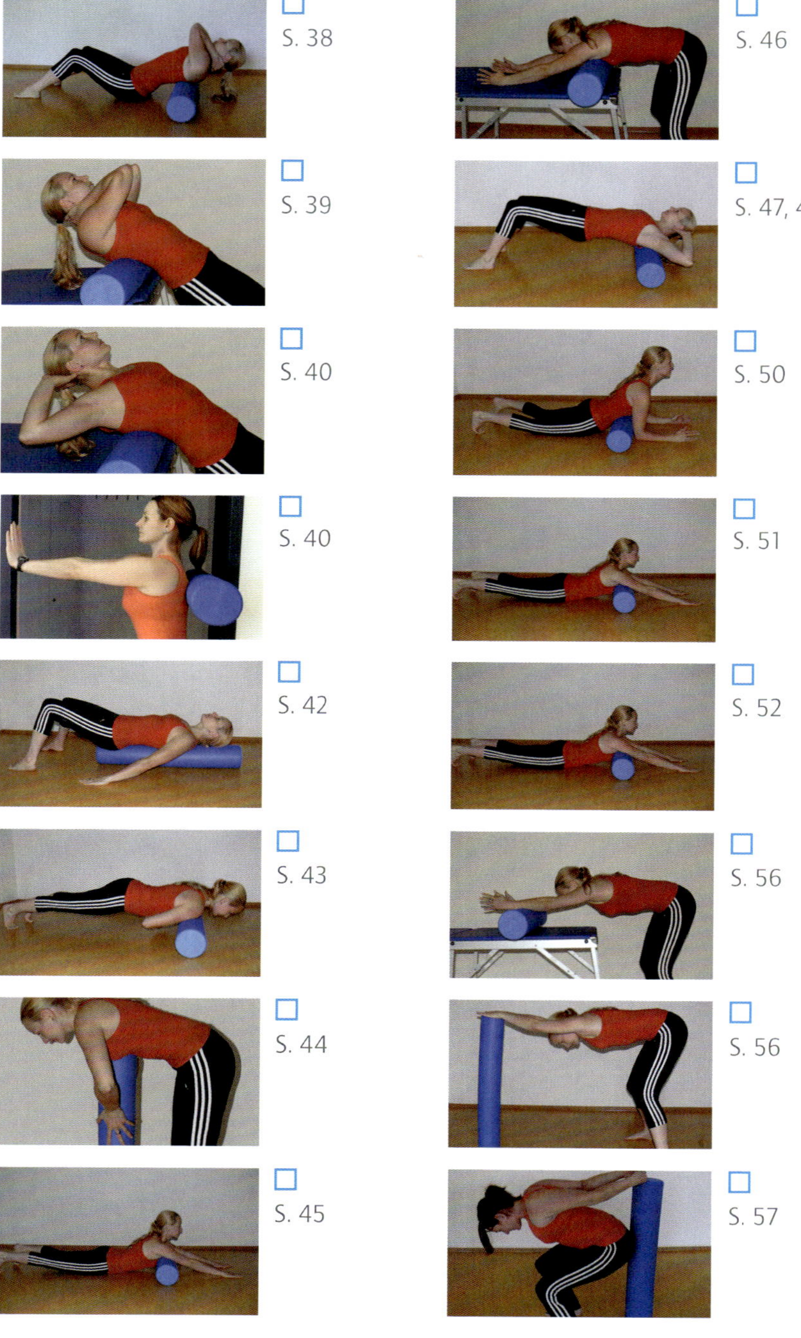

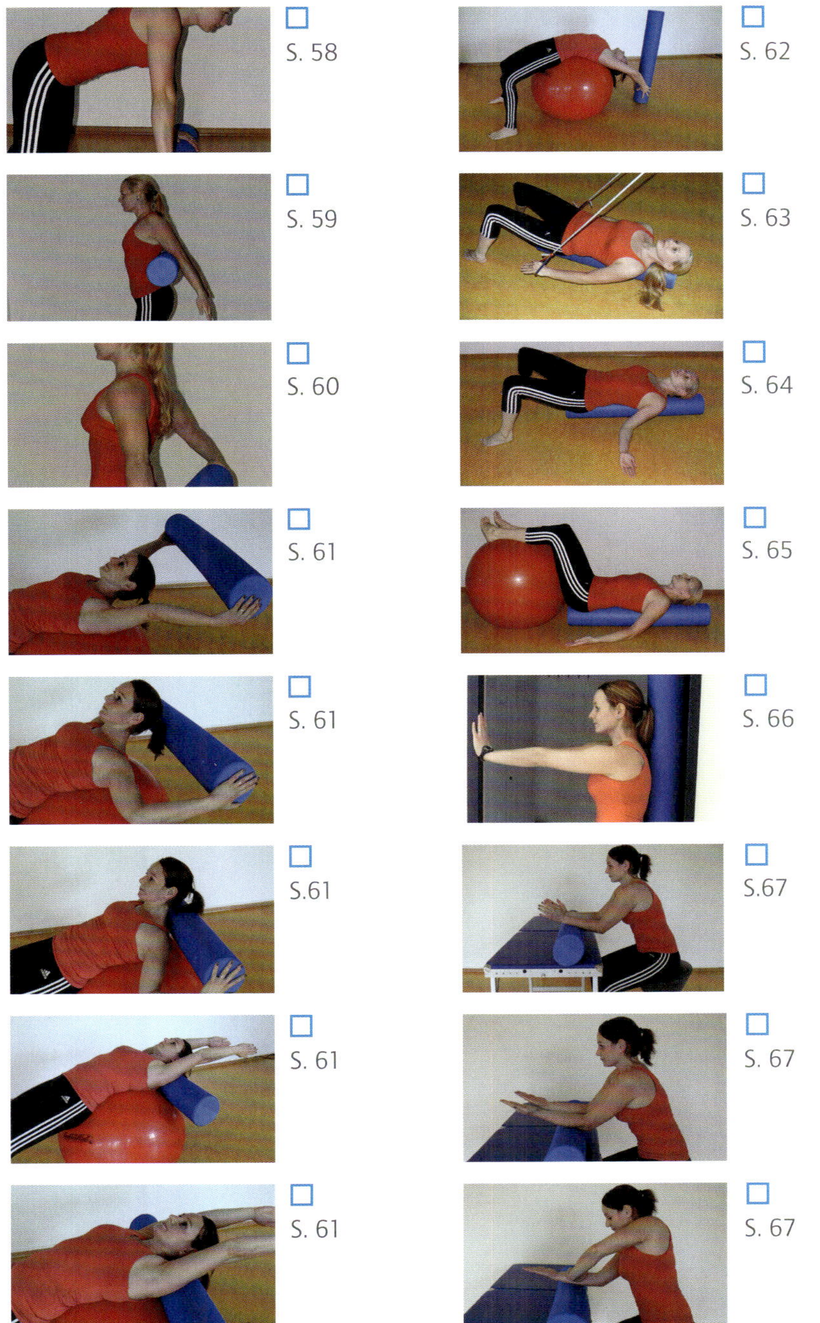
S. 58
S. 59
S. 60
S. 61
S. 61
S.61
S. 61
S. 61
S. 62
S. 63
S. 64
S. 65
S. 66
S.67
S. 67
S. 67

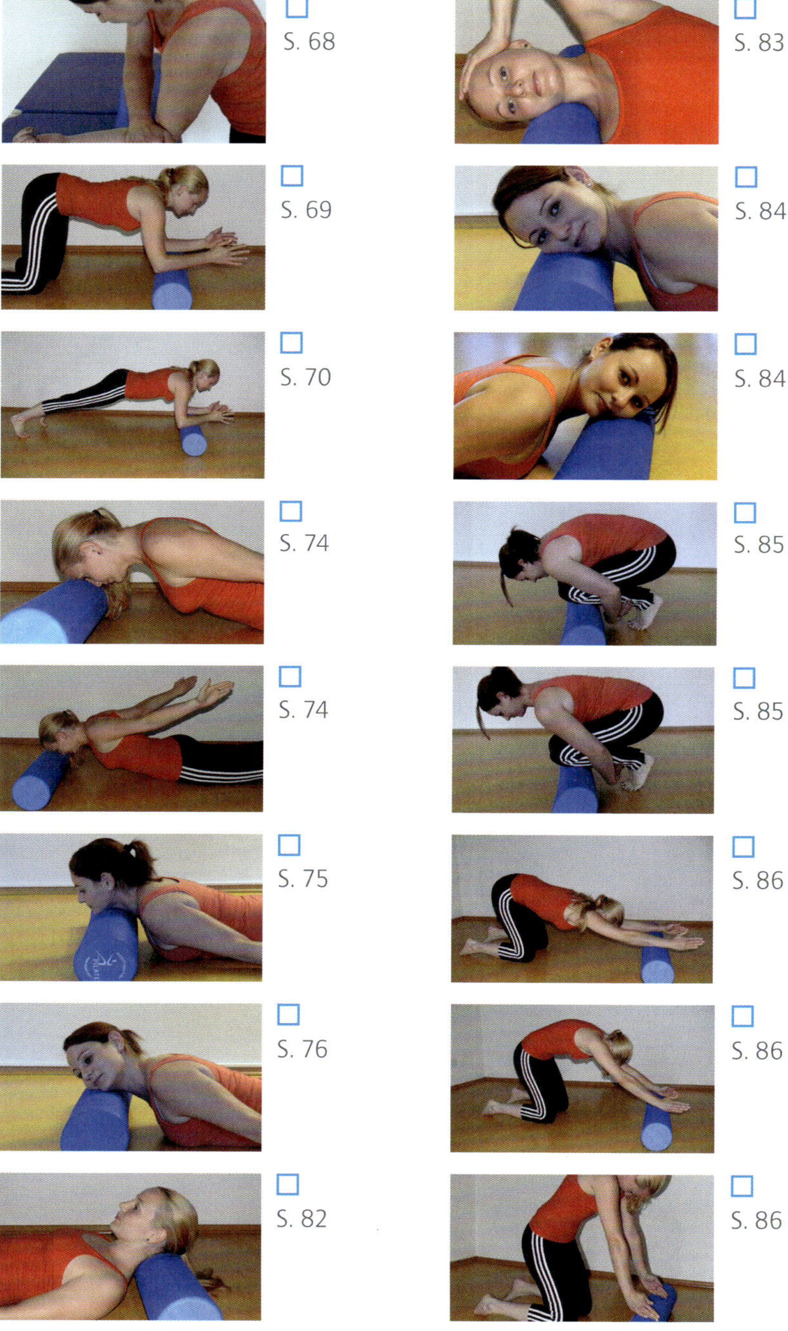

S. 68
S. 69
S. 70
S. 74
S. 74
S. 75
S. 76
S. 82
S. 83
S. 84
S. 84
S. 85
S. 85
S. 86
S. 86
S. 86

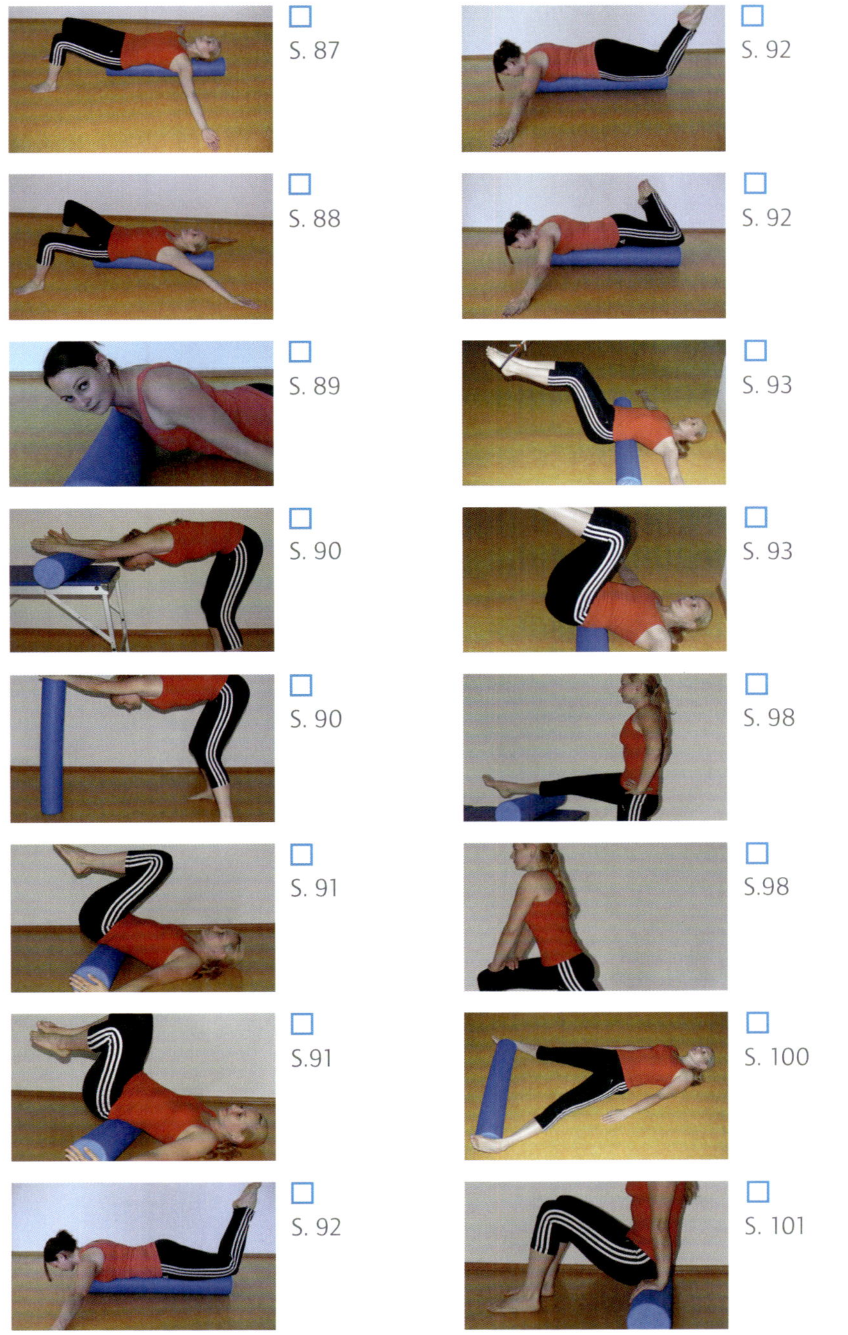

☐ S. 87

☐ S. 88

☐ S. 89

☐ S. 90

☐ S. 90

☐ S. 91

☐ S.91

☐ S. 92

☐ S. 92

☐ S. 92

☐ S. 93

☐ S. 93

☐ S. 98

☐ S.98

☐ S. 100

☐ S. 101

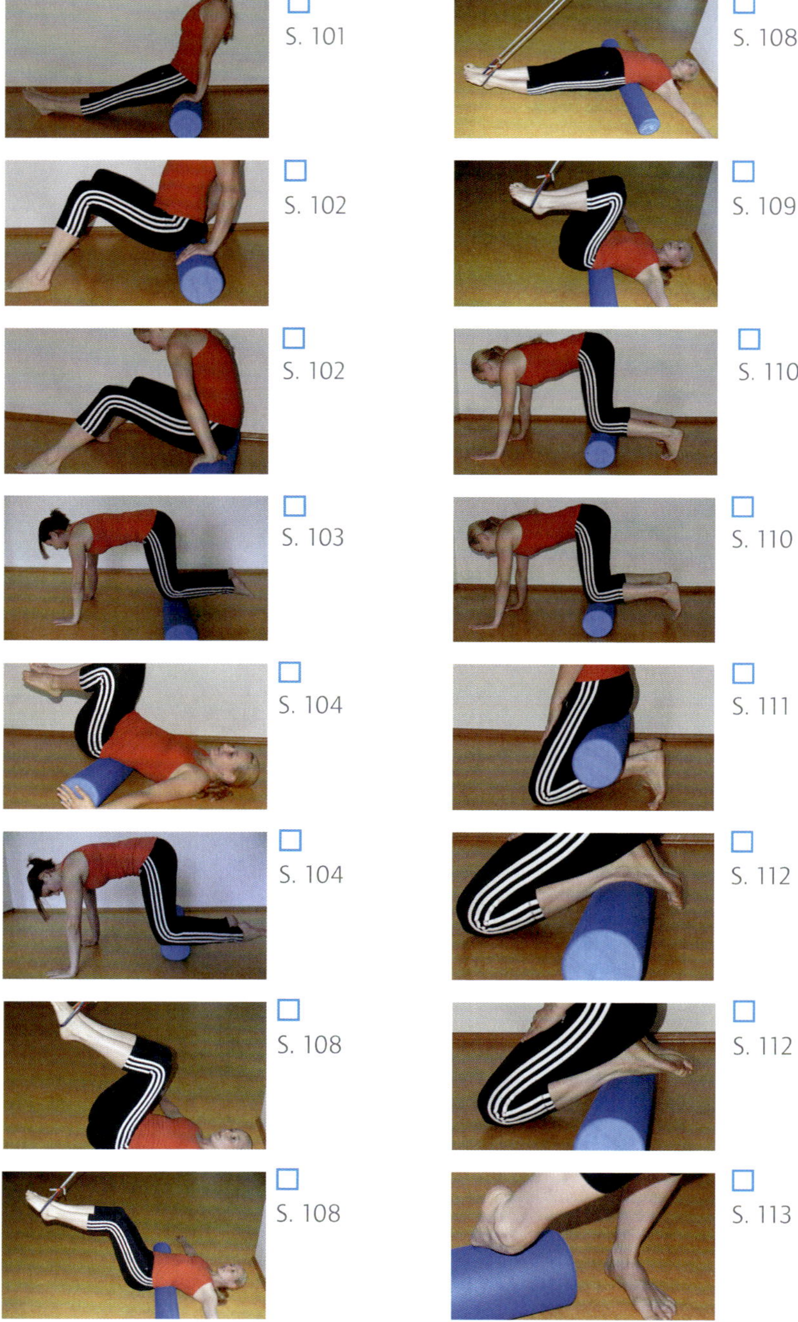

☐ S. 101
☐ S. 102
☐ S. 102
☐ S. 103
☐ S. 104
☐ S. 104
☐ S. 108
☐ S. 108
☐ S. 108
☐ S. 109
☐ S. 110
☐ S. 110
☐ S. 111
☐ S. 112
☐ S. 112
☐ S. 113

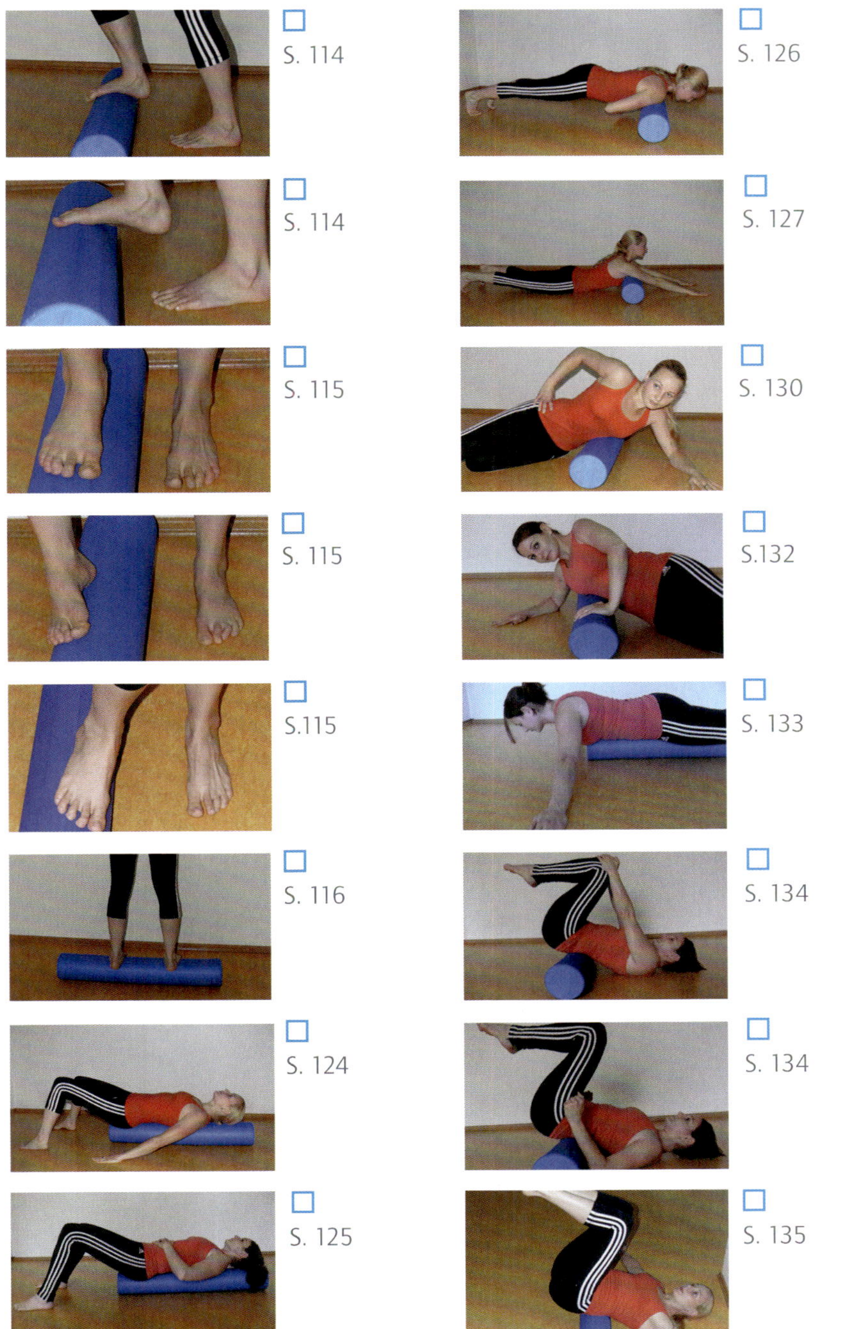

☐ S. 114

☐ S. 114

☐ S. 115

☐ S. 115

☐ S.115

☐ S. 116

☐ S. 124

☐ S. 125

☐ S. 126

☐ S. 127

☐ S. 130

☐ S.132

☐ S. 133

☐ S. 134

☐ S. 134

☐ S. 135

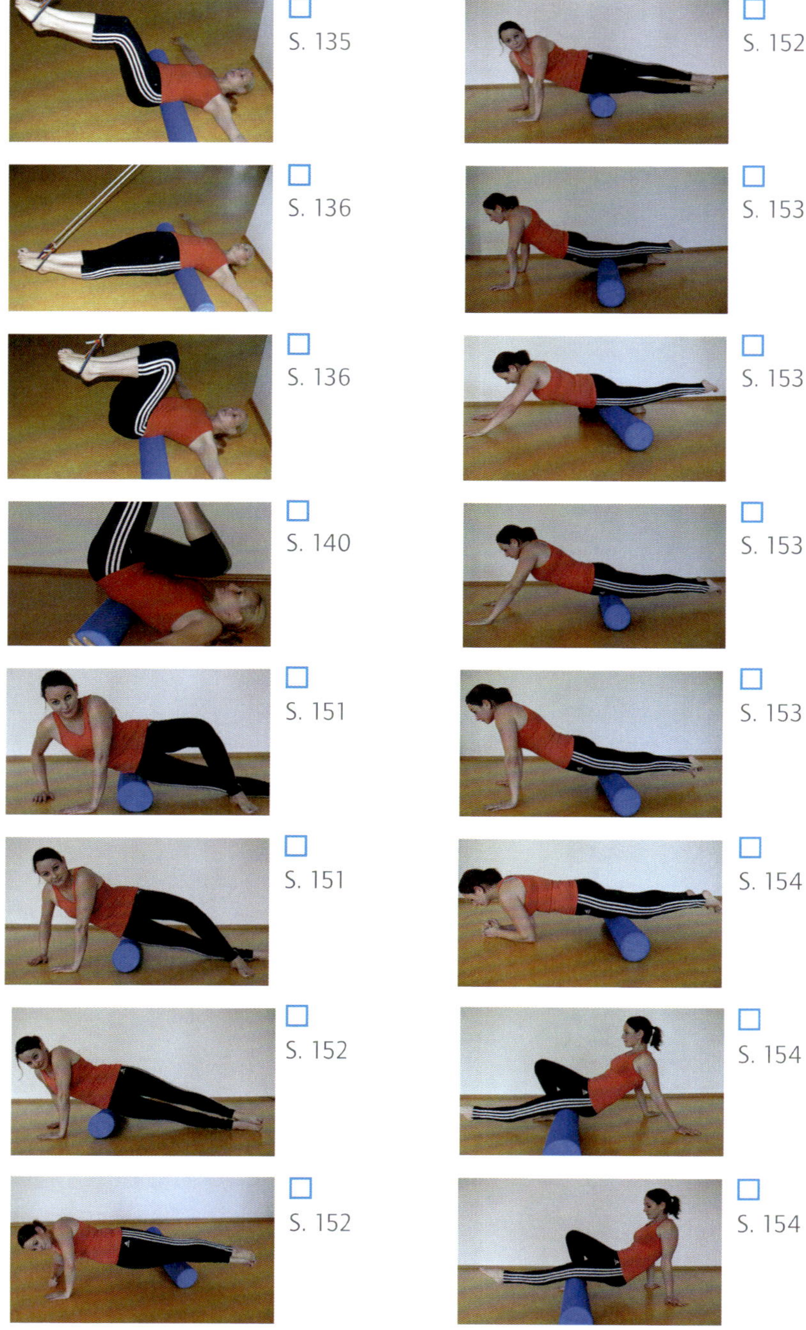

S. 135
S. 136
S. 136
S. 140
S. 151
S. 151
S. 152
S. 152
S. 152
S. 153
S. 153
S. 153
S. 153
S. 154
S. 154
S. 154

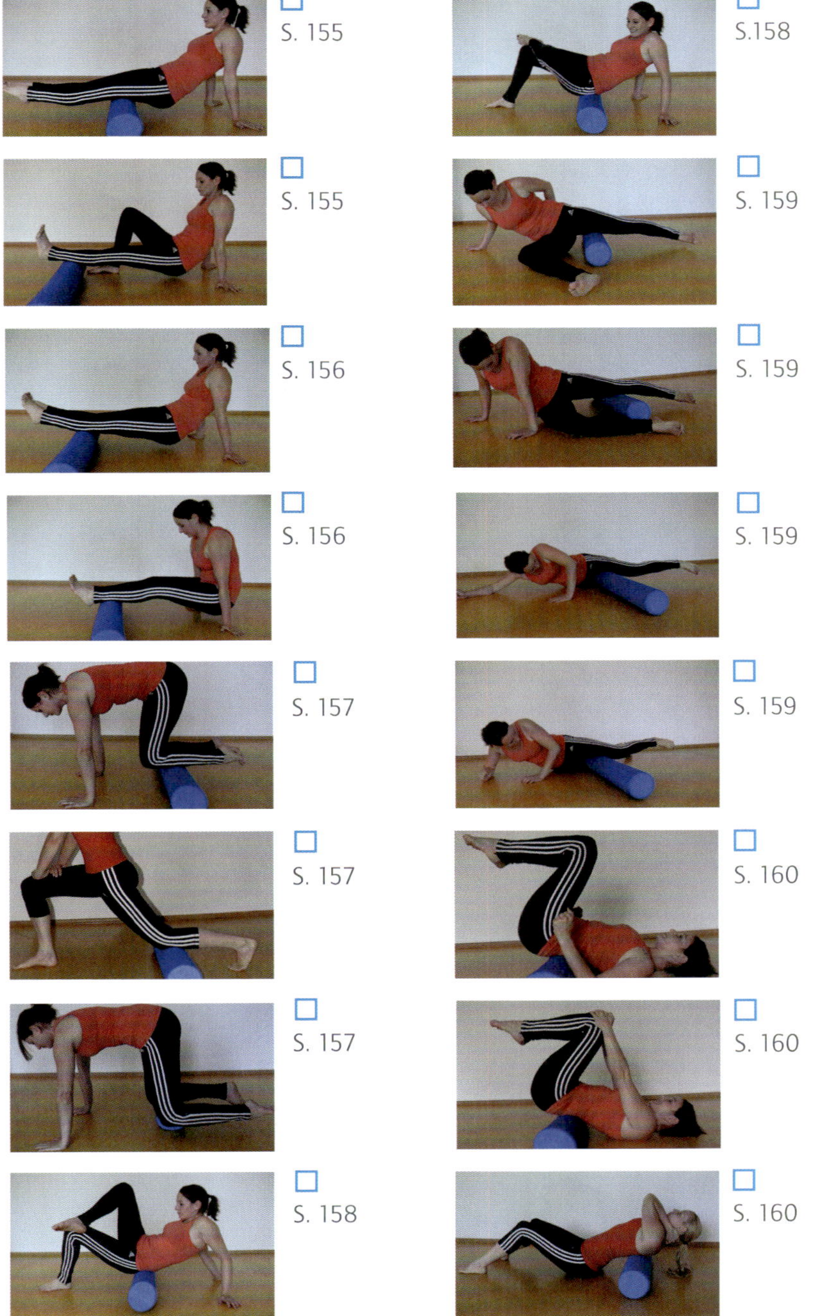
S. 155
S. 155
S. 156
S. 156
S. 157
S. 157
S. 157
S. 158
S.158
S. 159
S. 159
S. 159
S. 159
S. 160
S. 160
S. 160

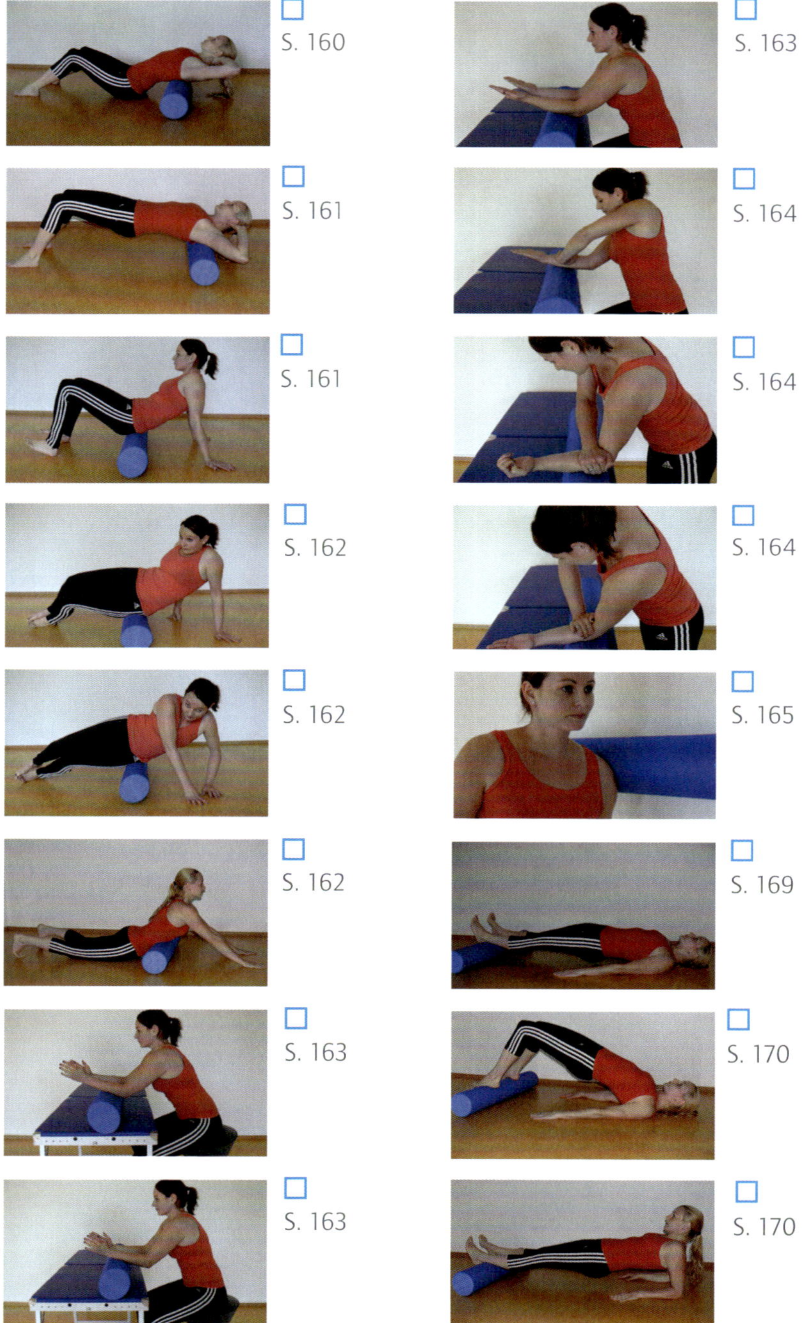

S. 160
S. 161
S. 161
S. 162
S. 162
S. 162
S. 163
S. 163
S. 163
S. 164
S. 164
S. 164
S. 165
S. 169
S. 170
S. 170

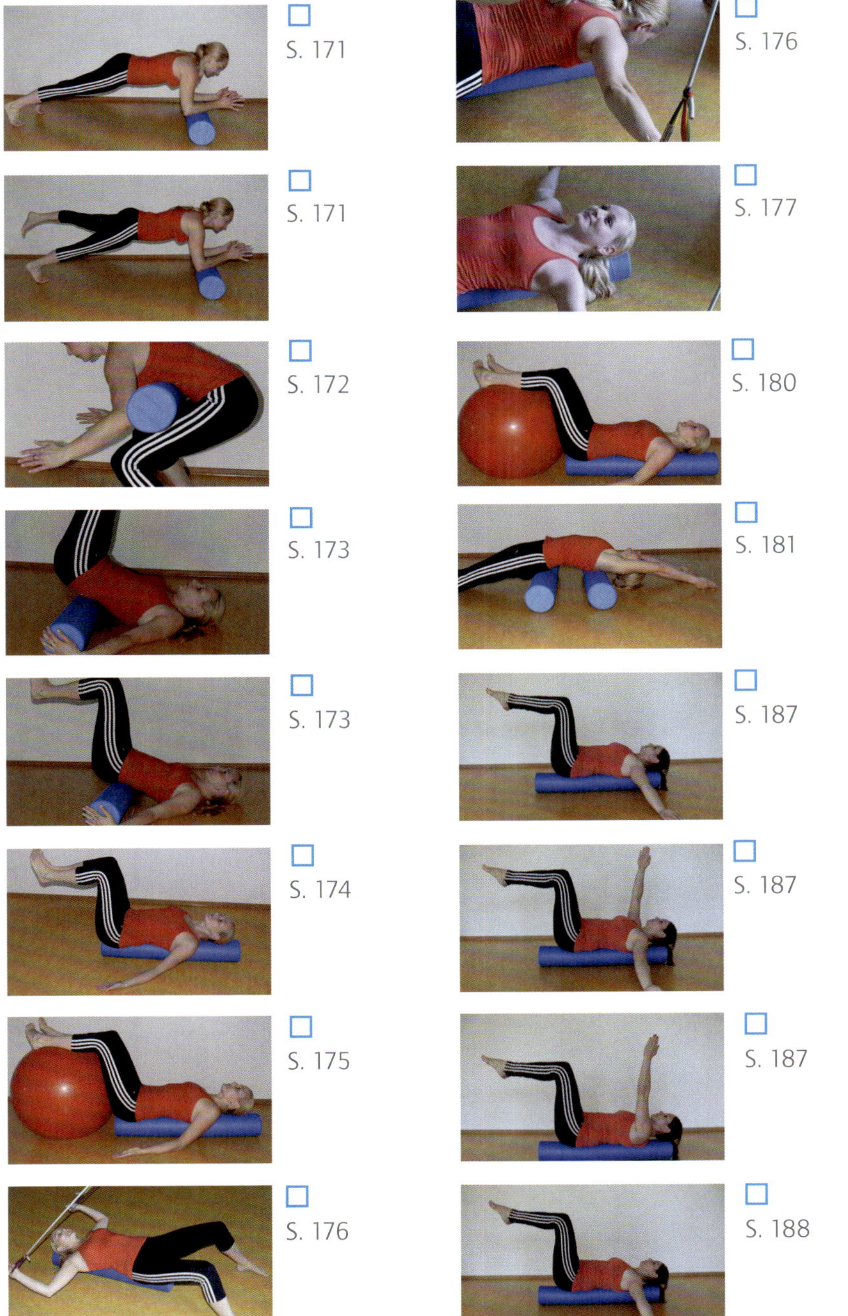
S. 171
S. 171
S. 172
S. 173
S. 173
S. 174
S. 175
S. 176
S. 176
S. 177
S. 180
S. 181
S. 187
S. 187
S. 187
S. 188

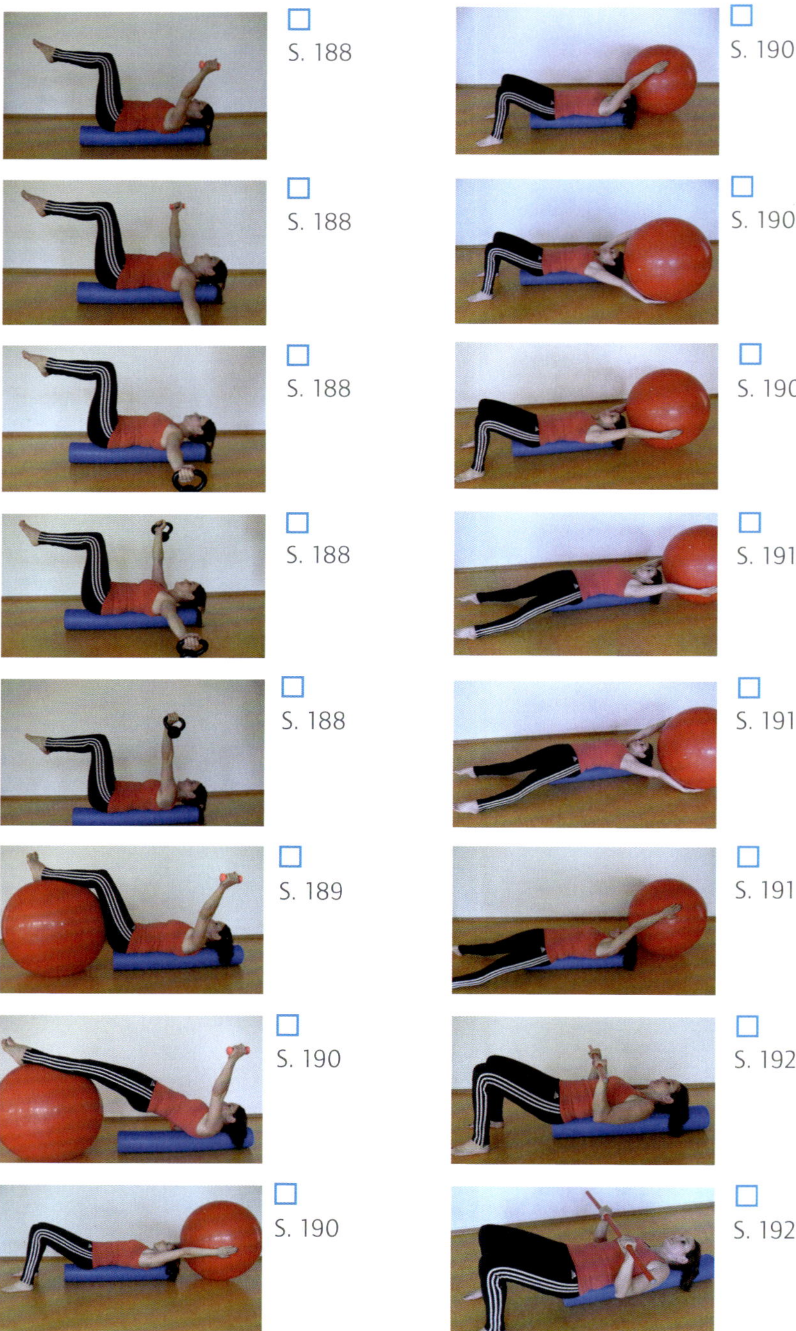
S. 188
S. 188
S. 188
S. 188
S. 188
S. 189
S. 190
S. 190
S. 190
S. 190
S. 190
S. 191
S. 191
S. 191
S. 192
S. 192

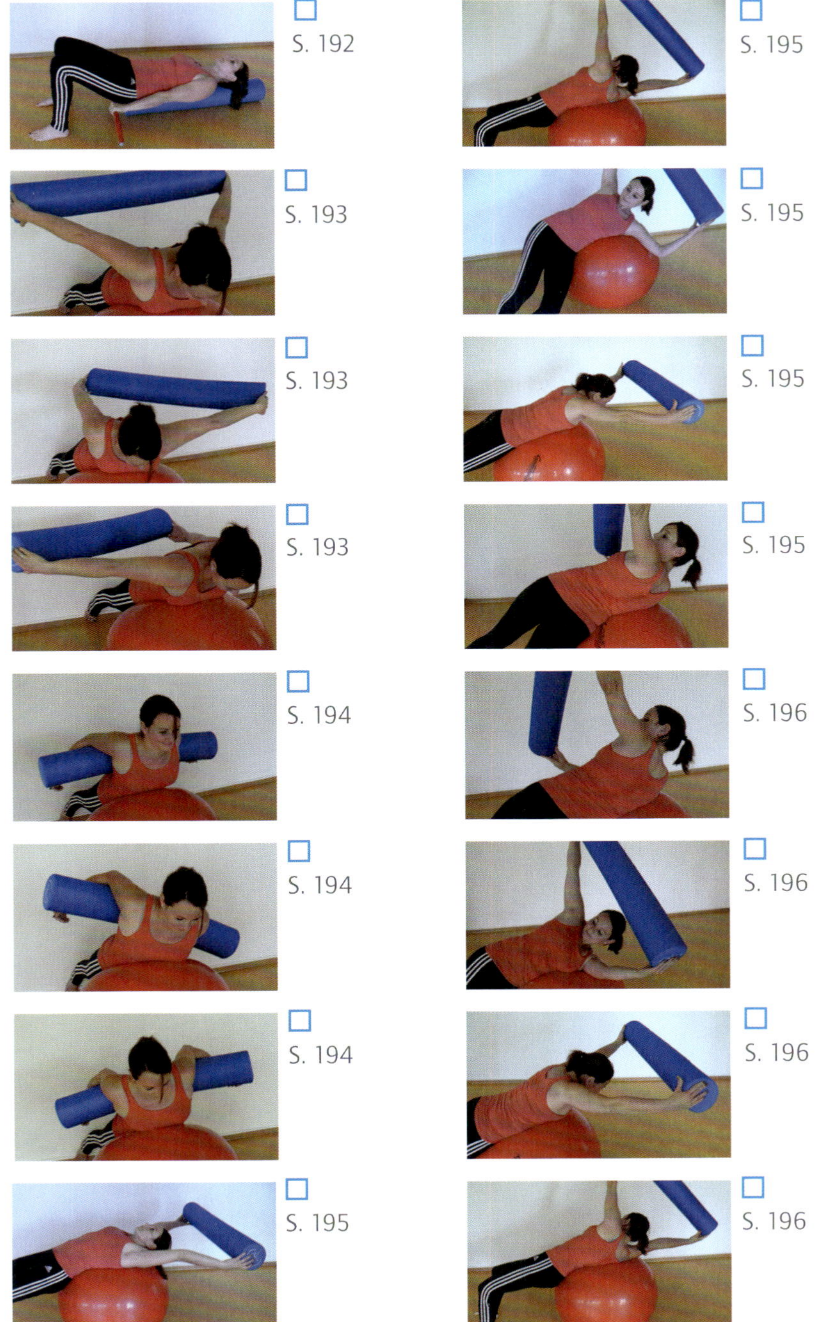
S. 192
S. 193
S. 193
S. 193
S. 194
S. 194
S. 194
S. 195
S. 195
S. 195
S. 195
S. 195
S. 196
S. 196
S. 196
S. 196

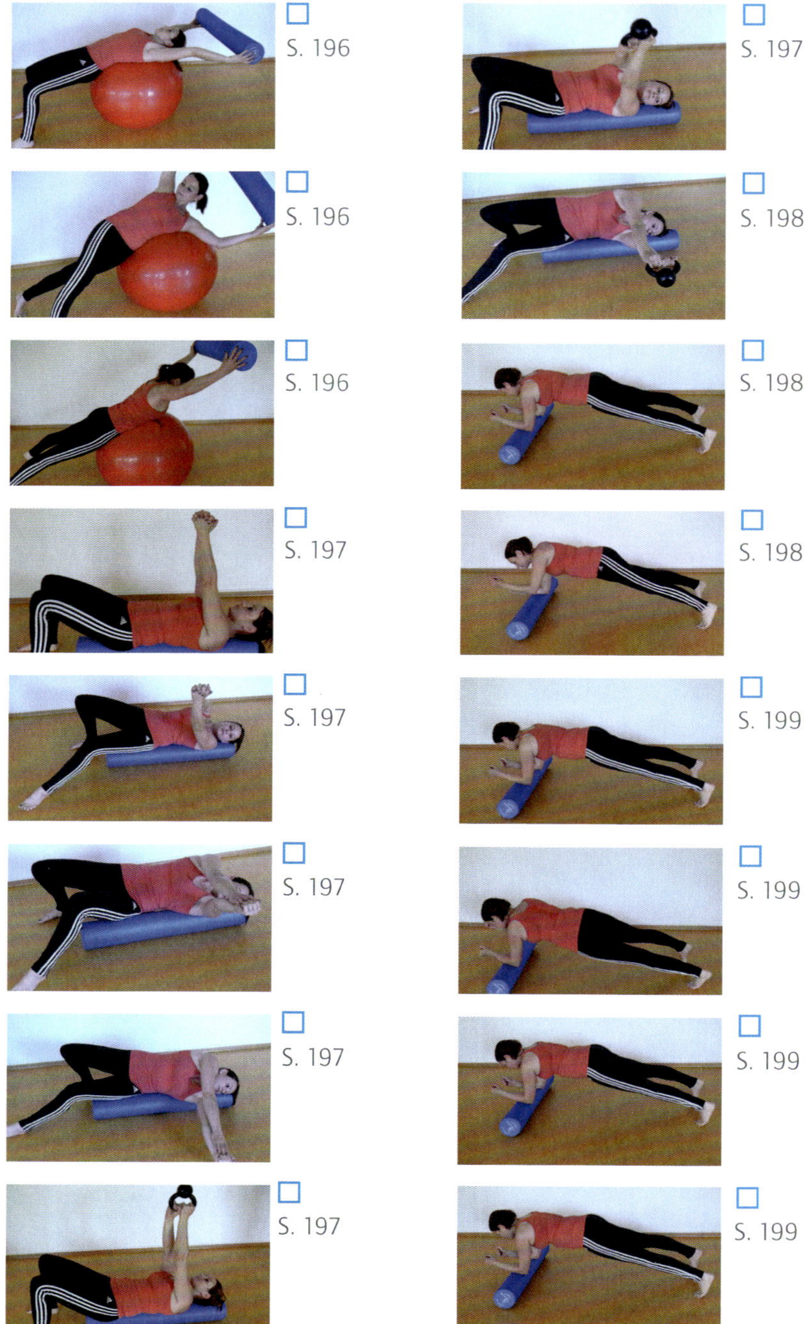

□ S. 196

□ S. 196

□ S. 196

□ S. 197

□ S. 197

□ S. 197

□ S. 197

□ S. 197

□ S. 197

□ S. 198

□ S. 198

□ S. 198

□ S. 199

□ S. 199

□ S. 199

□ S. 199

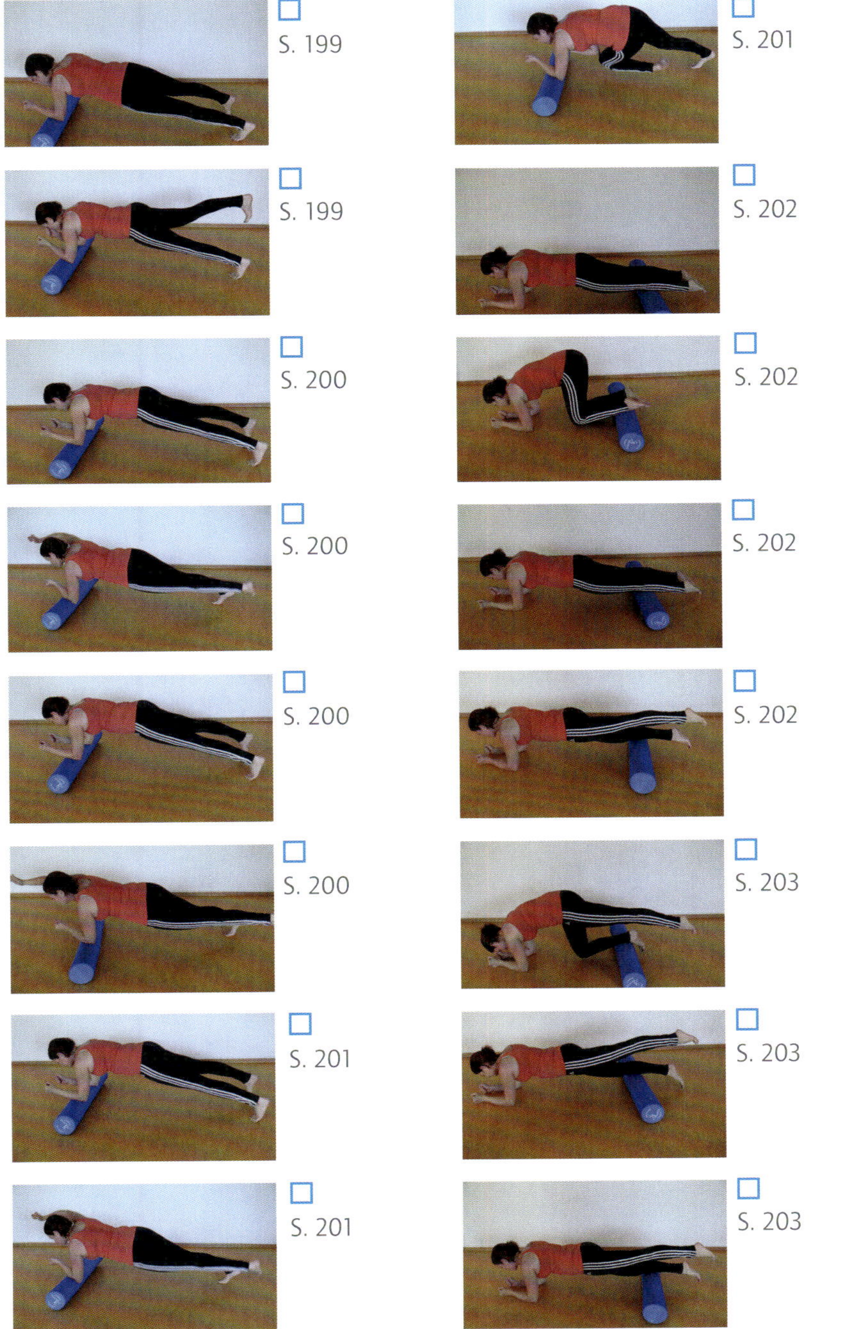
S. 199
S. 199
S. 200
S. 200
S. 200
S. 200
S. 201
S. 201
S. 201
S. 202
S. 202
S. 202
S. 202
S. 203
S. 203
S. 203

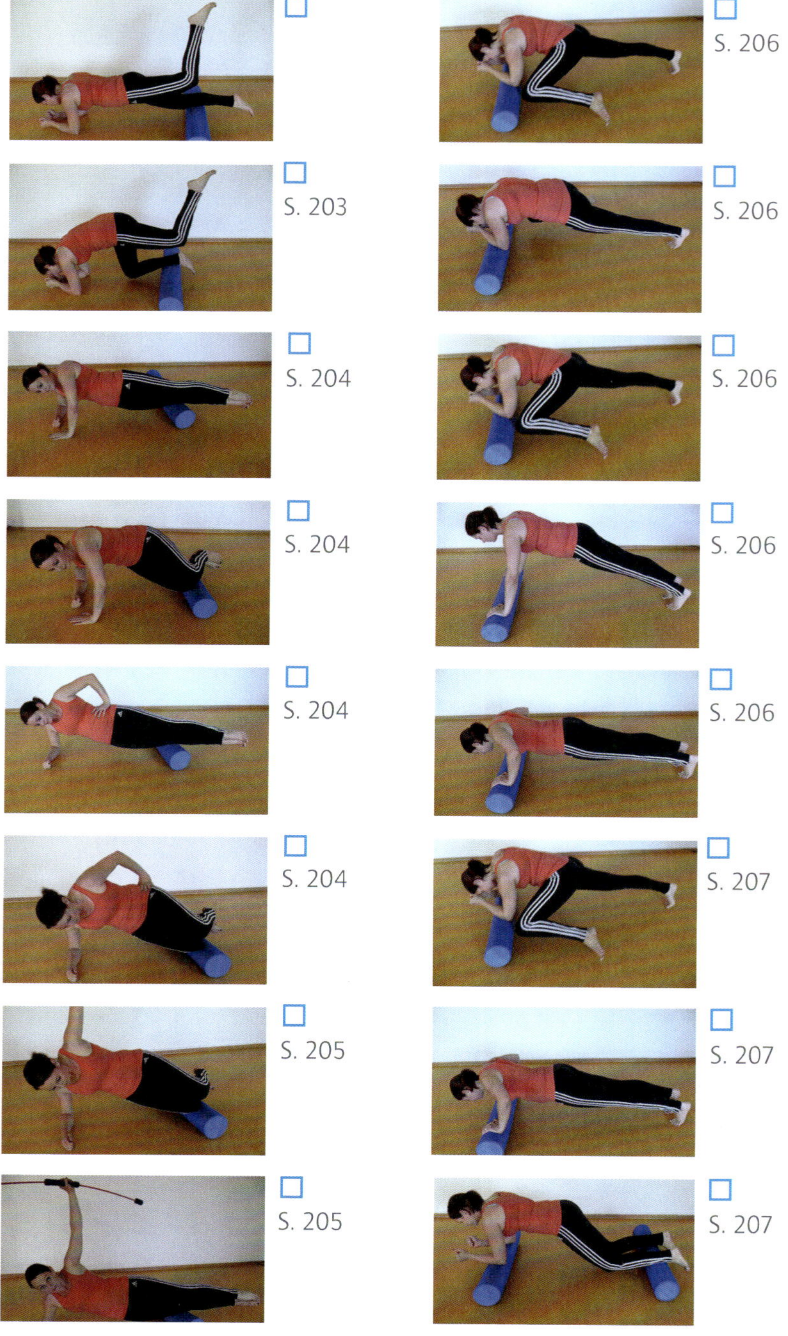
S. 203
S. 204
S. 204
S. 204
S. 204
S. 205
S. 205
S. 206
S. 206
S. 206
S. 206
S. 206
S. 207
S. 207
S. 207

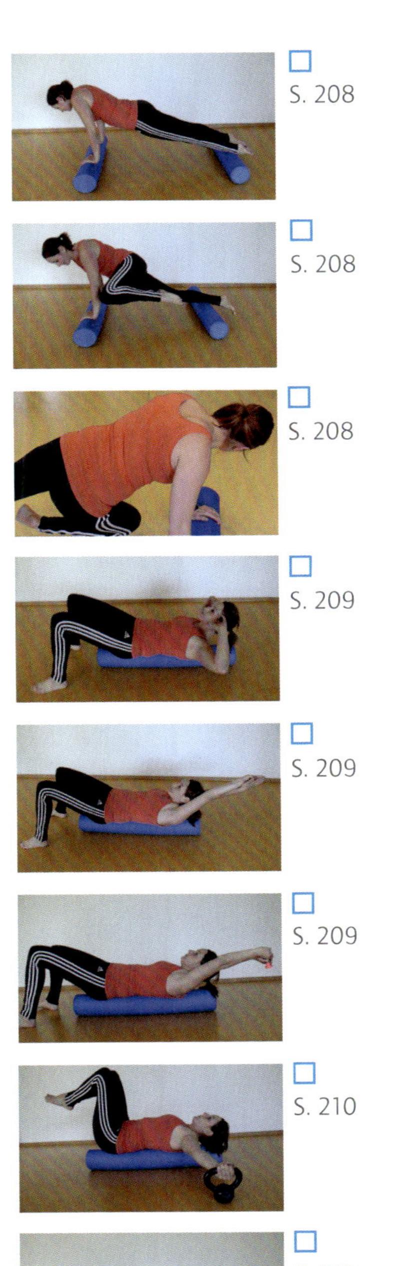
☐ S. 208

☐ S. 208

☐ S. 208

☐ S. 209

☐ S. 209

☐ S. 209

☐ S. 210

☐ S. 211

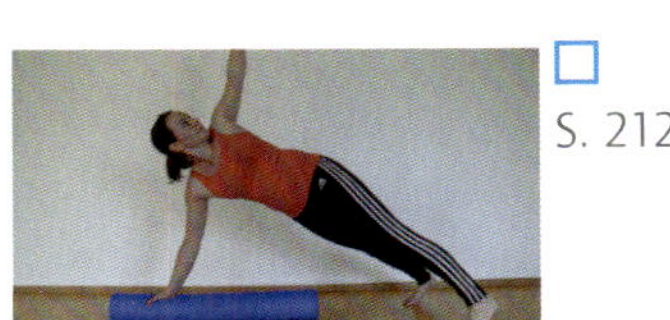
☐ S. 212

Bildnachweis

Außenaufnahmen: Mirko Mönninghoff

Fotos Umschlag und Übungen: Marcel Merkel

Gestaltung Titelbild: Andreas Reuel

Gestaltung Umschlag, Innenteil und Satz: Kristina Ehrhardt

Grafiken und Umschlaghintergrund: Thinkstock/iStock/Daria Timofeeva

Thinkstock/iStock/Peshkova

Layout: Cornelia Knorr

Lektorat: Dr. Irmgard Jaeger, Katrin Thiele

Models: Titelbild: Vivian Pollmüller

Übungen: Frederike Erdmann

Außenaufnahmen: Nina Meyer, Stefan Kosik